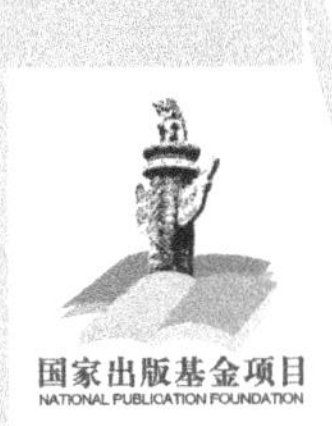

新中国地方中草药文献研究（1949—1979年）

土单验方卷 6（下）

『十三五』国家重点出版物出版规划项目
国家出版基金资助项目

张瑞贤 张卫 刘更生 蒋力生 主编

SPM 南方出版传媒
广东科技出版社

目　录

江苏验方草药选编
（上集）

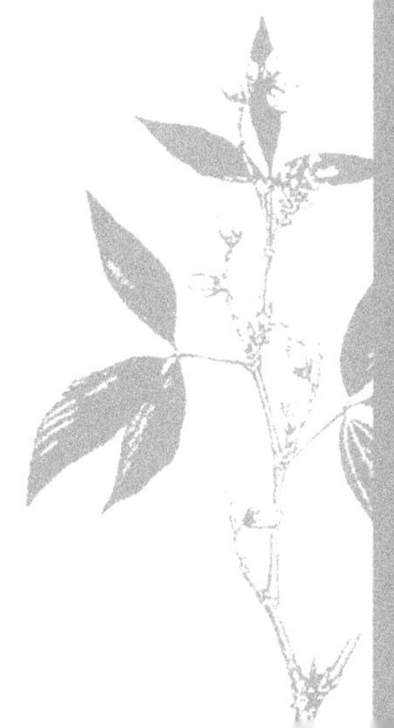

提 要

江苏省卫生局编。

1970 年 7 月第 1 版第 1 次印刷。64 开本。定价每册 0.63 元。共 393 页，其中前言、说明、目录共 14 页，正文 336 页，附录 37 页，插页 6 页。药物黑白绘图 120 幅。精装本，褐色塑料套封。

为使广大“赤脚医生”、基层医务人员更多地掌握有效验方，进一步识别和采用草药，使草药更好地发挥作用，编者经过初步筛选，整理了一部分疗效比较好的民间单方、验方，并在这些处方范围内选择部分药用植物加以介绍。以上资料分上、下两集出版。该书为上集。

该书正文分验方和草药两部分。验方部分包括治疗传染病、寄生虫病、内科疾病、妇产科疾病、儿科疾病、外科疾病、皮肤科疾病、五官科疾病的处方 8 大类，共收载处方 308 个。每病下先述主要症候，次列处方。每方下有药物处方（组成）、用法、说明等项。草药部分收载药物 120 种，按笔画排序。每药下有别名、植物形态、生长环境、采收加工、性味功能、临床应用等内容，并有药物绘图，图下有其科属和拉丁学名。此部分所收药物均为验方中用到的，同时以江苏省有野生或栽培为限。对一般群众熟悉的药物，如蓖麻、鸡冠花、浮萍草、白果树、芥菜、大蒜等，以及动物药、矿物药和加工制成品，该书均不做介绍。该书草药名称为药材名，凡与植物名称不一致的，即在植物形态项内注明原植物名称。

书末附有植物常用名词术语解释、草药别名索引。

该书药物计量单位采用旧市制，即 1 斤等于 16 两。

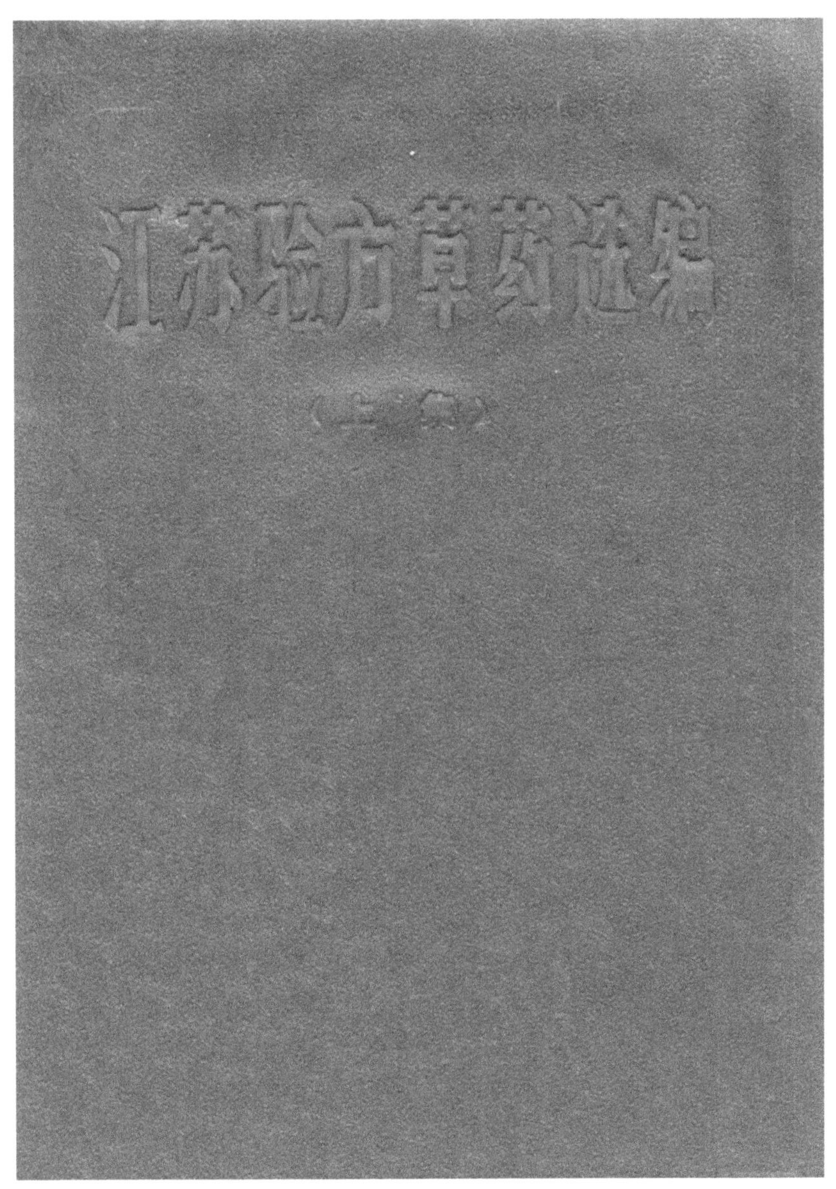
江苏验方草药选编
（上集）

目　　录

验 方 部 分

传染病

寄生虫病

内科疾病

妇产科疾病

儿科疾病

外科疾病

皮肤科疾病

五官科疾病

草药部分

附　　录

验 方 部 分

·白页·

传　染　病

伤风感冒

初起时鼻咽部有发干、发痒和热的感觉，继则鼻塞、流清涕、打喷嚏、咽痒、咳嗽，同时还有怕风、轻度发热、头痛、四肢酸痛、食欲不振等全身症状。

1.处方　鲜生姜1～2钱　连须葱头5～7根

用法　上药煎汤顿服，每日2次。

说明　此方适用于感冒风寒，怕冷，无汗的患者。

2.处方　鲜马鞭草1两5钱　羌活5钱　青蒿1两

用法　上药煎汤2小碗，1日2次分服，连服2～3天。咽痛加鲜桔梗5钱。

说明　此方亦可用于治疗流行性感冒。

3.处方　小瓜蒂（菜瓜）1～2钱

用法　上药煎汤内服，重症可加薄荷2钱。服药后即睡，以汗出为验。

1

4.处方 紫苏叶20片 薄荷2钱

用法 上药煎汤2次，每次1小碗，1日2次分服。煎药时间不宜过长，沸后再煎5～6分钟即可。

流行性感冒

突然发寒、发热(体温迅速上升39℃～40℃持续3～5日)，头痛剧烈，全身疼痛，尤以四肢及背部疼痛更甚，面部、咽部和眼结合膜均可有明显充血，咽痛，干咳，有时鼻血。

5.处方 羌活5钱 板蓝根1两

用法 上药煎汤，1日2次分服，连服2～3日。

6.处方 大蒜头2两 白糖4两

用法 将大蒜捣烂，和糖煎取浓汁，每用1匙，开水冲服，每日2～3次，连服2～3天。

说明 此方亦治百日咳。

麻疹

本病常在冬末春初流行，患者多是6个月～5周岁的小孩，凡未患过麻疹的均易感染，成人未患过麻疹的也可得病。麻疹初起很似严重的感冒，证见怕冷、发热、咳嗽、喷嚏、鼻塞流涕、目赤、眼泪汪汪、倦怠思睡等症状。开始2～3天内，可在颊粘膜近臼齿处有针头大小的、微白色、外围红晕的斑点（称费—科氏斑），在较强的阳光下容易察见，此为麻疹最早期的特征（便于和感冒鉴别诊断）；发热3天后出现红疹，疹点先从耳后、发际及颈部出现，渐及颜面胸腹四肢，凡手足心及鼻部俱见疹点，即为出透。出疹时体温升高，一般持续3～5天。皮疹出齐后，即自上而下顺序消退，体温下降，食欲好转，皮肤上有糠麸状脱屑，便进入了恢复期。

7.处方　芫荽　西河柳各3～4两

用法　上药煎汤加酒1杯，温擦皮肤，令患儿出微汗，每日2次。注意避风勿使患儿着凉。

说明　本方用于麻疹透发不快或透发不出。

8.处方　葛根3钱　紫苏叶　蝉衣各1钱5分

用法　上药加水煎沸约3～4分钟，1日分数次温服。

说明　本方适用麻疹初期，可使麻疹顺利透发。

水　　痘

本病大多在冬、春季流行，2～6岁的儿童易患此症，1岁和10岁以上则少见。初起时往往有发热、头痛、精神萎靡、食欲不振等全身症状。1～2日后即于头面、躯干、四肢等处，先后出现红疹，略高于皮肤，再1日后，疹的中央有一小水泡，迅速扩大，大的如豌豆，小的如米粒，略呈圆形或椭圆形，内含液体，澄清如水，(亦有稍混浊的液体，但绝非脓液)故名水痘。根脚围有红晕。水痘的特点是：出痘程序先后不一，在起病3～5日内，皮疹陆续出现，此愈彼发；皮疹很痒，搔破后可产生继发感染。

9.处方　金银花6钱　生甘草4分

用法　上药煎汤，1日3次分服，连服3天。

10.处方　蚕蛾绵茧　生明矾各适量

用法　将生明矾捣碎纳入茧内，放在炭火上煅烧，待矾汁尽后，取出研末，撒布患处。

说明　本方适用于疱疹抓破赤痒湿烂者。

4

白　喉

常见的白喉有咽白喉和喉白喉：咽白喉，初起怕冷，有低热或中等热，咽痛，头痛，数小时后，扁桃体上出现白点，迅速扩大变厚，形成灰白色的假膜，不易揩去，如强行除去，可引起出血。假膜可蔓延到悬雍垂(小舌)、软腭、咽后壁、鼻咽及喉部。严重的出现心跳加快、脉搏微弱、脸色苍白、四肢冰冷等全身中毒症状，有随时发生心力衰竭或虚脱而死亡的危险。喉白喉，比咽白喉更加严重，大多数由咽白喉蔓延而来，也有是原发于喉部的，因此咽部不见白膜。起病时往往首先发生声音嘶哑，以后有犬吠样咳嗽和呼吸困难，年龄越小，呼吸困难越重，而且逐渐加重，脸色由苍白变成青紫，以致昏迷，最后可死于窒息。

11.处方　鲜土牛膝根 7～10 棵　人乳少许

用法　将牛膝根洗净捣烂，布包绞汁，加入少许人乳(总量不超过半酒杯)和匀，滴鼻，每日 5～7 次。或以鲜土牛膝根洗净捣汁，每次以半匙兑入等量温开水，给患者慢慢饮之，每日饮 10 余次。

说明　此方适用于白喉早期，咽部红肿疼痛，假膜初现或未现时。

12.处方　土蚕10只

用法　上药洗净捣烂取汁，开水冲服（周岁小儿每用3只左右），每日3次。

百　日　咳

本病为小儿常见的流行性传染病。开始类似伤风咳嗽，后来逐渐加重。咳嗽阵发性发作，每次咳嗽连续10余声甚至数十声，在咳嗽间隙中，常发出类似鸡鸣终了的吼声，往往要重复多次，直至咳出稠痰或呕吐时才能暂时停止。咳嗽时涕泪交流，两眼突出，脸红或发紫，身体弯缩一团，表情痛苦，体弱的儿童，可因缺氧而发生窒息或惊厥。痉咳多次后，则鼻血，咯血，面部及眼睑浮肿。

13.处方　蜈蚣　甘草各等分

用法　上药研细末，再混合研匀，1～3岁小儿每次服2～3分，1日2～3次，开水送服。可连服2～3天。

14.处方　鸡苦胆1个（猪、羊苦胆也可用）

用法　将胆刺破，少加白糖和服。1岁以下，

3次服完；1～2岁，2天服完；3～5岁，每天服1个；5～7岁，每天服2个。

说明 如用猪胆或羊胆，用量按上述鸡胆汁实际数量服用，不以个数计算。

15.处方 麦芽糖鸡蛋大1块

用法 将糖放碗内，隔水燉化，分数次服。

又法 将麦芽糖放豆油灯上烧，烧到外层焦枯时剥下趁热吃，然后再烧再吃。

16.处方 鲜鹅不食草1斤 老枇杷叶50片去毛

用法 上2味以水3斤，煎至1斤，再加适量冰糖即成。每次服2匙，1日2次，连服1周左右。

17.处方 百部 马兜铃各2钱 大蒜头3个

用法 上药切细加水适量，置饭锅上蒸，去渣服药汁，每日1剂。

说明 亦可用百部2钱、车前草4钱煎服。

18.处方 麻雀2只

用法 去净毛及肚内肠杂，清水煎汤，不放油盐。1次服完，一般须连服10日左右。

痄　腮(流行性腮腺炎)

患者首先发现耳下部肿大(一侧或双侧)疼痛,皮色不红,咀嚼食物时疼痛加重,一般不化脓。少数患者初起时先有发热、头痛、呕吐、食欲不振等前驱症状。

19.处方　蝌蚪半斤　冰片5分

用法　上药同放瓶内,用力振荡数分钟,等化为水液后,用纱布过滤去渣。即以此水涂搽患处,每日3～5次,连涂2～3天。

说明　蝌蚪即青蛙之幼虫,俗名虾蟆乌子。

20.处方　板蓝根2两

用法　上药煎汤2小碗,1日3次分服,连服2～3日。

21.处方　木芙蓉叶1两

用法　上药研成细末,用水或醋或麻油调敷患处,每日换药1次。

22.处方　雄黄末适量

用法　以纱布包雄黄末塞患者耳中(患在左腮塞左耳,患在右腮塞右耳。),隔夜除去。

23.处方　赤小豆2两面粉少许(防其太黏)

用法　将赤小豆研细末,然后加入面粉研匀,再加清水调如糊状，敷患处。敷时外圈宜厚，里圈宜稍薄，中间宜稍留一空隙，1 日 1 次，如感干绷不适，可少加白蜜以润之。

细菌性痢疾

初起怕冷，发热，随后腹痛，泻下不爽，里急后重；泻下物先是稀粪水，带有脓血和粘液，以后单纯泻下鲜红色胶冻样物；一日夜少则 5～6 次，多则几十次。

24.处方　鲜辣蓼　鲜地锦草各 1 两

用法　上药煎汤 2 小碗，1 日 2 次分服，连服 3～5 日；如患者发热不退，加葛根 5 钱，青蒿 1 两。

25.处方　鲜马齿苋　鲜马鞭草各 1 两

用法　上药同煎汤 2 小碗，1 日 2 次分服，连服 3～5 日。

26.处方　鲜马齿苋 2 两　大蒜头 3～5 枚（捶）　红糖适量

用法　上药煎汤 2 小碗，1 日 2 次分服。连服 2～3 日。

27.处方　大蒜头 5 钱　雄黄 5 分　淀粉适量

用法　上药同捣烂，捻成药丸10～12粒，每次服4～6粒，每日2次。

又法　上方去淀粉，捣烂后，加生理盐水100毫升，浸24小时，过滤，将所得浸渍液作灌肠用，每日灌2次，重者每日3次。成人每次灌300毫升，周岁内婴儿每次50毫升。

说明　小孩服丸剂有困难者用灌肠法。

28.处方　鲜乌蔹莓根2～4两

用法　上药除去外层红皮，捶烂，煎汤服，每日2次，连服3天。

29.处方　苦瓜藤

用法　上药焙脆研末，少加砂糖，开水调服，每日1次，每次1钱5分～3钱，可连服几次，无副作用。

说明　①此方兼治混合型痢疾及肠炎腹泻。②苦瓜通常作蔬菜食用。长圆形，瓜皮淡绿色，上面有小丘形癞皮，成熟的瓜瓤鲜红色。

疟　疾

患者有定时的寒战，约半小时后，寒战停止，接着发热，体温高达40℃左右，伴有头痛、面红、恶心、呕吐、全身酸痛、甚至说糊话等。发热持续数小时后，汗出而体温下降。整个发作过程约6～12小时，一般每日发作1次，或隔日发作1次，也有隔2日发作1次的。长期不愈，可引起贫血及脾脏肿大。

30.处方　鲜地榆根2～3两

用法　上药洗净煎汤，于疟发前2小时服。

说明　此方对日日疟、间日疟都有效，特别对初起疟疾疗效较显。

31.处方　仙鹤草叶适量

用法　将上药搓揉成团，在疟发前2小时塞入一侧鼻孔(左或右)，如到时不发，或虽发已见减轻，即须取出，塞鼻时间过长，可能起泡。不愈，可如法再塞1次。

32.处方　鹅不食草适量

用法　上药搓揉成团，在疟发前半小时至1小时塞入一侧鼻孔(左或右)，塞后2～3小时取出，一般塞1～2次可愈，久疟须塞3～5次才有效。

33.处方　石荠苧鲜叶适量

用法　上药搓揉成团，于疟发前1小时塞入一侧鼻孔(左或右)，到时不发或虽发已见减轻，即须取出。

34.处方　鲜野菊花叶适量

用法　上药揉烂，于疟发前1～2小时塞鼻，2小时后取出。

说明　野菊花叶要摘取茎枝上端的嫩叶。

寄生虫病

钩虫病（粪毒、黄胖病）

本病是因为用含有钩虫卵的新粪施肥后，人的皮肤和施过新粪的泥土接触，粪中的丝状幼虫乘机侵入人体而发病。当丝状幼虫侵入皮肤时，局部（如足趾、脚背）便出现丘疹或小水泡，灼热、红肿、发生奇痒，俗称为粪毒。以后（一周后）当丝状幼虫经过血管和心脏进入肺部，便有干咳，甚者喘急痰中带血；当它由喉到咽，进入胃肠后，便在十二指肠内发育成虫。钩虫在肠内附着肠粘膜，既吸血，又使肠部出血，故贫血现象比较严重，如面色萎黄，手足指甲苍白，头晕，四肢无力，稍一劳动，即感心慌气喘，严重的可引起全身浮肿。当这些症状出现时，人们又称它为“懒黄病”。此外，常有恶心、呕吐、上腹部不适或疼痛，类似溃疡病。还有的患者有喜欢吃生米、泥土、石灰……等特异的嗜好。

35.处方 黄豆2斤 皂矾2两

用法 先将黄豆炒熟，再将皂矾用适量的水溶化后，烹入炒熟的黄豆内再炒脆，贮入瓶内备用；每次嚼食1两，每日3次。

36.处方 苍术6两 皂矾 黑枣（煮熟去核皮）各3两

用法 上药研细末，和匀，以黑枣肉捣烂拌和为丸（如嫌干酌加枣汤），如桐子大。每服3钱，1日2次，米汤送下。

说明 以上2方适用于钩虫病贫血。

37.处方 榧子 槟榔 红藤各1两 贯众5钱

用法 上药水煎浓液，每日早晚饭前各服1次，分2天服完，服时加生大蒜3瓣随药生吃。

说明 本方适用于钩虫病体质尚未虚弱时，若已出现贫血现象，宜服第35、36方。

38.处方 南瓜叶10片 生石灰5钱

用法 上药同捣烂，冲入开水适量，冷后洗患处，每日1次。

39.处方 韭菜根3两 新大麦糠1斤

用法 先用新大麦糠煎水熏洗患处，再将韭

菜根捣烂外擦，连用2～3天。

说明　以上2方适用于粪毒。

虫　积（肠蛔虫）

本病一般无症状，儿童常有消化不良，面黄肌瘦，脐腹部疼痛，痛势常突然发作，突然停止。蛔虫过多时，可形成团块，造成肠梗阻，发生剧烈腹痛与呕吐。有时蛔虫能钻入胆道、阑尾、耳咽管、支气管等处引起各种病症。有蛔虫病的患者，除腹痛外，常有鼻中搔痒，睡中磨牙，唇内有白色粟米样斑点，均可帮助蛔虫病的诊断。

40.处方　苦楝树根皮(刮去红皮)2两

用法　上药煎汤2小碗，1日2次分服，连服2～3日。

41.处方　苡米根半斤

用法　上药煎汤服，每日1～2次，连服3日。1星期后检查，如仍有蛔虫卵，续服数次。

蛔　厥（胆道蛔虫病）

患者上腹中部或右上腹突然发生阵发性往上"顶"或"钻"样的疼病，有时可向右肩背部放射，伴有呕吐，或吐出蛔虫，或吐黄绿水。初时阵痛的间隙期很短，每次疼痛时间从数分钟至数小时不等；可以一日数发，或数日一发；疼痛剧烈时，患者常在床上翻滚弯腰，呼号叫喊，满头大汗，四肢厥冷。痛止后常疲倦欲睡。

42.处方　黑白丑各5分　槟榔3钱　大黄5分

用法　上药共研细末，1日3次分服。

43.处方　好醋1～2两

用法　墩温作1次服

说明　此方有缓解疼痛的作用。

阿米巴痢疾

本病发作一般比较缓慢，开始时仅有倦怠和食欲不振，很少发热，随后即有右下腹部疼痛，腹泻，每日少则数次，多则10余次；大便质稀，有时呈水样，粪质较多，混有果酱色的血和粘液，有特殊的肉类腐败臭味。便时有轻度的里急后重。如不及时给予适当的治疗，可达数年之久，时发时愈，时轻时重，故俗称休息痢。但也有极少数属于暴发型的，起病快，恶寒发热重，便泻次数多，腹痛剧烈，一般病况与急性细菌性痢疾类似，容易引起肠出血及肠穿孔的危险。

44.处方　鸦旦子50～60粒　桂元肉若干个

用法　将鸦旦子去壳，不能将肉打碎，选白色饱满者(若黄色或细小者不用)，每次用7粒，以桂元肉包好吞服，早晚各一次，空腹服下。

说明　如无桂元肉，以豆腐衣包，或以胶囊装均可。

45.处方　白头翁5钱

用法　上药煎2次，再将2次药液合并浓煎至2小碗，2～3次分服，1日服完。

46.处方　干石榴皮2两

用法　加水1碗，煎至半碗，过滤去渣，再煎10～15分钟，成人每服2匙，1日3次，饭前服。儿童酌减。

说明　急性者连服6天为一疗程，慢性者需连服2周为一疗程。

血吸虫病

本病的病原体是日本血吸虫。血吸虫的中间宿主是钉螺。因此，当人们和有钉螺的河水接触后，尾蚴侵入人体，从皮肤经过血管进入内脏而发病。尾蚴进入皮肤后，起初局部出现小红点，并感觉奇痒。约 20～60 天后，可出现寒战、发热（可达 39～40℃）、头痛、咳嗽、四肢酸痛、食欲减退、恶心、呕吐、腹胀、泄泻或便秘等症状；亦有出现荨麻疹者。从而使患者体力不足，形体消瘦。若体温下降后，患者仍然消化不良，轻微腹泻或有痢疾样腹泻等则已转入慢性期。此时肝脏肿大明显，脾脏也逐渐肿大。如不及时治疗，迁延至数年之后，则为晚期病变，除有长期腹泻外，左下腹有肿块；又由于肝脏的肿大而至硬化，可引起肚腹胀大，青筋暴露，形成肝硬化腹水。严重时更可引起曲张的肝门静脉和食管下端静脉的破裂，出现呕血和便血，此时病况恶化，可能有死亡的危险。

47.处方　槟榔　苍耳草（全草）各 1 两 5 钱

用法　上药研细末，和匀，以水泛为丸，如桐子大，每服 5 钱，每日 3 次，饭前服。

说明　本方适用于腹胀痛、便脓血、肝脾肿大、消化不良者。

48.处方　乌柏叶（或根皮）2 钱 5 分　丹参　郁金各 3 钱　甘草 1 钱 5 分

用法　上药煎汤，上下午分服，1 日 1 剂。

说明　①此方可作为治疗血吸虫病的主方，

贯串于治疗的始终,如一般症情不严重,单用乌柏叶亦有效。有其它兼症者,宜配合兼症治疗方剂,以提高疗效。

②凡血吸虫病患者体弱不能使用锑剂者,可用此方治疗,疗效较好。

49.处方　南瓜子1斤

用法　上药炒研细末,每服8钱,1日服3次,连服1周。

说明　①以上为成人量,若儿童体重在20公斤以下者减半。

②此方适用于急性期。

50.处方　雄猪肚1个　大蒜头4两

用法　先洗净猪肚,然后将蒜头纳入肚内,放砂锅中煮熟,空腹服汤。猪肚和大蒜分次吃掉。

说明　此方治血吸虫病腹水,可以连服数次。

51.处方　鸡内金(不落水,不去内容物)1个

用法　上药水酒各半同煎,去渣澄清,空腹服,每天1次,连服7天。

52.处方　大田螺1只　连须葱白头3个　食盐1匙

18

用法　先将田螺去壳，再与葱白、食盐同捣如泥，涂敷脐上，盖以纱布，以胶布固定。

说明　本方适用于血吸虫病腹水期，有通小便、消腹水作用。

丝虫病（乳糜尿、象皮肿）

本病是由丝虫寄生在人体后引起的。成虫寄生在淋巴管和淋巴结内。它在急性期的主症是：局部淋巴结特别是腹股沟、腹部和腋下淋巴结红肿疼痛，并有发热畏寒等全身症状。当转入慢性阶段，其主症是：小便混浊如乳白色，有时可有血尿，临床上称为乳糜尿。在吃高脂肪饮食及劳累后症状可以加重。还有下肢（一侧或双侧）的皮下组织增厚，皮肤表面粗糙坚硬，临床上称为象皮腿。此外，上肢、女性的乳房和阴唇、男子的阴囊等皮下组织，也都有增厚的可能。

53.处方　飞帘　白糖各4两

用法　上药以水2大碗，煎2小时，1日2次分服，连服3～5日。

说明　此方也适用于血淋、小便热痛及妇女白带。

54.处方　鲜车前草1两　鲜六月雪2两

用法　上药煎汤2小碗，每服1小碗，每日2次，连服2～3日。

以上2方适用于乳糜尿。

55.处方　核桃树叶10大片　鸡蛋3只

用法　上2药同煮，蛋熟后剥去壳再煮2小时，以鸡蛋色黑有苦味为度。每日早、中、晚各食鸡蛋1枚。另以蓖麻叶、白果树叶适量煎水熏洗患肢，每日1次。

说明　①本方服后有轻度头晕，余无不适。

②连服1个月为一疗程。

上方适用于象皮肿。

内科疾病

咳　嗽（支气管炎）

本病有急性慢性之分，共同特点是咳嗽。

急性的初起象感冒，怕冷、发热，头痛，鼻塞，喉痒、咳嗽吐白粘痰，渐渐黄稠如脓样，有时胸痛。

慢性的主要是持久咳嗽，早晚为甚，痰可为粘液样或脓样。冷天易引起急性发作。

56.处方　莱菔子2两　白糖1两

用法　先将莱菔子放锅内略炒，研末，和入白糖，少加适量开水，做成丸，如白果大，以纱布一层包裹。每次取一丸含口中，慢慢和津液咽下，每日含咽 2～3 丸。

又法　以白罗卜打汁，少加白糖饮之，每次半盅，每日 1～2 次。

57.处方　五味子 1 两　明矾 3 钱

用法　上药研末和匀，每服 1 钱，以猪肺煮熟，蘸药末食之，每日 2 次。

说明　此方适用于久咳不愈无外感症状者。

58.处方　生姜自然汁约 1 碗

用法　夏天用新棉花絮 2 两，浸泡于生姜汁中，待棉花絮全部湿透，置烈日下晒干，备用。冬时即将此棉花絮缝于内衣的背部穿着（此法宜在冬季应 用，约用 1～2 个冬季）。

说明　此方适用于老年慢性支气管炎。

哮　喘（支气管哮喘）

多在夜间突然发病，气息短促，呼吸困难，喉中有痰鸣声，病人常被迫坐起，张口抬肩，胸闷难受，若痰多者，咳吐大量痰涎后症状可暂时减轻。本病愈后又容易复发，尤其在冬季更易发作，顽固的可拖延多年不能除根。

59.处方　蜒蚰20～30条　白茯苓1两5钱　麻黄1两

用法　先将前2药同捣烂，焙干研末，再以麻黄煎浓汁，拌和药末为丸，晒干，每服5分，每日3次，连服7～10日。

60.处方　癞蛤蟆1只　白胡椒15粒

用法　将胡椒放蛤蟆口中，黄泥封裹，放火中煅存性，剥去黄泥，研末，分作2包，每晚睡前服1包，连服7～8天。儿童用量须酌减。

61.处方　瓜蒌1个　明矾枣子大1块

用法　上药同放瓦上煅存性，研末。另以煮熟的白萝卜片蘸食，每日2～3次，2～3日服完。

肺　痈（肺脓肿）

初起发寒、发热、咳嗽、胸痛气急，病情逐渐加重，则咳吐粘液和脓痰，有腥臭味，有时痰中带血或咯血。咳吐脓痰后，症状可见轻减，但吐脓痰往往不会马上停止，并有低热、出汗等症状，体重一天天减轻，遂进入慢性期。

62.处方　鲜大蓟根半斤　猪肺1个　陈芥菜卤适量

用法　大蓟与猪肺同煮，不放盐，弃药吃肺喝汤，每隔3～4天吃1个，连续吃2～3个。初服时脓痰增多，至脓痰很少或不吐时，继服陈芥菜卤，每次半酒杯，冲开水半碗，饭前服，每日服3次，连续服芥菜卤2～3斤。

说明　忌烟、酒、鱼类、辣椒。

63.处方　金荞麦根2两

用法　上药煎汤2小碗，1日2次分服，连服数天。

64.处方　谷树根1斤

用法　上药洗净，切成1～2寸，以水4斤，煎至3斤，去渣，分3次1天服完。一般服3～5剂见效。

说明　忌食麻辣等刺激性食物及臭卤100天。

65.处方　鲜鱼腥草（全草）3～5棵

用法　上药洗净，煎汤内服，服时冲入陈芥菜卤1盅，1日2次，连服10～15天。

胃　痛（慢性胃炎）

本病常发生于饮食失调的人，或长期食用有刺激性的调味品，如多量的胡椒、辣椒、芥茉等香料；或长期的饮烈酒、浓茶、咖啡、过度的吸烟等；亦有长期服对胃有刺激的药物，如阿斯匹林，都能引起胃炎病症。胃炎没有典型的症状，一般表现如长期消化不良，食欲减退，饭后上腹饱满、嗳气、恶心，甚至呕吐，上腹部钝痛；亦有疼痛很象溃疡病的，但溃疡病的疼痛可为食物和硷剂所缓解。

66.处方　生香附2钱　小桔子(未成熟的桔子)1钱5分

用法　上药煎汤2小碗，1日2次分服，每日1剂。

说明　本方适用于胃脘胀满，攻撑作痛，嗳气频繁者。

67.处方　青木香　干姜各等份

用法　上药研末，温开水冲服，每次1～2钱，每日2～3次。

说明　本方亦可加水煎服，适用于受寒后胃脘疼痛。

68.处方　徐长卿根1钱5分

用法　上药研末，分3次温开水冲服（1日量）。

说明　本方适用于胃寒痛。

69.处方 高良姜1钱 制香附2钱

用法 上药同研细末，分3次温开水送服（1日量）。

说明 本方适用于胃寒痛。

胃、十二指肠溃疡

上腹部有较长期疼痛（隐痛、胀痛或灼痛），常在秋冬季节发作；疼痛具有节律性，与饮食有关。胃溃疡多在食后1/2～2小时后发生，持续1～2小时消失；十二指肠溃疡多在食后2～4小时后发生，持续至下次饮食时才消失。其它伴有恶心、呕吐、嗳气、泛酸等症状，重症常并发上消化道出血或穿孔。

70.处方 白芨 仙鹤草 甘草 鸡蛋壳各等份

用法 上药同研极细粉末，每次1钱5分，食前开水调服，每日3次。

说明 ①此方对制酸、止痛有一定效果。

② 鸡蛋壳如不易收集，可改用蚌壳。

71.处方 鲜徐长卿根5钱 生姜1两 红枣7枚

用法 上药煎汤，汤与枣同食，每日3次。

72.处方 望江南子1斤 红糖半斤

用法 上药焙黄,研细末,加糖拌匀,每日3次,每次2钱,饭前服。

73.处方 乌贼骨 青木香各等分

用法 上药研细末,水泛为丸。每服1钱5分,每日2次,痛剧可日服3～4次,开水送下。

说明 此方暂服治胃痛吐酸、嗳气胸闷较效,多服久服,易使大便秘结。

胆囊炎、胆石症

发病时右季肋部(即软肋部)和上腹中部持续性疼痛,一般逐渐加重,也可初起时就很剧烈。严重时常伴有发热、恶心、呕吐。有胆石阻塞胆道时,多突然发生阵发性绞痛,向右肩胛区放射,胆囊部触痛明显,局部肌肉紧张,有时可摸到肿大的胆囊。胆石症多发生在慢性胆囊炎。

74.处方 明矾1两 郁金2两 鱼脑石1两 芒硝1两

用法 上药共研细末,每次1钱,开水冲服,每日3次,连续服10～15日。

75.处方 明矾1分 菜油1匙

用法 上药于每晚睡前一并吞下。可长期服

食，无副作用。

肠　痛（急性阑尾炎）

起病常在脐四周或上腹中部，突然发生持续性疼痛，同时伴有恶心呕吐。数小时后，疼痛向右下腹转移，通常固定在阑尾部位（即脐至右髂前上棘划一直线，外3分之1处）有触痛和反跳痛。患者早期的体温、脉搏变化不大，如阑尾化脓则右下腹壁肌出现紧张，右大腿弯曲不喜伸直，体温和脉搏亦稍有升高和加快。

76.处方　大蒜头8个　芒硝3两　大黄粉1两

用法　先将大蒜头、芒硝同捣烂成糊状，然后在右下腹压痛处用醋涂擦一遍，再将上药敷于压痛处，高约3分，敷药周围以纱布条围成一圈，略加固定，2小时后将敷药除去，用冷开水洗净局部，再将大黄粉用酸醋调成糊状，敷于原压痛处，次日用水洗去。一次不愈，可如法再敷一次。

说明　①敷大蒜、芒硝后，约15分钟患处疼痛加剧，势如火灼，周身汗出，20分钟后，腹部肠鸣，不断放屁，持续30分钟，火灼感逐渐消失。

②敷药前先以酸醋涂擦1遍，有防止发泡作用，如敷药后仍起泡，可用消毒针轻轻挑破，流出黄水。

③此方亦适用于流痰、关节炎、及尿潴留。

77.处方　厚朴3钱　大黄4钱　蒲公英1两　红藤2两

用法　上药煎汤2小碗，1日2次分服，连服2～3天。

脱　　肛

本病常见于老人、小儿、或妇女产后，临床表现为大便后肛门脱出，初期可自动缩入，以后每次都须用手将其推入肛门内。病者常有肛门部胀坠及排便未净的感觉。严重时，每遇咳嗽，打喷嚏都可能引起脱肛。

78.处方　五倍子1两

用法　先用瓦松、鸡冠花不拘多少，宽水煎汤，熏洗坐浴后，以五倍子末用麻油调涂患处。

又法　用五倍子3钱　明矾7钱，煎汤熏洗。

79.处方　甲鱼(鳖)头

用法　将上药炙灰研细末，用棉花蘸扑患处。

80.处方　大蜘蛛3只　冰片3分

用法　将蜘蛛放瓦上焙(存性),研细末,再加冰片研匀,掺肛门上。

81.处方　蝉衣7只　冰片5分

用法　将上药共研细末,以麻油调敷,每日1次。

82.处方　生蒲黄5钱

用法　上药用熟猪油调成软膏,外涂患处,每日2～3次。

说明　本方适用于肛门脱出有炎性水肿者。

83.处方　槐花　枳壳各3钱

用法　上药煎汤2小碗,分2次饭前1小时服,连服2～3剂。

84.处方　木耳5钱　大肠头1具

用法　加水煮烂食之,可连服几次。

说明　有便溏、下痢的患者,不适用本方。

水　肿(急、慢性肾炎)

水肿有急性和慢性两种,典型病例多发于儿童及青年。初起时眼睑浮肿,晨起更为明显,以后逐渐波及面部、阴囊、足部,甚至全身水肿,小便量少,有时呈棕褐色(血尿)。常伴有发热、食欲不振、恶心、呕吐、头痛、腰痛等症状。多数患者血压增高，严重的可出现呼吸困难、神昏乱语、抽搐、昏迷等心力衰竭和脑部循环障碍的危象。

本病如在急性期治疗未能彻底，则转为慢性水肿。肿势和贫血现象以及血压升高等更为明显；此外可兼见眩晕、厌食、疲乏、消瘦、皮肤苍白、多尿、夜尿、衄血、气促等。晚期患者，常因肾功能衰竭而产生尿毒症。

85.处方　鲜荔枝草(全草)1两5钱～2两

用法　上药捣烂取汁冲服,儿童可加糖适量。亦可加鲜车前草1两代茶。

说明　在治疗期间应卧床休息,绝对忌盐。

86.处方　西瓜皮全皮晒干2两　鲜白茅根1两2钱(去心)

用法　上药煎汤分3次服,1日服完。

87.处方　鲜紫背浮萍5钱　鲜车前草1两　鲜生姜皮1钱

用法　上药煎汤2小碗，分2次服，每日1剂,连服2～3日。

88.处方　大戟根2钱

用法　上药洗净,在水中刮去皮,晒干,烤脆,醋淬1次，再烤干(如烤焦则失效)，研细粉，放入1碗姜汤中，清晨空腹时服。

说明　①服药后3～4小时即有腹泻，如次数多，吃1碗糯米粥后泻即停止。

②服药后忌盐。

89.处方　鲜鸢尾根

用法　上药括去皮，切碎，每次取半酒杯(约1钱)，用甜酒吞服，每日1次。

说明　①服药后有腹泻现象，虚弱体质慎用。

②服药后忌盐。

90.处方　鲜毛莨5棵　鲜车前草3棵

用法　上药同捣烂，取如蚕豆大两块，敷两手"内关"穴，起泡即去掉。可连敷3次，每次间隔时间以创口平复为准。

说明　饮食须忌盐3个月。

以上数方俱适用于水肿病在急性期。

91.处方　赤豆　薏仁各2两　红枣10枚　若在冬季加花生米2两

用法　以上3味或4味煮粥，可分2次服食。服5～7天后，小便开始增多，渐渐退肿，仍须继续服用。

92.处方　乌鱼(约1斤重)1条　大蒜7个

用法　将乌鱼去鳞片、肠杂后，入大蒜于鱼腹，用白酒和水煮食。隔3～4日再服1次，连服3次。

93.处方　河白草根4钱　鸡内金(炙)1钱　松香4分

用法　将河白草根洗净晒干研粉，鸡金、松香分别研细，再混合研匀。上药为1日量，以冷开水调，分2次服下。病重者须连服半月，轻者服1星期。

说明　①调服必须用冷开水，若用热水腥臭难服。

②在服药期间忌食鲜肉、鱼、蛋及海味。皮蛋可食，食盐不忌。

以上3方对慢性肾炎有一定疗效，可根据症情，选择使用。

急性肾盂肾炎

本病患者以妇女为多数。发病比较突然，初起时常有恶寒、发热（热度高的可达40°C)、出汗、头痛等症状；局部症状则为腰痛、尿频、尿急，甚则排尿刺痛不爽。因其在发病过程中容易影响肠胃，所以常会引起恶心、呕吐、腹胀、便泄等症状。

94.处方　鸭跖草　白毛藤　车前草　金银花各1两　生甘草3钱

用法　上药煎汤2小碗，1日2次分服，每日1剂，连服3天。

95.处方　柴胡3钱　黄芩3钱　车前草　紫花地丁各1两

用法　上药煎汤，1日2次分服，每日1剂。

石　淋（膀胱结石）

多见于儿童和老年，女性极少。症状有轻有重，主要为排尿疼痛，并常向会阴或阴茎头部放射。典型症状为排尿突然中断，伴有剧烈疼痛，有时出现“终末性”血尿。排尿疼痛和血尿常在劳累后加重。

96.处方　鲜荔枝草（根或全草）1～2两　糯米粉适量

用法　荔枝草煎汤1碗，以半碗拌入糯米粉做成元宵，另半碗汤煮元宵，一起服下。

说明　根的药力较全草大。

97.处方　石韦　车前子各5钱　海金沙4钱

用法　上药(车前子、海金沙用布包)煎汤，1日2次分服。

98.处方　玉蜀黍须及根、叶3～5两

用法　上药煎汤内服，每日1剂。

99.处方　鲜葎草汁

用法　将葎草离地面1尺许处剪断，以洁净玻璃瓶承之，使其汁从断处流入瓶内。每服1～2小杯，每日2次。

小便不通（尿潴留）

患者有强烈尿意，但不能排出或仅排出点滴尿液。下腹胀痛不安。检查时，发现患者下腹中部隆起，膀胱充盈，并有压痛。

100.处方　灯心草1～2钱　陈葵花秸心1～2两

用法　上药同放瓦上焙成焦炭研末，分3次，开水冲服，1日内服完。

101.处方　鲜葱白　麦麸各等分

用法　先将葱白捣烂，后与麦麸同炒热，用布包好，放下腹部乘热温熨，冷则炒热再熨。

102.处方　大田螺5只

用法　上药捣烂如泥，敷脐下2寸处，纱布固定。

说明 本方适用于热性病或肾脏病引起的小便不通。

痹 症（风湿痛、关节炎）

肢体关节酸痛，或游走窜痛，或痛有定处，或痛如锥刺，或酸重麻木。痛处大多喜温怕凉，但也有局部红肿疼痛，喜凉怕热的。一般于感受潮湿、寒冷以及气候急剧变化时病势往往加剧，严重时关节肿大，反复发作，影响肢体、关节运动功能，甚至关节变形而失去行动能力。

103.处方 鲜庵蕳子叶 10 片

用法 上药煎汤 1 碗，每日服 1 次，连服 10 日。服药后略感咽喉干燥，身有微汗。

又法 干庵蕳子茎叶 8 两，白酒 2 斤浸泡 1 周，根据酒量大小，每日饮 2 次。

又法 鲜（或干）庵蕳子全草，煎水熏洗患处，1 日 1 次。

104.处方 寻骨风根 4 两 白酒 1 斤

用法 上药洗净切片晒干，浸入酒内 3～5 天。根据酒量大小，每日饮 2～3 次。不能饮酒的，可用寻骨风根 5 钱～1 两煎汤内服。

105.处方　虎杖根3～5两　白酒1斤

用法　上药洗净切片晒干，浸入酒内1周，每晚睡觉前饮药酒1杯，量大可稍多饮，连服1个月。

106.处方　鲜茜草根4两　白酒1斤

用法　将茜草根洗净捣烂，浸入酒内1周，取酒燉温，空腹饮。第1次要饮到8成醉，然后睡觉复被取汗，每天饮1次。

说明　①第2次服药后，疼痛可能加重，但到第3次服后即有所好转。

②服药后7天不能下水。

107.处方　乌蔹莓　红花各2两　白酒2斤

用法　上药浸酒内1周。每日饮2次，每次1～2酒杯。

108.处方　菝葜根　地榆根各2两　青木香3两　白酒2斤

用法　上药放酒内浸泡1周。每晚饮1～2杯。

109.处方　锦鸡儿3两　羊蹄1两　青木香5钱　地鳖虫2钱　白酒2斤

用法　将前4药浸酒内1周，每服1～2杯。

110.处方　蜈蚣5分～1钱5分　全蝎5分～1钱

透骨草　乌贼骨各3钱

用法　上药煎汤，1日2次分服，每日1剂，连服2～3剂。

说明　加乌稍蛇3钱则疗效更好。

111.处方　鲜毛茛(全草)适量　面粉1撮　醋1两

用法　先将毛茛捶烂，后加面粉和醋同捣敷痛的关节处，约15～30分钟，如时间过长，皮肤会起泡，最多敷3～5次。

偏正头痛

本病系指反复发作性的头痛，往往因吹风受凉或精神刺激而发病。发作时或痛偏一侧，或满头皆痛，甚则痛连颈项。患者大多畏光怕烦，喜以头巾裹头和闭目静卧，痛剧时脸色苍白，恶心呕吐。

112.处方　全蝎适量

用法　上药研末，以少许放在1小块胶布上，贴患侧太阳穴(满头痛贴两侧)，隔3天换药1次，痊愈为止。

113.处方　制川乌　制草乌　生甘草各1钱　白芷　白僵蚕各3钱

用法　上药同研为细末，每服1钱，每日3次，连服2～3日。

说明　如缺少白僵蚕，亦无妨。

口眼歪斜（面神经麻痹）

患者多数于早晨洗面漱口时突然感觉一侧眼睑不能闭合，流泪，鼻唇沟浅平，前额皱纹消失，面肌松弛，口角低下，并向对侧歪斜，说话“漏风”，流口水，进食咀嚼时，食物常留滞于病侧齿颊内。

114.处方　山葡萄根　大蓟根各5钱

用法　上药加醋适量同捣烂，敷患侧面颊部（口向右歪敷左颊，口向左歪敷右颊）。

115.处方　煅石膏1～2钱　蜂蜜适量

用法　将煅石膏研成细粉，和入蜂蜜调成薄糊状，随调随用，用时以火柴棒蘸药点内、外眼角，每日点3～4次，直至病愈。

说明　①嘴右歪点左眼，左歪点右眼。

②起病三、四十天者，点1～2星期即愈；30～40天以外者，点治时间须较长。

妇产科疾病

月经不调

健康妇女的月经，一般28天左右来潮1次，每次3～5天干净，颜色鲜红，数量50～100毫升，这是月经正常的现象。若经期超前7天以上的称为月经先期；经期落后7天以上的叫做月经后期；或先或后没有定期，而前后差错也都在7天以上的叫做月经先后无定期，或称做经期紊乱；以上情况连续2月以上，兼有其它病态的，都可叫月经不调。

对月经不调的诊治，除了注意经期的改变外，还要注意月经色、质、量的改变，从而区别寒、热、虚、实的情况。

116.处方　丹参3钱

用法　上药加水煎服，亦可研末以黄酒冲服，每日1次，行经期停服10天。

说明　本方适用于经行先后无定期。

117.处方　香附8两

用法　上药研为细末，醋调为丸，晒干，空腹服，每次3钱，陈酒送下。

说明　本方适用于月经先后无定期，行而不多，伴有少腹胀痛，胸脘痞闷者。

118.处方　月季花3钱　红糖2两

用法　上药煎汤，去渣，加陈酒1小碗冲服。

说明　本方适用经行先后无定期。

痛　经

痛经是妇女常见的月经病。一般在经前2～3天，小腹胀痛，亦有经行时疼痛，亦有至月经干净后才停止疼痛。疼痛的程度不一，有的隐隐作痛，喜温喜按；有的疼痛剧烈，按之痛甚。经色紫黯，夹有血块，量少，经行不畅，同时还伴有腰腿酸痛等症状。

119.处方　鲜石打穿2～4两　红糖适量

用法　月经前以上药煎汤2小碗，1日2次分服，连服3～5日。

120.处方　艾叶　醋制香附各5钱

用法　上药煎汤，煎沸后加好醋1小碗，再煎片刻，1～2次温服(最好在月经前后服药)。

121.处方　香附　益母草各1两

用法　上药煎汤2小碗，1日2次分服。

122.处方　小茴香2钱　生姜1～2钱

用法　上药煎汤2小碗，早晚2次分服，连服3～4天。

说明　此方适用于寒气阻滞所引起的痛经。

123.处方　泽兰3钱　艾叶2钱　红糖1两

用法　上药煎汤2小碗，1日2次分服。

说明　此方适用于少腹绞痛有冷感，喜暖拒按，经来量少，色黯红有块者。

124.处方　红花　红糖各2钱

用法　上药煎汤，以陈酒冲服。

说明　此方适用于血瘀所引起的痛经。

125.处方　山楂炭　红糖各1两　向日葵子5钱

用法　上药煎汤2小碗，1日2次分服。

说明　本方适用于血瘀所引起的痛经。

126.处方　桔皮　香附各3钱　生姜1钱5分

用法　上药煎汤2小碗，1日2次分服。

说明　本方适用于气滞所引起的痛经。

经　闭

本病常见的有血虚经闭，血滞经闭。血虚经闭是由于血分不足，如水无源而不流，故病者贫血症状比较显著，如面色萎黄或苍白无泽，头晕眼花，心跳气短等；血滞经闭的病者，血瘀症状比较多见，如面色青黄，胸胁或小腹部胀痛拒按，舌质黯红或有紫斑等。

127.处方　鲜益母草3斤(干者2斤)

用法　上药浓煎2～3次，去渣，用纱布过滤，加红糖3斤，浓缩成薄膏，贮磁缸中。每日2次，每次3钱，开水化服。

说明　如腹痛者加香附2两，血虚加当归2两，丹参1两。

128.处方　红花1钱　枸杞子5钱

用法　上药煎汤2小碗，1日分2次服，连续服之。

说明　本方适用于血虚经闭。

129.处方　䗪虫2钱

用法　上药研末，1日2次分服，开水或陈酒送下。如大便燥结，可加桃仁3～4钱。

说明　本方适用于瘀血阻滞而引起的经闭。

130.处方　马鞭草根1两

用法　上药煎汤2小碗，1日2次分服，每日1剂。

说明　本方适用于血瘀阻滞引起的经闭。

倒　　经

在月经来潮的前1～2天，或正值行经时出现吐血或衄血（甚或有眼耳出血的），连续2～3个月的叫倒经。有倒经病的妇女，月经的量一般较少，甚或没有月经。

131.处方　生栀子3钱　生藕节5钱　鲜卷柏7钱

用法　上药煎汤2小碗，1日2次分服。

132.处方　茜草根　王不留行各3钱

用法　上药煎汤内服，每日1剂，可连服5剂。

崩漏（功能性子宫出血、产后流血）

崩和漏都是子宫不规则的出血现象。凡月经过多，或因流产，或产后出血来势急、血量多者叫做崩；来势缓，但断断续续，或淋漓不断长达数周之久者叫做漏。也有先崩后漏，或先漏后崩，反复发作的。由于出血过多，患者常出现头晕、心悸、肢体乏力、面色㿠白或萎黄等贫血现象。

133.处方　糯麦根1两　红糖适量

用法　上药煎汤2小碗，1日2次分服，连服3～5日。

说明　此方适用于功能性子宫出血。

134.处方　香附子5钱　莲房1两

用法　上药共焙焦，研细末，每日早晚各服2钱。

说明　此方适用于产后出血过多。

135.处方　鲜苍耳全草2两　红糖少许

用法　上药煎汤2小碗，加入红糖，1日2次分服，连服3～5天。

说明　此方亦适用于因刮宫、流产或产后出血淋沥不断的患者。服时避风，忌食猪肉。

136.处方　陈棕　晚蚕沙各半斤

用法　上药煅，存性，同研细末，每服3～4钱，1日3次。

说明　①单用蚕沙煅炭亦有效，每服5钱，1日3次。

②如无蚕沙，单用陈棕炭亦可，每服2～3钱，1日3次。

137.处方　贯众5钱

用法　上药加水煎服；亦可炒炭存性，研末服，每日3次，每次2钱，温开水送服。

138.处方 金樱子根2两 仙鹤草1两

用法 上药煎汤2小碗，1日2次分服。

139.处方 藕节3～4个 侧柏叶5钱～1两 陈棕1两

用法 以上3药炒焦，煎汤，加红糖适量温服，每日1剂。

140.处方 地锦草3钱

用法 上药阴干研末，1日2次分服，陈酒调下。

赤白带下

阴道经常有白色或淡黄色粘液，连绵不断，或夹有块状、片状物，或腥臭难闻。患者每伴有面色㿠白，腰酸头晕，四肢不温，精神疲倦，饮食减少等症状。

141.处方 鲜凤尾草3棵 猪肉半斤

用法 上药用水同煮（不放姜、葱、酒，可少放一点盐），汤及肉1日吃完，连服4天。

142.处方 鲜山葡萄根1～2斤 红糖半斤

用法 将葡萄根洗净切碎，加水1面盆，浓煎成3碗，加入红糖，分2天服完。

143.处方 鸡冠花2两

用法　上药煎汤2小碗，1日分2次服，连服5～7日。

144.处方　飞帘7～8棵　猪蹄子1只(约1斤)

用法　上药同煨汤服，连服数次。

145.处方　大蓟根2～3两　白糖3两

用法　上药同煎汤，煎至根烂汤变红色时，去药渣喝汤，每日1次，连服3～4日。

146.处方　生白果肉7个(去心)

用法　上药打烂，用沸透豆浆冲服，每日清晨1次。

147.处方　白扁豆花　白鸡冠花各3钱

用法　上药煎汤内服，每日1剂。亦可用白扁豆略炒黄研末，每日清晨服5钱，米汤送下。

148.处方　六月雪根半斤

用法　上药用鸡或瘦猪肉同煎，加黄酒2～4两，煎熟后去药渣，吃汤及肉。

149.处方　墓头回3两

用法　上药研末，炼蜜为丸，每服1钱5分，每日2次。

150.处方　臭椿树根皮2两　棉花子5钱

用法　上药煎汤，加砂糖适量服。

151.处方　海螵蛸1两　女贞子5钱

用法　上药同研细末，每服2～3钱，每日3次。

妊娠呕吐

妊娠呕吐又名恶阻。主症是恶心、呕吐，食后即吐，甚者饮水亦吐，头晕体倦。因饮食不下，故使人形体消瘦，严重的可影响胎儿的发育。

152.处方　灶心土1两　半夏(制)1钱　生姜3片

用法　灶心土加水先煎，待澄清，取上层清液代水，煎半夏、生姜，频频饮之。

说明　无灶心土可用黄泥罐代之，用法将黄泥罐碎片置火中烧红，立即放在1碗清水中淬，连续几次，然后用此水煎药。

153.处方　糯米半斤　生姜2两

用法　先将生姜捣烂取汁，拌入米中，置锅中炒至糯米熟透爆裂取出，随意嚼吃。

154.处方　文旦壳3钱

用法　将文旦壳削去外层黄皮，切细晒干，加冰糖适量，用开水泡，代茶饮之。

先兆流产

妊娠早期，下腹部有阵发性坠痛的感觉，或有腰酸，或阴道出现少量流血（不超过平时月经量）。

155.处方　陈棕炭1两　鲜苎麻根2两

用法　上药同煎汤2小碗，1日2次分服，连服2～3日。

又法　以鲜苎麻根2～3两，洗净。与糯米煮粥食，连食1～2次。

156.处方　莲房

用法　上药炒炭存性研末，每日2次，每次服3钱。

说明　本方亦可用于妇女崩漏。

157.处方　菟丝子　桑寄生各5钱

用法　上药煎汤2小碗，1日2次分服。

158.处方　老南瓜蒂3～5个

用法　上药加水煎汤代茶。

产后腹痛

产后腹痛主要是产妇分娩后小腹疼痛，亦名"儿枕痛"。本病有虚、有实，虚者痛势隐隐，腹部柔软，痛时喜按；实者病势比较厉害，按之疼痛更甚，大多由于产后瘀结不下，故疼痛拒按，甚或痛处有块。

159.处方 鲜益母草1两(干用5钱)

用法 上药用瘦猪肉适量同煨汤，加白酒少许和服。

说明 本方适用于属虚的产后腹痛。

160.处方 生蒲黄 五灵脂等分

用法 上药研末，每次3钱，每日1～2次，温开水调服。

说明 本方适用于产后瘀血内积，恶露不多，小腹剧痛，有坚硬块，按之痛甚者。

乳汁不下

产后乳汁甚少或完全无乳，均称乳汁不下。有属气血虚弱者，乳房无胀痛感，面色比较萎黄，精力较差；有属肝气郁结者，乳房胀满而痛，甚或发热，精神郁闷。在治疗上虚者以补为主，肝气郁结者以通为主。

161.处方 金针菜花1两 黄豆4两 猪蹄2只

用法 上药同煨汤服，连服3天。

162.处方　梗通2钱　丝瓜络4钱　猪蹄2只

用法　先将猪蹄煨浓汤，以汤煎药，去药渣1日2次分服。

163.处方　地锦草1～2两　鲜鲫鱼1条

用法　上药同煨汤服。

164.处方　木通2钱　王不留行3钱

用法　先用猪前蹄2只，煮浓汤，以汤代水煎上药，1日2次分服。

165.处方　老莴苣（结子的尤佳）1棵

用法　上药切细煎汤，1日2次分服。

阴道滴虫病

本病阴道搔痒，白带增多，呈淡黄色泡沫状，有腥臭气。如白带过多，长期不愈，可引起头晕、腰酸、四肢乏力等症状。

166.处方　墓头回1两　黄柏　蛇床子　刺果甘草各3钱

用法　上药煎汤熏洗阴道，每晚1次，连续3～5次。

167.处方　蛇床子5钱　花椒2钱　苦参明矾各3钱

用法　上药宽水煎汤，乘热熏洗坐浴，每日

2～3次，连续6～7天。

168.处方　蛇床子　密陀僧各5钱　大枫子　枯矾各3钱

用法　上药同煎汤，洗涤阴道。

169.处方　蛇床子　苦参　黄柏各3钱

用法　上药宽水煎汤，乘热熏洗坐浴，每日2～3次，连续6～7天。

170.处方　桃树嫩叶头适量（或加雄黄末1钱）

用法　上药捣烂，绞取自然汁，以消毒脱脂棉浸透，外加纱布一层，裹成条状，用线扎好，一端留线，临睡时塞入阴道，次晨取出，连用3次。

儿科疾病

小儿泄泻（小儿消化不良）

患儿有轻度腹泻，每昼夜约数次至十数次，粪便多为蛋花样黄绿色，夹有少量粘液和白色乳块，并有轻度呕吐、肠鸣和腹痛，不发热，或有低热。

171.处方　鲜鬼针草1把

用法　上药煎取浓汁约半面盆，连渣熏洗足

部，每日3～4次，重症每日5～6次，连续熏洗2～3日。1～5岁的患儿，熏洗脚心，6岁以上者熏洗至脚面；病重者熏洗部位可适当提高。

172.处方　鲜鸭跖草2两(干者1两)

用法　上药煎汤内服，每日2次，连服2～3日。

说明　此方适用于热性腹泻。

173.处方　鲜荠菜花3～5钱

用法　上药煎汤服，每日2次，连服2～3日。

174.处方　陈粳米1斤

用法　将米炒焦，1斤分数次煮粥吃。

175.处方　鸡内金　焦麦芽各5钱　红糖3钱

用法　先将前2味同研细末，加入红糖和匀，每次服1～2钱，1日2～3次，饭前1小时服。

说明　如胃寒呕吐者，可用灶心土1～2两煎汤送服。

176.处方　生姜　连根葱等分　东丹少许

用法　先将姜葱捣烂挤去汁，再将东丹拌入，以色红为度，敷贴脐部，以纱布包扎固定。

说明　本方适用于泄泻见青绿色粪便者。

吐　乳

吐乳，是指婴儿吮乳后，乳汁又复吐出，或吮乳时乳汁从口角溢出者。

此症的形成，有的是由于小儿脾胃薄弱；亦有的属于哺乳方法不当而引起的。若属后者，只要纠正哺乳方法即能自愈。

177.处方　生姜5分～1钱　灶心土3钱

用法　上药煎汤，频频喂服。

178.处方　白蔻仁　砂仁各7粒　炙甘草1钱

用法　上药同研细末，以少许喂入口中，任其咽下，1日多次。

疳　积（小儿营养不良）

本病大多由断乳后饮食不调，或由吐泻不止而引起的。主要表现为精神萎靡，形体日渐消瘦，经常吵闹，睡眠不好，饮食不香，或喜吃香东西。病情进一步发展时，患儿极度消瘦，皮肤干燥，肚腹膨胀，面色萎黄，两眼凹陷，额上有皱纹，头发枯黄稀少，面似老人貌，有时腹泻，有时又见大便秘结，也可发生浮肿。

179.处方　鲜仙鹤草根1～2两　鸡蛋3枚

用法　将鸡蛋与仙鹤草根同煮，蛋熟后去壳，用刀在蛋上划痕数条，再放入同煮，以鸡蛋变为灰黑色为度，去渣，食蛋，按岁数计算，每岁每日食蛋1枚，但最多不要超过3枚，汤也可服，服时少加些砂糖。

180.处方　蟑螂

用法　以麻油或菜油熬滚，将蟑螂放入炸脆，取出，糖拌食之；每次3～5只，可连食数次。

说明　此物香甜可口，小儿乐于服食，无不良反应。

181.处方　鸡内金3钱　山楂2两

用法　上药同研细末，每次5分～1钱，开水调服，每日2次。

182.处方　蟾蜍1只

用法　上药去内脏，焙焦研末，每次5分～1钱，加白糖适量，温开水冲服，每日1～2次。

遗　尿

遗尿是指睡中小便自遗，醒后方觉，故又称"尿床"。但一定要在3～4周岁以后，尚不能自主排尿，且每夜如此，方属遗尿病态。本病一般到成年发育后，可以逐渐自愈，但亦有少数在发育期以后仍然不愈者。

183.处方　桑螵蛸(螳螂子)50个

用法　将上药稍蘸食油焙黄研末。5岁以内每次服4～5只，每日早晚各服1次，连服1周。

说明　如患病时间长的，剂量可以适当增加，并可结合针灸治疗。

184.处方　刺猬皮2两　益智仁1两

用法　先将刺猬皮烘脆，再与益智仁同研细末，水泛为丸如赤豆大，每服1～3钱，每日早晚各服1次。

185.处方　白果3～5个

用法　将白果用湿纸包裹，放在炉子上煨熟，于临睡前嚼食。

说明　白果有微毒，不宜过量。

186.处方　花生米4两

用法　先将花生煮汤，再用此汤煮糯米饭吃，同花生一起服亦可。

187.处方　石硫磺1两5钱　大葱根7枚

用法　上药同打烂，敷于脐部，油纸覆盖，纱布固定，每晚睡前敷1次，第2天早晨取下，4次为一疗程。

惊　风（小儿惊厥）

惊风分急慢两种。它是个症候，大多是由其它病发病后而引起的。

急惊风来势急暴，但在发作之前，常有发热，呕吐，烦躁不安，睡中惊惕，或摇头、弄舌等前驱症状；急惊风发作时，则神志昏迷，两目窜视，咬牙龂齿，甚则牙关紧闭，弓角反张，四肢抽搐。

慢惊风往往由于长期吐泻，失于及时治疗；或因发高热时服寒凉苦味药物太多，损伤了脾胃阳气而成。它的症状有抽风、昏迷和急惊类似（但没有急惊风那样剧烈），兼有神疲嗜睡，面色皖白萎黄，体温低下，四肢厥冷，呼吸微弱，囟门凹陷等虚弱症象。

188.处方　望江南 2 钱

用法　上药煎汤内服，每日 3 次，连服 2～3 天。

说明　本方适用于急惊风。

189.处方　牡荆子 3～4 钱

用法　上药煎汤，分多次内服。

说明　本方适用于急惊风。

190.处方　鲜水菖蒲根适量

用法　上药捣烂取汁2～3小匙，加姜汁少许，分2～3次灌服。

说明　本方适用于急惊风。

191.处方　鲜仙人掌3～5钱

用法　将上药去毛洗净，捣烂取汁，开水冲，频频喂之。

说明　本方适用于急惊风。

外科疾病

瘰疬(颈淋巴结核)

瘰疬(俗名老鼠疮)好发于颈部及耳后。初起如豆，一枚或数枚不等，不治可逐渐增多、增大，皮色不变，不痛不热，按之坚实，尚能活动。继则结核可与皮肤粘连，推之不动，渐觉疼痛，皮色转暗红，皮肤微热，倘按之有波动感则已经成脓。溃后脓水清稀，挟有败絮状物，不易收口，往往形成瘘管。

192.处方　鲜泽漆全草5～10斤

用法　先在砂锅内放些水煮沸，然后将泽漆分批放入煎熬，待出汁后捞去药渣，再放入未熬的泽漆，如此陆续熬完后，浓缩成膏。用时将此膏摊在纱布上贴患处，每日换药1次。不论已溃未溃皆可用。

193.处方　猪胆1个　醋4两

用法　上药同放砂锅内熬稠成膏，以纱布摊贴患处，已溃的先将脓水洗净，再以药膏涂敷，每日换药1次。

194.处方　蜘蛛5只　全蝎2只　核桃壳1～2个

用法　将蜘蛛、全蝎放于核桃壳内，湿纸包裹；用线扎好，火煅存性，研细末，分3次，以黄酒送服，每日1次

195.处方　千薙草3～5钱

用法　上药煎汤服，每日2次。或研细末，每服1钱，每日3次，开水送服。

说明　此方对骨结核亦有效果。

疔　疮

本病初起，局部有粟米样小疱，坚硬肿痛，或不痛而发麻作痒，根脚较深，好发于颜面、手足等处。发病迅速而严重，随着患部肿痛的逐渐增剧而出现恶寒、发热、口渴等全身症状。5～7

天后如溃出脓栓（俗称疔头），肿消痛减热退的是顺症；患处顶陷黑色无脓而肿剧、热盛、烦躁、神昏的是“走黄”逆症。本病治疗愈早愈好，但不能过早开刀。

196.处方　冰片　雄黄各少许（研末）　飞帘1棵（捣汁）　甘草5钱　苍耳虫若干条

用法　先将甘草用开水泡汁约1两，后与上药同放入菜油内浸泡，1～2天后即可应用。用时将浸在油内的苍耳虫取出1条，以虫嘴对准疔头，用布或纸固定，一般2～3天内好转或痊愈。

说明　①此方对各种疔疮，不论已溃未溃均效。

②苍耳虫生长在苍耳草的茎节中，在旧历秋分节后寒露节前一段时间内才能找到。

③苍耳虫浸泡在菜油内的时间越长越好。

197.处方　鲜紫花地丁4两　鲜半夏1两

用法　上药同捣烂，加蜜（或鸡蛋清）适量调和。先以冷盐开水洗净疮面，将药涂敷，每日换药1次。敷药后首先止痛，肿块逐渐消散或出脓。如伴有发热者，加用以下内服药：蒲公英1两，忍冬藤1两煎汤，日服2次。

说明 ①上药如无鲜者，干的亦可，用量酌减，但制半夏无效，须用干生半夏。

②又方以鲜半边莲代鲜紫花地丁。

198.处方 鲜白毛藤叶适量

用法 将叶揉烂加盐外敷。

说明 此方对未溃脓者疗效较好。

199.处方 蜒蚰1～2条 明矾2钱

用法 上药同捣烂敷患处，日换2次。

说明 此方在疔疮初起时效果较显，已经化脓的能消肿止痛。

200.处方 醋1酒杯

用法 先将醋燉热(不烫手)，后将患指放入醋内浸泡10分钟，每日浸泡8～10次，一般1～2天可愈，已化脓的无效。

搭 背

本病为背部化脓性疾患，中年以上的人发病率较高。局部高肿，红热胀痛，逐渐向四周扩大，肿块上初起有1脓头，以后可多至数十个，形如蜂窝，组织坏死，创面大小不等。严重者伴有怕冷，发热，头痛，疲乏，食欲不振等全身症状。

201.处方 陈小粉(即小麦淀粉)

用法　上药放锅内文火炒至深黄色，(此时会翻泡)取出，隔纸摊地上冷1时左右，研为极细末备用。患处红肿者，以冷茶或冷开水调敷，如少加些大黄粉，则效果更好。患处漫肿而皮色不变者，以酸醋调敷，如少加些姜末则效果更好。未化脓者敷肿痛处，已化脓者敷四周，中间留1小孔，以便出脓。

202.处方　鲜佛甲草4两　面粉适量

用法　将鲜佛甲草捣烂绞取汁，加入面粉适量，调成糊状，涂敷患处，每日1次。如已化脓，中间留1小孔，以出毒气。

说明　①此方亦适用于对口、乳痈、痄腮、流注等其它外科疾患。

②冬季无鲜草，在夏天收集，洗净捣烂，加凡士林及苯甲酸各适量，制成软膏备用。

203.处方　鲜荔枝草4两　鸡蛋清适量

用法　上药同捣烂敷患处(先将疮口洗净，然后敷药)轻症每日换药1次，重症每日换药2～3次。

说明　①民间经验，先以红辣椒(剖开去种子)贴患处，不痛者是搭背，痛者不是。

②此方对搭背未溃者疗效较好。

204.处方　生天南星　五倍子各5钱　白蜜2两

用法　南星、五倍子同研细末，白蜜放锅内加热溶化，再将药末用冷开水少许调匀，倒入蜜中，略熬片刻，边熬边搅动，至药蜜充分融合后取起，冷后便成为软膏。用时按局部红肿面积的大小，以纱布摊贴患处。如已成溃疡，先以过锰酸钾溶液洗净疮口，然后再敷贴药膏。一般每日换药1～2次，以愈为度。

说明　本方对搭背已破溃者疗效较好。亦适用于深部脓疡。

205.处方　黄鳝2斤　白糖1斤

用法　将黄鳝洗去污泥，与白糖同放盆内，任其自行搅拌，取其粘液涂患处，每日1～2次。

说明　此方对已化脓（干烂）的最为有效，未成脓的亦效。

流　痰（骨结核）

本病又名骨痨，因其发病部位不同，又有各种不同的"痰"的名称。多发于骨关节，如脊椎、环跳、肩、肘、腕、膝、踝等部。起病很慢，化脓亦迟。初起时症状不甚明显，仅觉患处隐隐酸痛，皮色如常，后见活动障碍，或时有寒热，局部渐渐漫肿，时痛时止。如患处透红，按之微软，是脓已形成。溃破后脓水清稀，或有豆腐花样物质，久则疮口凹陷，周围皮肤紫暗，形成瘘管，不易收口。

发于胸椎部者，脊骨外突，后期可引起大小便不利。其脓肿多出现于“肾俞”穴附近。

发于腰椎部者，脊骨突出不明显，腰部挺直如板状。其脓肿大多出现于腹部及大腿内侧。

发于环跳部者，患肢关节不能屈伸，两臀肌肉不对称，患肢先长后短，稍跛行，患处不痛，反而痛在膝部。其脓肿或出现于大腿外侧较远之处。

发于肘、膝部者，受累关节肿大，屈伸不利，臂腿肌肉渐渐萎缩。

206.处方　鲜芫花根（去外层粗皮）8分～1钱　大枣4两

用法　将大枣煮烂，去皮及核，芫花根皮剪碎，2药同捣烂和匀，做好饼子，1次食完。服药后约15分钟左右开始腹泻，大便如黏痰状，或呈红色，有臭味，腹泻3～5次后，服米汤1碗，少加砂糖，腹泻即止，每1星期服药1次。一般病症服1～4次即效，特殊严重病例须服5～10次。已经溃破者不需要其它治疗，脓液会逐渐减少，以至愈合。

207.处方　活蚯蚓若干条（以选用韭菜地白颈者良）　石灰等量

用法　上药同捣如泥，敷于患处，外以纱布固定。

说明　初用药时，流脓较多，早晚换药，约5～7天，结痂生肌。

附骨疽（化脓性骨髓炎）

本病常见于10岁左右的儿童，成人体虚者亦患此病。好发的部位多在大腿的内外侧和内外踝骨部等处。初起怕冷、发热，患处发生酸痛，运动不利，痛剧有如锥刺。当局部病变发展到骨质破坏，脓液穿透骨膜，进入肌层时，患处即出现微红肿痛。以后脓肿从皮肤穿破排出脓液，全身症状逐渐消退；如溃后脓多而稠者，预后较佳，若脓水清稀而有臭味或有小块死骨片，形成瘘管则经久难愈。

208.处方　白毛藤1把　小雄鸡（未啼者）1只

用法　上药同煨，不放盐，食汤及鸡，可多次服。另以鸭嘴适量，瓦上煅炭研末，芫花根去表皮及心，单取中层白皮，搓成细条，蘸鸭嘴末塞进疮口，每日换药1次，可以日渐收口。

说明　此方适用于疮口久不收敛者。

209.处方　蜣螂虫7只　大麦2钱

用法　上药同捣烂敷患处，如系干者，可研细末，以水调如厚糊状，敷患处。

说明　本方适用于附骨疽溃后成漏，久不收口者。

210.处方　大蟾蜍1只　头发鸡蛋大1团

用法　上药用猪油4两，熬至药枯去渣，待冷成为油膏备用。用时，先以桑根皮4两，川乌3钱煎汤洗疮口，后以煅龙骨粉撒于疮口四周，再以油膏摊纸上，贴于疮口，1日1换。

乳　痈（乳腺炎）

本病轻症仅有乳房胀痛和压痛，无明显肿块；重者有高热，寒战，乳房肿硬焮红，有搏动性疼痛，腋下淋巴结肿大、乳汁流出不畅。若肿硬部中央变软，是成脓的现象。

211.处方　甜地丁　紫花地丁　蒲公英　蚤

休各等分

用法　上药同研细末，水泛为丸，每服3钱，每日3次，连服2天。

说明　本方亦适用于疔疮、痈疽。

212.处方　地锦草2两　鸡蛋2枚

用法　二物同煮，鸡蛋熟后去壳，再同煮1小时，吃蛋及汤。

说明　此方适用于早期轻症。

213.处方　鲜菖蒲根

用法　上药洗净切细约一酒杯，煎汤，以酒冲服。

说明　此方适用于乳痈初起，已化脓者无效。

214.处方　蒲公英2两　紫花地丁1两　全瓜蒌1两

用法　上药煎汤2小碗，1日2次分服，连服2～3天。

215.处方　算盘珠根1两5钱～2两

用法　上药煎汤，每日服1～2剂。

216.处方　鲜毛茛叶（或用鲜天名精叶或鲜芫花根）适量

用法　将药捶烂，以纱布包1层，患左乳塞右鼻孔，患右乳塞左鼻孔，每日1～2次，每次

15 分钟。

说明 ①塞鼻时间不宜过长，过长则鼻孔会起泡。

②此方适用于乳痈初起，已化脓者无效。

217.处方 鲜半夏适量

用法 上药捣碎纱布包塞鼻，法同 216 方。

说明 ①如无鲜半夏，用干生半夏亦可，但效果稍差。

②塞鼻 1 次可达 2 天，无不良反应，如鼻孔发麻较重，待乳痈减轻时去掉。

218.处方 木防已根 5 钱～1 两 鸡蛋 3 个

用法 防已根与鸡蛋同煮，蛋熟后去壳，放入再煮，俟药性渗入蛋内，吃蛋及汤。

臁 疮（下肢溃疡）

本病发生于下肢，好发部位在胫骨正面或两边，相当于踝骨上 3～4 寸的地方。局部先痒痛红肿，破皮后常流滋水，逐渐形成溃疡，日久则溃疡边缘的皮肤变为褐黑色，流出污浊的脓水，臭秽难闻。严重时疮口越烂越深，有的可看到胫骨，很难收口，所以俗名“老烂脚”。

219.处方 旧橡胶

用法　上药放瓦上煅至颜色发白后，研为细粉，麻油调成软膏涂敷患处，每日换药1次，连续用之。

说明　①本方亦适用于其它慢性溃疡。

②旧橡胶可利用旧橡胶鞋，但底部非纯净橡胶者不可用，并须除去其附着物。

220.处方　鲜马齿苋适量

用法　上药洗净捣烂敷于疮面上，每日换药1次，或将马齿苋以水煎汁，熬稠如膏状，涂搽患处。

221.处方　桐油　豆腐各适量

用法　先将桐油熬滚，再将豆腐放油中炸熟，取出捣成软膏状，外敷患处，每日换药1次，连续用之。

222.处方　鲜蚕豆叶适量

用法　上药洗净，捣烂敷患处，每日换药1次。

痔　疮

痔疮不论男女都有发病的可能，尤以青壮年为多见。生于肛门内的为内痔，生于肛门外的为外痔，内外兼见的称为混合痔。本病主要是由于肛门直肠的痔静脉回流发生障碍所致，在局部可见一个或多个小肿块，称为痔核。

内痔初期痔核很小，不能脱出肛外，大便后有鲜血滴出，以后痔核渐大，大便时用力可脱出肛外，但大便后可自动缩回肛内；在后期因痔核经常脱出肛外，基部变长和松弛，即不易缩回肛内，必须以手将其推回或平卧后才能恢复。脱出的痔核有时会发生剧痛，水肿，发炎，甚至坏死。大便时经常出血，可造成贫血。

外痔初起小如樱核，大如牛奶子，按之质较硬，一般无红肿疼痛，也不出血，当发生血栓时，则产生剧痛、压痛和局部发紫，同时排便发生困难。

223.处方　活田螺 1 只　冰片少许

用法　以冰片研末，放在田螺内，然后取渗出的水涂搽患处。

224.处方　枳壳 1 两　荔枝草 2 两

用法　以河水 3 大碗，煎数沸，先熏后洗。1 日 2～3 次。

说明　此方在痔疮有炎症时用之，能消肿止痛。

225.处方　五倍子大者 1 枚　干荔枝草适量

轻粉3钱　冰片5厘

用法　将五倍子敲1小孔，以荔枝草揉碎实其中，用纸塞孔，再用湿纸包裹，放火上煨15分钟左右取出，待冷去纸，研为细末，每1钱加轻粉3钱，冰片5厘，再研极细，用第224方洗后，即以此药干掺于痔上。

说明　此方能止痛消肿，并能除根；但必须与第224方配合使用。

跌打损伤（挫伤、扭伤）

挫伤：受伤的部位肿痛，皮肤颜色青紫，也有的皮肤表面破损，有轻微的出血。

扭伤：多发生在四肢的关节部，受伤处疼痛，活动时更痛，或者因疼痛得厉害，关节内有瘀血，因而影响肢体的活动。一般在受伤后几小时内局部肿胀，严重时出现血肿（皮下瘀血）。

226.处方　鲜土三七头3～5个

用法　上药捣烂敷伤处，纱布包扎固定，每日换药1次。连敷3日。

227.处方　白凤仙花（带根全草）　土三七各等分

用法　上药同捣烂敷伤处，纱布包扎固定，每日换药1次，连续3日。

228.处方　马尾松叶

用法　上药捣烂取汁，每次以半小碗，加少许砂糖，冲开水服，服后即睡，复被取汗，每日1次，续服1～2次。

说明　本方主要用于止外伤性疼痛。

229.处方　鲜墨旱莲全草

用法　上药洗净捣汁内服，每次约1酒杯，每日1次，续服1～2次。

说明　本方主要用于压伤吐血。

230.处方　鲜螃蟹1只

用法　将上药捣烂取汁，用好醋、烧酒各半盅冲服。渣子用好醋调和外敷，效果更好。

外伤出血

因刀伤或竹、木、玻璃、金属等物划破皮肉，血流不止。

231.处方　干天浆壳

用法　将天浆壳剥开，取种子上的白色绒毛，敷于创口上，外以纱布包扎。

又法　取鲜天浆壳洗净捣烂，外敷创口，并以纱布包扎。

232.处方　青庄鸟头部、胸脯部及尾尖部的细黄绒毛，收贮备用。

用法　将此毛敷于创口上即可止血。

233.处方　枥柴炭研末约1菜碗　雄黄约1小酒杯　冰片约1小匙　韭菜汁适量

用法　先将韭菜汁拌入炭末内，晒干研细，再加入冰片、雄黄，同研成极细粉。用时以药粉少许掺于创口，纱布包扎。

说明　此方优点是止血快，不化脓；缺点是创口愈合后会遗留黑色瘢痕。

234.处方　鲜小蓟叶

用法　上药洗净揉烂敷伤口上，即可止血。

235.处方　乌贼骨1块

用法　刷去药上灰尘，以小刀刮取粉末掺敷伤口上，纱布包扎。

236.处方　梧桐叶适量

用法　上药焙干研细末，掺伤口上，纱布包扎。

冻　疮

受冻的局部，先感痒痛，后起肿块，皮肤的颜色由暗红而渐转深紫。此时如出现紫血泡，则患处将很快溃破，疼痛加剧，而且收口缓慢，往往待天气转暖时才结痂痊愈。

237.处方 红辣椒5～7只 酒脚适量

用量 上药加水适量煮沸，待温(不烫手)洗涤患处，每日2次，每次10～15分钟，已溃未溃均效。

说明 ①此方用于溃破的冻疮，洗涤时不感疼痛，愈后亦不复发。

②酒脚系米酒坛底层沉淀的米泔样渣滓。

238.处方 糯稻根8两 茄子茎3棵

用法 上药煎水洗涤患处，每日1次，每次1～2小时。连用10天，愈后一般不复发。

239.处方 螃蟹壳适量

用法 将螃蟹壳焙黄，研极细末掺于患处，每日1次。

说明 适用于冻疮已经溃破者。

烫 伤

伤处红肿、起泡，剧烈疼痛。

240.处方 地榆适量（也可酌加大黄末或龙胆草末)。

用法 上药炒炭研末，用麻油或甘油调成油

膏敷患处，轻症每日2～3次，重症每日4～6次。已起泡者，以消毒注射器抽去水后，再涂敷油膏。

说明　此方也适用于带状疱疹。

241.处方　石灰2两　麻油适量

用法　用水将石灰化开，充分搅和，待沉淀后，取石灰水半碗，加入适量麻油，以筷子搅拌均匀，即成淡黄色油膏，以毛笔或鸡毛醮此膏涂敷患处，每日数次。

242.处方　石碱

用法　先将石碱溶化成水（碱1斤，水1斤）备用。用时将浓碱水涂敷患处。

243.处方　蚌肉适量

用法　上药放瓦上焙成炭研末，用麻油调成糊状，涂患处，每日2～3次，愈后很少疤痕。

244.处方　马尾松树皮（除去表层粗皮）适量

用法　上药炒焦研末，加桐油调敷患处，治愈后疤痕不甚明显。

245.处方　蚯蚓7～10条　白糖适量

用法　先将蚯蚓用水漂去泥污，与白糖同放碗内，取其渗出的粘液，涂搽患处，每日3～4次。

246.处方　熟鸡蛋黄10只　冰片（研末）6分

用法　先将蛋黄放入铜勺置火炉上熬，熬至蛋黄发黑有焦臭味时，即有蛋油流出，去渣取油，加入冰片末调匀，涂患处，每日2～3次。涂药的局部暴露，不须复盖，愈后很少有疤痕。

毒 蛇 咬 伤

毒蛇咬伤后，局部有烧灼样剧痛，肿胀发红，并很快向心脏方向发展，伤在上肢的，肿势可蔓延到颈项头面，伤在下肢的，肿势可蔓延到大腿。伴有发热、寒战、头昏、头痛、复视、眼睑下垂、关节酸痛、恶心、呕吐、腹泻等症状，严重时可出现昏迷、声音嘶哑、呼吸急促、吞咽困难、四肢麻木、周身浮肿，往往可在短期内死亡。

蛇咬伤口一般有2～4个齿痕，并可发现有断牙留于伤口内，治疗前须先将毒牙清除。

247.处方　鲜旋复花　乌桕树嫩叶各一大把　鸡蛋清2只　红糖1撮

用法　先将前2药同捣烂，再与后2药和匀涂敷于肿痛最明显处。

说明　此系治土灰蛇咬伤外敷药。敷前须先将伤口切开，挤出毒血，如有毒牙在内，亦须注意除去。敷药时勿将伤口全部封住，使毒液能从创口通畅地排出。

248.处方　鲜天南星叶 5～6 片　好酒 5 钱

用法　先用针在咬伤处挑出毒牙，如脚肿用针刺破脚丫，放出毒水，将天南星叶与酒放在碗内，同捣烂取汁，在肿处以上 3～5 寸部位，自上而下地涂擦，白天涂擦 10 余次，夜间涂擦 3～4 次，连擦 5～6 天。每隔 1～2 天用茶叶、苍耳草煎水，加盐 1 小勺，先熏后洗，注意不要烫伤皮肤。

249.处方　鲜苍耳草叶10片　雄黄 5 分

用法　上药同捣烂，敷咬伤处。

250.处方　鲜半枝莲　鲜半边莲各 1 把

用法　上药同捣烂敷咬伤处，每日 1 次，连敷 2～3 天。敷药前先将伤口洗净，如有毒牙即挑出，再用消毒针在咬伤肿处下方刺破，流出毒水。

251.处方　鲜佛甲草 1 撮

用法　先将伤口稍切开，挤出毒液，然后将药草捣烂，在伤口周围揉擦，最后敷于患处，敷的面积可稍大些。

252.处方　鲜半边莲 1 两　鲜半夏 5 钱　乌桕叶 1 大把

用法　先用乌桕树叶煎水浸洗疮口，用三棱

针扩创，后以半边莲适量揉成小团敷疮口上，再将半边莲、生半夏捣烂，用鸡蛋清调敷疮口周围。如肿的范围大，须单用半边莲捣敷肿胀部位。

说明　①如肿痛剧烈，须用半边莲1～2两捣汁或煎汤服，每日2～4次。

②如肿胀不消，用三棱针刺“八邪”、“八风”等穴，出水消肿。

253.处方　鲜小旋花6份　鲜珍珠草2份　鲜乌蔹莓　鲜马齿苋各1份

用法　上药同捣烂外敷伤口周围，日换1次。敷药前先以米泔水洗净伤口，再以针刺出黄水。敷药后可用葵花叶盖上。肿势上端用绳扎紧。

254.处方　鲜韭菜根1两　鲜车前草2两

用法　上药同捣烂，取自然汁，以开水1次冲服，每日2～3次。药渣敷于咬伤处。

皮肤科疾病

秃　疮（发癣、黄癣）

秃疮俗称“鬎鬁头”，一般分两种：

发癣（白癣）：头皮上有大小不等、数量不一的片状斑，圆形或椭圆形，周围边缘清楚，斑上复盖一层灰白色的糠片状鳞屑，斑上的头发干燥无光，容易折断，自觉轻度搔痒，至青春期可自愈。

黄癣：在头发根处有米粒大的黄色脓痂，随后变成痂皮，中央凹陷，有鼠尿味，剥去痂皮，内呈淡红色，疮面不断扩张时，可蔓延到整个头部，融合而成大片的黄癣痂，如不及早治疗，除头的边缘可留下一圈头发外，其余头发都被侵蚀，整个头皮变为一大片光亮的萎缩性瘢痕，成为永久性斑秃。

255.处方　蜈蚣10条（约4钱）　雄黄4钱　香油适量

用法　将蜈蚣焙黄，与雄黄同研细末，以香油调成软膏。用时先将患者头发剃光，以淘米水洗净患部，然后涂药，每日1次。

256.处方　苦楝子4两　熟猪油（或植物油）半斤

用法　先将苦楝子炒黄，研成细末，再以熟猪油调成50%油膏。用时，将患部头发剃光，以1%明矾水洗净局部，揩干，然后以油膏涂敷患处约1分厚，每日1次，连续使用3～4周。

癣　疮（体癣）

体癣俗名"铜钱癣"。多生于面、颈、前臂和手部的皮肤，初起为红色扁平丘疹，逐渐变为浅红色斑块，表面有少许灰白色鳞屑附着，在发展过程中，损害的中央渐次消退，四周向外扩展，形成环状，边缘清楚，略隆起，呈暗红色，并有小丘疹和小水泡，有时几个损害互相融合成多环形。如多年不愈，搔之全不觉痛者，称为"顽癣"。

257.处方　土槿皮 1 块　好醋适量

用法　将土槿皮蘸醋在砂石上磨浓汁，涂搽患处，每日 2～3 次。

258.处方　谷树汁

用法　先将刀在谷树皮上砍几刀，然后刮取流出的白色浆汁，涂擦患处，每日 2～3 次，连续涂擦 1～2 周。

259.处方　蜈蚣 10 条　斑蝥 20 只　土槿皮 1 两

用法　上药共研末，放在瓶内，加入烧酒浸泡 1 星期，涂擦患处，每日 1 次，连用 20～30 天。

说明　①此方适用于多年的顽癣。

②此方有毒，切忌入口。

湿疹

本病可发生于身体的任何部位，以耳朵周围、膀弯、腿弯、肚脐、阴囊、肛门四周等处为多见，多对称分布。急性湿疹，初起皮肤潮红、作痒，很快出现血疹和水泡，抓破后形成糜烂面，有大量滋水渗出，奇痒并有灼热感，2～3周后结痂脱屑而愈。若反复发作，经久不愈的称为慢性湿疹。慢性湿疹的局部皮肤增厚，皮沟加深如织席状，表面粗糙不平，有鳞屑附在上面，也可发生轻度糜烂，有时可见细小裂坼，滋水很少，往往经年累月不愈。婴儿湿疹好发于两颊部，也可泛发于全身。

260.处方　鲜苦楝树皮3两

用法　上药用95%酒精500毫升，浸泡1～2日，涂擦患处，每日3～4次，连用4～5日。

261.处方　鲜苍耳草(全草)适量

用法　上药洗净捣烂取汁涂患处，每日1～2次，连续用之。

262.处方　金银花1两　防风　蝉衣各五钱

用法　上药煎水洗患处，每日1～2次。

263.处方　硫黄8分　樟脑2分　枯矾3钱

黄柏1钱　炉甘石2钱　冰片2分

用法　上药共研细末。如已破皮流水者即以此药粉直接外扑，未破者以蛋黄油或凡士林将药粉调成软膏涂敷。在敷药前用车前草或野菊花秸子煎水洗涤，揩干后敷药，每天1次，连用7～10天。

皮肤搔痒

本病是一种原因不明的皮肤病。临床表现就是阵发性的搔痒，发则奇痒难忍，抓搔仍然不能煞痒，发时皮肤中略感烘热，皮肤没有病变的显示，其余均与健康人无异。

264.处方　艾叶　防风各2两　雄黄　花椒各3钱

用法　用水4大碗煎沸后，再煮3～4分钟，倾入盆内，乘热先熏后洗，1日1剂，洗2次。

说明　①洗后不能洗澡。

②此方对慢性荨麻疹，泛发性神经性皮炎亦有效。

265.处方　烟叶数片

用法　煮水洗患处，1日1次，洗2～3天。

说明　如搔痒面积大，可以增加烟叶。

缠腰火丹(带状疱疹)

本病多发于腰部，局部皮肤先出现不规则的小红斑，有刺痛或灼热感，随即在红斑上发生密集成簇的小水疱，周围可见红晕；水疱沿所属皮肤感觉神经分布区出现，呈带状排列。数日后干燥结痂，整个病程约2～3星期，愈后很少复发。

266.处方　鲜蒲公英2～3棵

用药　上药捣烂取汁，加黄鳝血调搽患处，每日2次。

267.处方　蚯蚓泥(蚯蚓粪)半小碗　雄黄末适量

用法　上药同捣匀(如蚯蚓泥已干，可少加冷开水)涂搽患处，每日1～2次。

说明　蚯蚓泥须找自韭菜地上的。

268.处方　陈小粉(研末)适量

用法　已破皮的用水调敷患处，未破皮的用醋调敷。

269.处方　鲜龙胆草适量

用法　上药捣烂，敷于局部。每日换药1～2次，功能退热止痛。

丹　毒

本病多见于婴孩及儿童，它是一种急性炎症。炎症主要在皮肤层，发病部位不定，四肢、胸腹、颜面部均可发生。患处灼热疼痛，皮肤红肿（火红色），扩展很快；红肿处的特点是边缘稍凸起，与健康皮肤有明显的界限；在炎症区有时可出现含浆液的水泡。初起多突然有怕冷发热（体温可达40℃左右）、头痛、全身不适等症状。

270.处方　活蚯蚓6条　白糖1两5钱

用法　将蚯蚓洗净泥，和白糖共捣如糊状调敷患处。

说明　此方亦能治痄腮。

271.处方　白海蜇皮适量

用法　浸潮后，量丹毒面积大小，剪贴于患处。

鹅　掌　风

本病是一种慢性的比较顽固的皮肤病。患于两手掌与十指的掌侧面。初起皮上起紫白斑点，及小水泡，微有痒感，久则皮肤坚厚，干燥裂口，至冬寒时尤甚，有时裂口出血疼痛。久延不愈，可使指甲变灰。

272.处方　嫩凤仙花茎叶1斤　明矾　酸醋各半斤　猪尿胞1只

用法　将凤仙花茎叶、明矾同捣烂，然后将酸醋加入，同装猪尿胞内，患手伸入，把口扎好，浸24小时取出，一昼夜内勿接触水。

273.处方　生草乌　生川乌　明雄黄各5分　巴豆　蓖麻子各7枚均去壳

用法　先将前3味研细末，再与后2味捣烂如泥。晚上睡前，用温开水洗净患手，再以麻油适量调药如糊状，涂患部，戴上手套入睡，第二天洗净药物。涂药时勿沾及健康皮肤。

手 足 皲 裂

患处皮肤干燥粗糙而开裂，裂纹的长短、深浅不一，有时出血，患者自觉疼痛，经受磨擦压力时，疼痛更为剧烈。

274.处方　苦楝树果半斤

用法　上药捶碎，以水煎成浓汁，乘热洗皲裂处，每日1次。

275.处方　猪胰子4两　高粱酒3两

用法　将猪胰子捶烂，放大口瓶中，以酒浸泡

1周(瓶口须密封)，备用。每晚先以热水洗皲裂处数分钟，揩干，随即在酒瓶内挑取猪胰子1小块满涂患处，并加以磨擦，大的裂口，须嵌塞少许猪胰子，再以干毛巾包裹起来，勿使吹风受凉，连续使用数次。

276.处方　新棉花(去籽)1小团　活虾(去壳)适量

用法　上药同捣烂，涂塞于裂口上，用布裹好，3日后老皮慢慢退去，裂口渐平。

鸡　眼

本病多发于脚底和趾缘部，由于局部皮肤长期受压和摩擦使皮肤角质层增厚所致。主要表现为有一圆椎形的硬结，形如鸡眼，高出于皮肤面，行走产生疼痛，影响步履。

277.处方　瘪桃干1两　好米醋3两

用法　以瘪桃干放米醋内煎沸，待温，洗鸡眼，每次洗15分钟左右，使药液渗透到内部，1日2次。

说明　原药汁可煎洗2天，防止污染。

278.处方　河豚鱼胆汁适量

用法　先将鸡眼用温水泡软，以利刀将老皮

去净，然后将河豚鱼胆汁，涂于清净韧性的纸上，贴于鸡眼上，每2日换1次，贴2～3次，鸡眼可自动脱落。

绣球风（阴囊瘙痒）

初起时，阴囊表皮干燥，剧烈搔痒，喜用热水烫洗；以后可起红色丘疹，搔破后流滋水，局部灼热疼痛。痒与痛反复发作。

279.处方　虾糠（即海白虾的壳）2两

用法　上药煎水乘热熏洗患处，每晚1次，连洗2～3次。

280.处方　鲜蓖麻叶5两（或用龙胆草1～2两）

用法　上药煎水，熏洗患处，每日2次，连续用之。

五官科疾病

目　翳（化脓性角膜炎）

本病多由砂眼及外伤所引起。开始时眼睛疼痛，流泪，怕光，看东西模糊，有轻重不等的充血。炎症恢复期，角膜上残留厚薄不等的点状瘢痕，或如条状、片状，极薄者白色，通称云翳，厚者灰白或浓白色，称为斑翳或白斑，有时角膜上残留小凹。

281.处方　毛茛根7～8棵　豆腐1块

用法　上药用水煮透，去毛茛根，吃豆腐，每2日吃1次，连吃3～4次。毛茛有毒，使用宜慎。

282.处方　猪苦胆1～2个

用法　将猪胆（不洗）剖开，胆汁盛在铜勺内，在火上熬干，捻成菜子大的小丸，每次取1丸放在内眼角，闭目片刻听其自化，每日早晚各1次。

眼　癣（睑缘炎）

本病的发生多与身体虚弱、生活不卫生和眼部其他慢性炎症有关。患者眼睑常觉发痒，或痒痛，易于流泪，易疲劳，不易睁眼，夜间工作时特重；睑缘红肿充血，由于泪液濡湿下睑皮肤，可形成湿疹，睫毛根部及睑缘表面有很多白色上皮鳞屑，并有点状皮脂溢出。若皮脂集结于睫毛根部，呈黄色蜡样，可结成痂，甚者睫毛常被胶着成束。

283.处方　鸡蛋3个　胆矾3分　梅片5厘

用法　鸡蛋3个煮熟，单取蛋黄放铜勺(铁勺亦可)内熬油，胆矾研极细末。用时将冰片和胆矾混合研匀，与鸡蛋油调成糊状，敷眼皮沿上，早晚各1次。

说明　此方可以止痒，重生眼睑毫毛，但用时宜细心，勿令药侵入目内，以免刺激疼痛。

284.处方　蚕沙1钱　生甘草2分

用法　上药研成极细末，用凉开水调成糊状，涂搽患处。

285.处方　桑叶　菊花各3钱　龙胆草1钱5分

用法　上3味以水煎数沸后，乘热熏目，俟温凉后，以之洗目。1日2次。

夜盲症

本病是小儿常见的慢性营养障碍症。是由于维生素甲缺乏，或由于慢性的胃肠道疾病和肝胆疾病影响了对维生素甲的吸收而引起的。患本病的人，每到夜晚则视物模糊，甚至完全不能见物。患者的结膜和角膜，逐渐失去光泽，角膜两傍球结膜发生小的三角形泡沫状斑(毕脱氏斑)；内外侧球结膜感到干燥。此外皮肤干燥，如鸡皮样的粗糙，尤以四肢外侧和肩部最为明显。

286.处方　雄鸡肝1具　生苍术3钱研细末

用法　雄鸡肝煮熟后，蘸苍术末，1次食完，每日1次，连服7天为1疗程。

说明　若无雄鸡肝，猪肝、羊肝均可。

287.处方　猪肝1具大者半具　决明子3钱　夜明沙3钱

用法　将后二味共研细末。以竹刀将猪肝剖为几层，将药末匀放其中，用荷叶包裹数层，放火内烧，以肝熟为度。烧熟后去药吃肝，1日1次，连服3天。服药时间以晚饭后较佳。

脓　耳（化脓性中耳炎）

本病主要症状为耳内疼痛，夜间痛得厉害，甚至同侧头部也痛。以后炎症化脓，鼓膜穿孔，脓液从耳内流出，疼痛减轻或消失；全身症状有怕冷、发热、全身不适等，在小儿尤为明显。如不及时治疗，则耳内长期或间歇性流脓，有腥臭味，成为慢性化脓性中耳炎。

288.处方　明矾适量

用法　用冷开水将明矾溶化成饱和溶液，过

滤后滴耳，每日3～4次，每次2～3滴。

289.处方　鲜虎耳草叶3～5片(或用乌蔹莓全草)

用法　上药洗净捣烂取汁，先用盐开水洗净耳内脓液，揩干，再以此滴耳，每日1～2次，每次数滴。

290.处方　鲜麦冬适量

用法　上药洗净，捣烂取汁滴耳，每日3次，每次数滴。

291.处方　核桃仁适量

用法　上药捣烂绞取油，先将耳内脓液洗净，拭干，然后将此油灌入耳内使满，15分钟后，侧耳使油流出，每日1～2次。

说明　第一次用过的核桃油渣，第2第3次仍可绞出油液。

292.处方　五倍子1钱　枯矾　冰片各3分

用法　先研五倍子净末1钱，然后加枯矾同研，最后加入冰片研匀密贮。用时先以淡盐开水将耳中脓液洗净，然后取上药少许吹耳中，每日1～2次。

鼻　渊（副鼻窦炎）

初起一侧或双侧鼻塞流涕，闻不到香臭味，头痛，发热，全身不适。如不及时治愈，会变成慢性副鼻窦炎，患者常感头昏头痛，长期鼻塞，不断流脓样浊涕，有腥臭味。

293.处方　经霜丝瓜藤

用法　上药放瓦上煅炭、研末，以酒少许调服，每次1钱5分，1日3次，连服5～7日。

294.处方　丝瓜藤近根处2两　白芷2钱

用法　将丝瓜藤煎汤，白芷研末，分作3份，以黄酒冲服药末，1日3次分服，连续用之。

295.处方　苍耳子2斤　辛夷6两　银花　菊花　茜草各2两

用法　上药加水浓煎3次，将3次药汁混和过滤，浓缩，再加蜜糖8两。每服1大匙，热开水冲服，每日3次。

296.处方　藿香1斤　栀子2两

用法　上药研为细末，用猪胆汁调和为丸，晒干，每服3钱，开水送下，1日3次。

慢性鼻炎

慢性鼻炎，多数是急性鼻炎反复发作的结果。其症状主要是鼻塞和鼻涕增多，甚者有脓性的鼻涕，嗅觉减退。

297.处方　辛夷　鹅不食草各等分

用法　上药同研细末，每取少许，绵裹塞鼻，早晚各换药1次。两鼻孔可以交替塞。

298.处方　苍耳子　辛夷各3钱

用法　上药煎汁滴鼻，也可在药汁中少加大蒜汁。

说明　此药汁不能久贮，若已变质，不可使用。

乳　蛾（急性扁桃体炎）

本病以咽痛为主症，吞咽时咽痛更剧，检视可见一侧或两侧扁桃体红肿。如扁桃体上见淡黄色或白色脓点，或几个小脓点融合成一较大的苔膜（易擦去、不出血），则有化脓的可能。比较严重的患者，可伴有发热、怕冷、头痛、全身不适等症。颈淋巴结可能肿大，有压痛。

299.处方　土牛膝根　大青叶各5钱

用法　上药煎水1小碗，每服半小碗，每日2次，连服2～3日。

300.处方　鲜荔枝草　明矾各适量

用法　上药同捣烂，布包绞汁，每次1匙，以开水冲服，每日2次，连服2～3日。

301.处方　鲜万年青叶1两

用法　将万年青叶洗净捣汁，开水冲服。连服2～3天。

302.处方　鲜土牛膝根(或用全草)1～2棵　人乳适量

用法　先将土牛膝根洗净，捣汁，再与人乳混合均匀，每取少许滴入双侧鼻孔，滴入不多时，即有痰涎吐出。每隔3～4小时滴鼻1次。

说明　本方亦适用于其它的咽喉红肿疼痛，但对慢性扁桃体炎效果不大。

303.处方　板蓝根3两　金银花1两

用法　上药煎汤2小碗，1日2次分服。

以上5方俱适用于急性扁桃体炎。

牙　痛

本病多数由龋齿或牙齿折裂导致牙髓感染所引起。慢性的多为反复发作的自发性疼痛，急性的多为阵发性的剧烈跳痛，有时向同侧头颞部放射。吃到冷、热、酸、甜等饮食时，容易激发齿痛。

304.处方　鲜芥菜叶1片　红蚯蚓1～3条

用法　上药同捣烂，布包绞汁，滴患侧耳内，每次2～3滴，每隔15分钟滴1次。

305.处方　陈葵花秸心适量

用法　上药烧灰擦牙痛处，1小时后痛势渐减。

306.处方　鲜毛茛

用法　上药捣烂，取如黄豆大一块，纱布包，放牙痛处，含半小时后吐出。

说明　此药有毒，切忌咽下。

307.处方　蟾酥　硼砂各2钱　雄黄　甘草各1钱

用法　上药同研细末，酒调为丸，如小米大。用时取1粒以药棉裹塞患处。

说明　①本方用于蛀牙痛。药有毒，切勿咽下。

②用少许米醋将丸药化开外敷，可治发背、疔疮。

308.处方　食盐　明矾各等分

用法　上药以沸水溶化，待温，频频含漱，直至痛止。

草 药 部 分

大　戟

别名　龙虎草　天平一枝香　黄花大戟

植物形态　原植物为京大戟。多年生草本，体内含白色乳汁。根圆锥形，细长。茎直立，圆柱形，上部分枝，被白色短柔毛。叶互生，近无柄；叶片长圆形或披针形，全缘，边缘反卷。多歧聚伞花序顶生，花绿黄色。花期4～5月。（图1）

生长环境　生于山坡、树阴下及路旁。

采收加工　根部供药用。3～4月发芽时将根挖出，除去茎叶，洗净，晒干。

性味功能　苦辛，寒。有毒。泻水饮，利二便。

临床应用　煎服治水肿胀满，大小便不通，痰饮积聚，痈疽肿毒。每用5分～2钱，或入丸散。虚寒阴水患者及孕妇忌服。外用：煎水熏洗风毒脚肿。

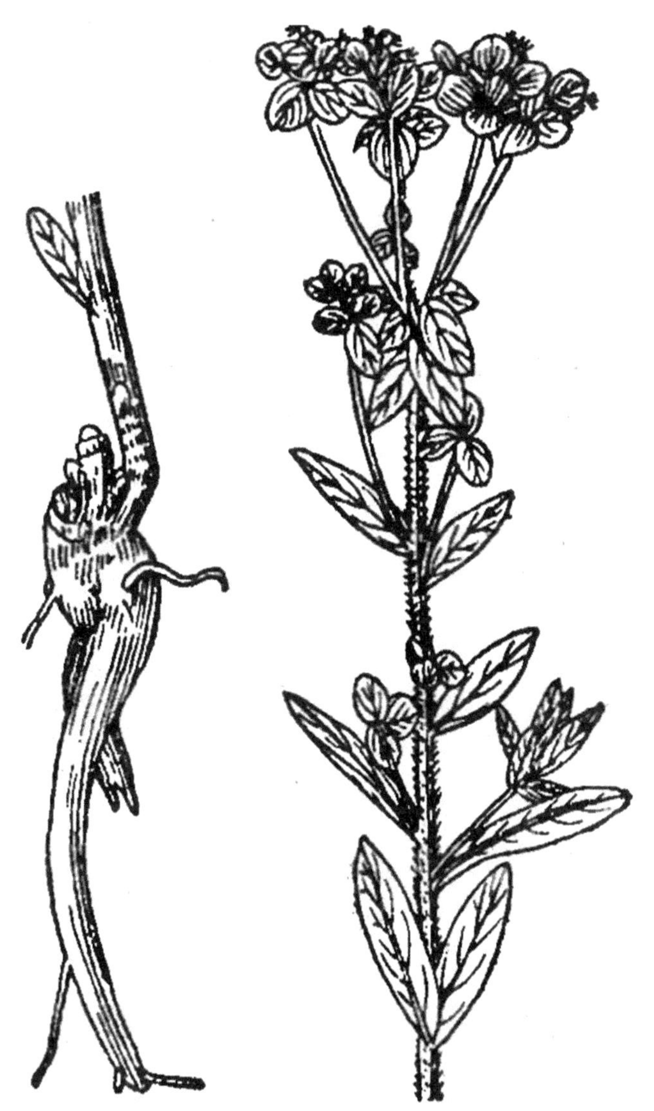

图 1　京大戟（大戟科）

Euphorbia pekinensis Rupr.

97

大　蓟

别名　猫刺　千针草　将军草　野辣菜　铁刺杆草　大齐牙

植物形态　多年生或二年生草本。有多数肉质的圆锥根，茎基部有白色丝状毛。基部叶有叶柄，表面绿色，有稀疏的长毛，背面脉上也有长毛，边缘羽状分裂，有刺；中部的叶无柄，抱茎，边缘羽状深裂，有刺；上部叶渐小。头状花序，球形，生于茎枝顶端，花冠紫色。花期 6～7 月。（图 2）

生长环境　生于荒地、路旁或田间。

采收加工　全草及根供药用。6～7 月当花盛开时割取地上部分，晒干。根最好在 8～10 月间挖取，洗净晒干。

性味功能　甘，凉。凉血，止血，行瘀，消肿。

临床应用　全草：煎服治吐血，衄血，血尿，血淋，血崩，便血，肺脓肿，急性阑尾炎。干用3～5 钱，鲜用 1～2 两。根：煎服治赤白带；外用：和山葡萄、地锦草捣敷痈肿疮疖。

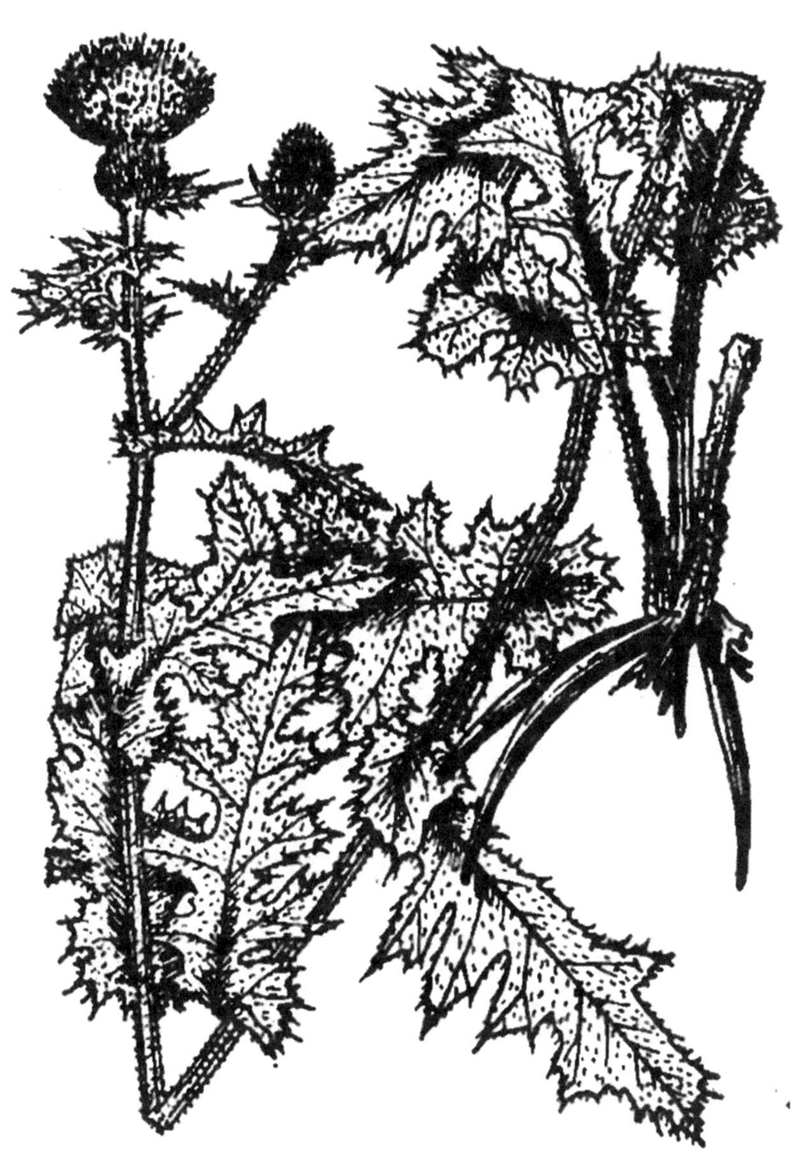

图2 大 蓟(菊科)

Cirsium japonicum DC.

小　蓟

别名　刺儿菜　刺角菜　刺杆菜　刺杀草　七角菜

植物形态　多年生草本。具长匍匐根，主根明显，细柱形，深入土中，侧根须状。茎表面绿色或带紫色，有纵条纹。叶椭圆形或椭圆状披针形，无柄，表面绿色较深，背面较淡，两面都有稀密不等的白色蛛丝状毛，边缘不裂至齿裂，每齿裂有小刺1根。头状花序，生于茎枝顶端，花冠淡紫色。花期5～6月。（图3）

生长环境　生于荒地、路旁或田间。

采收加工　全草供药用。在开花前割取全草，晒干。

性味功能　甘，凉。破血行瘀，凉血止血。

临床应用　煎服治吐血，衄血，血尿，血淋，便血，崩漏。干用3～5钱，鲜用1～2两。外用：捣敷外伤出血，痈肿，疔疮。

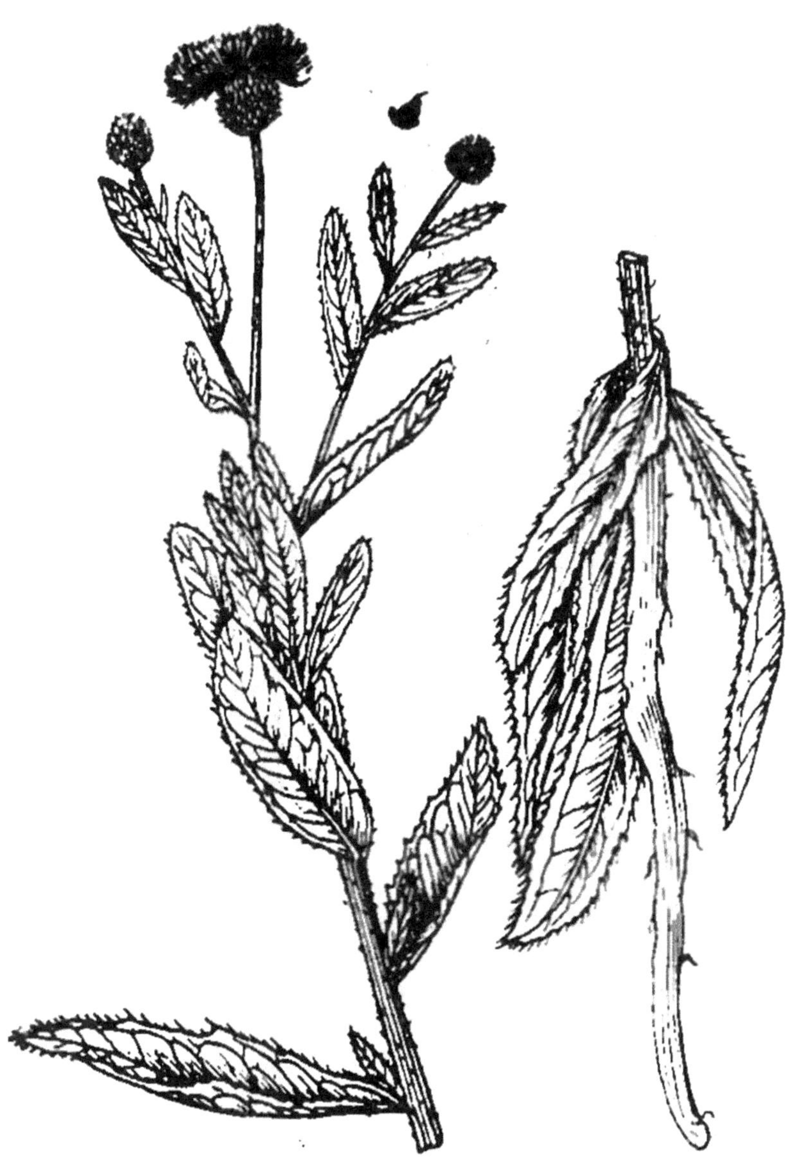

图3　小　蓟(菊科)

Cephalanoplos segetum (Bunge) Kitam。

小茴香

别名　土小茴　香丝菜　小刺娄

植物形态　原植物为茴香。多年生草本，有强烈香气，全体无毛但被有白粉。茎直立，上部多分枝，小枝开展。叶互生，根生叶有长柄，叶柄由下而上渐短，基部成鞘状抱茎；叶片数回羽状分裂，最终裂片呈线形或丝状。复伞形花序顶生，花小，黄色。果实长圆形，黄绿色，有纵棱。花期6～7月，果期10月。（图4）

生长环境　为栽培植物。

采收加工　果实供药用。8～10月果实成熟后采收。将全株割下，摊席上晒干，用木棒打下果实，簸除枝叶及杂质，复晒至足干。

性味功能　辛，温。理气，开胃，祛寒。

临床应用　煎服治脘腹胀满，吐泻，寒疝，腹痛，痛经。每用1～2钱。

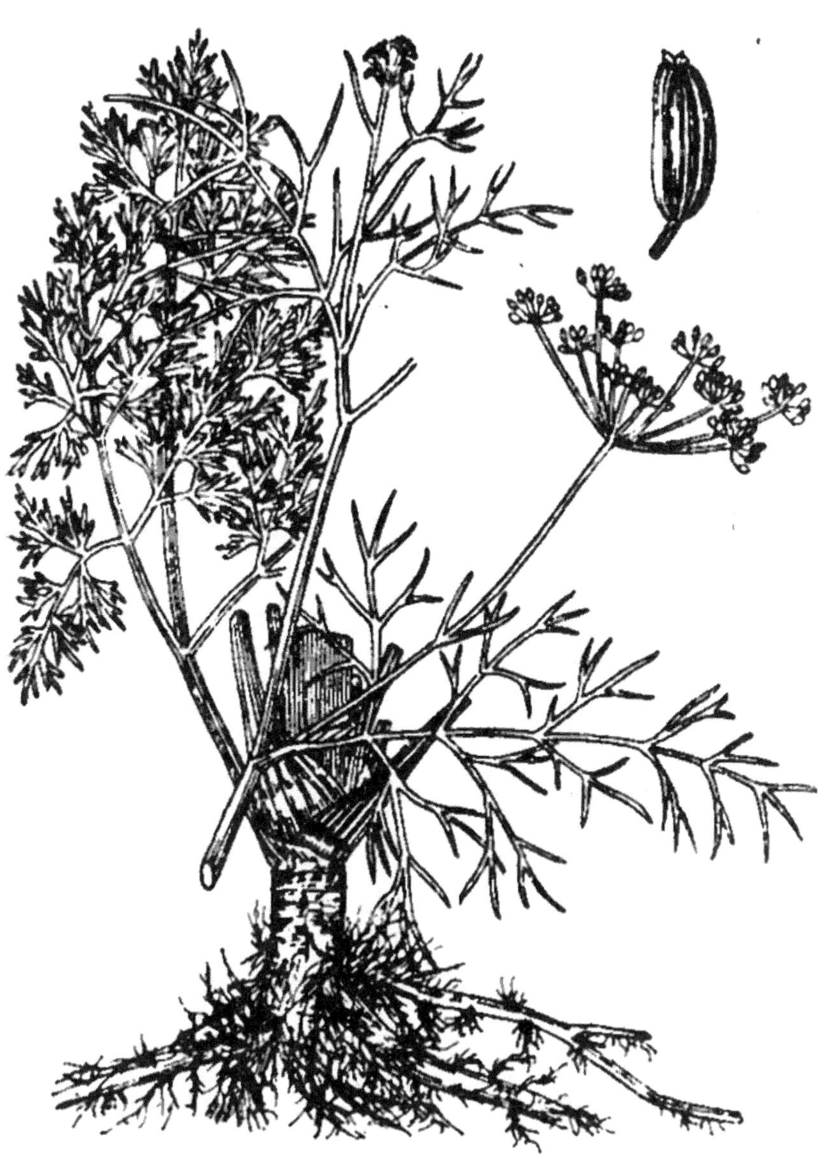

图4　小茴香(伞形科)

Foeniculum vulgare Mill.

小旋花

别名 扶母苗 兔耳草 辅秧

植物形态 原植物为打碗花。蔓生草本。叶戟形或为3裂，中裂大，侧裂较短，通常又作2浅裂，全缘或带波状，有长柄。花腋生，花冠漏斗状，淡红色。花期5～10月。（图5）

生长环境 为田间常见杂草。

采收加工 全草供药用。自春至秋随时可采。

性味功能 甘微苦，温。清热解毒。

临床应用 煎服补劳损，益精气，利小便。干用1钱5分～3钱。捣汁饮治丹毒热。外用：捣敷毒蛇咬伤。

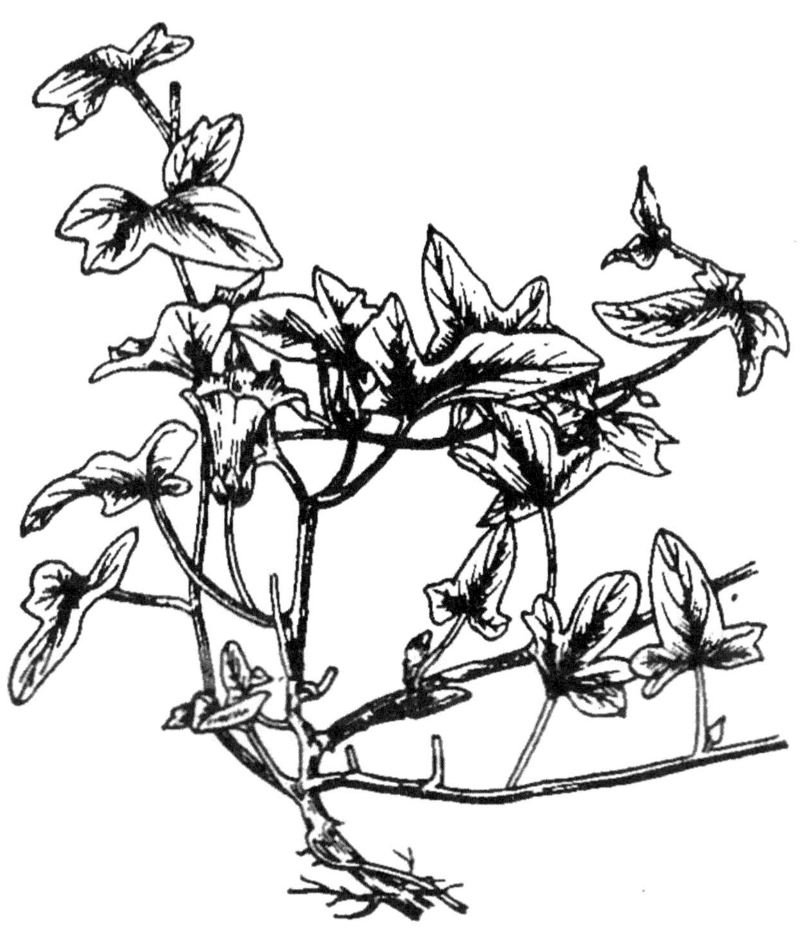

图 5　打碗花(旋花科)

Calystegia hederacea Wall.

105

飞　帘

别名　大力王　方茎牛角刺

植物形态　二年生草本。有伸直或偏斜的主根。茎直立,有条棱,并附有绿色的翼,翼上有齿刺。下部的叶羽状深裂,裂片的边缘有刺毛;上部的叶渐小。头状花序2～3个,着生于茎枝顶端,花冠紫红色。花期5～7月。(图6)

生长环境　常生于荒地及路旁。

采收加工　带根全草入药。5～6月挖取全株,洗净,鲜用或晒干。

性味功能　苦,平。疏风祛湿,清热解毒。

临床应用　煎服治头风眩晕,伤风咳嗽,风湿关节疼痛,乳糜尿。干用3～5钱,鲜用2～3两。研末服治小儿疳痢。外用:捣敷痈肿热疮。

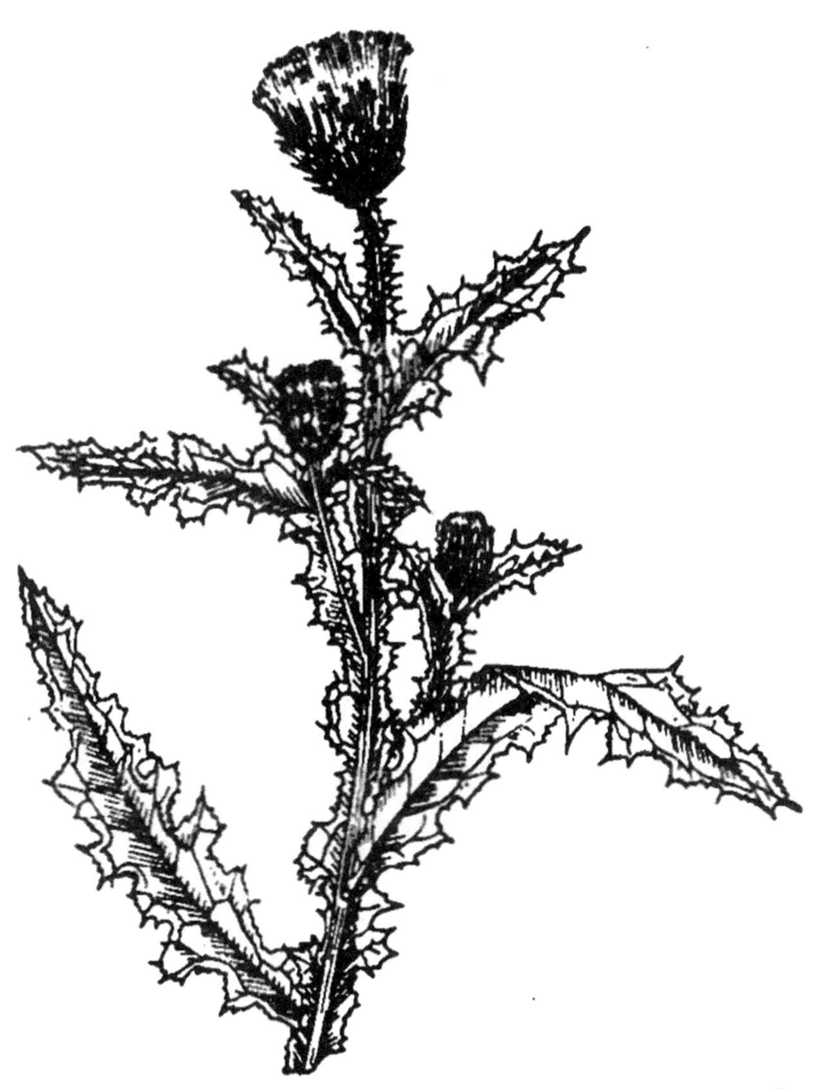

图 6　飞　帘(菊科)

Carbuus crispus Linn

107

女贞子

别名 冬青子 冬青树子

植物形态 原植物为女贞。常绿灌木或小乔木，高达10余米。叶对生，有短柄；叶片卵形或卵状披针形，全缘，两面无毛，革质。花白色，成顶生的圆锥花序。果实长椭圆形，熟时蓝黑色。花期6～7月，果期8～12月。（图7）

生长环境 大多栽培于园庭或野生于山地。

采收加工 果实及叶供药用。果实在11～12月间采收，采下的果实，隔水蒸熟晒干。叶全年可采。

性味功能 果实：苦甘，平。补肝肾，强腰膝。叶：微苦，平。除风散血，消肿定痛。

临床应用 果实：煎服治肝肾阴亏，耳聋目眩，腰膝酸软，带下。干用3～5钱，或入丸剂，亦可熬膏。叶：煎服治咳嗽吐血，头目昏痛。鲜用3～5钱。外用：与黄连熬膏点眼治风热赤眼；捣汁含治口舌生疮。

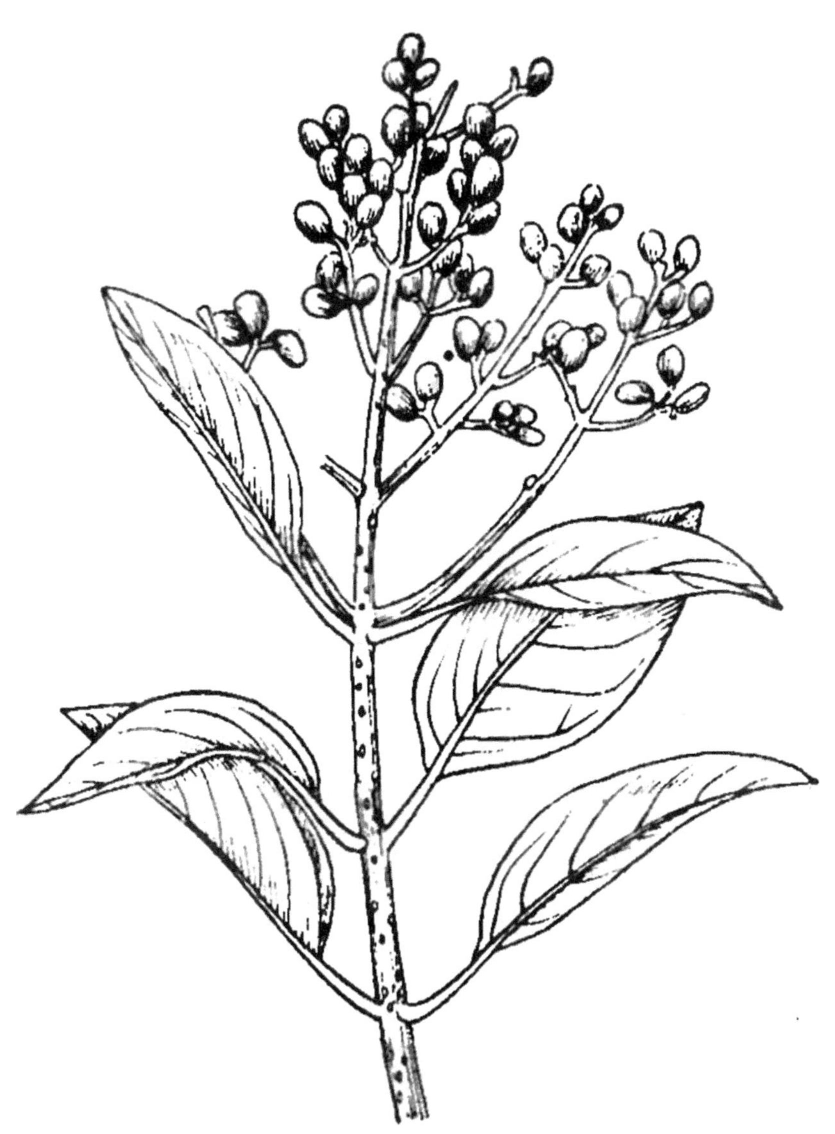

图7　女　贞(木犀科)

Ligustrum lucidum Ait.

109

山　　楂

别名　山里红　楂果　野山楂

植物形态　落叶灌木。分枝密生，具细刺，幼枝有短毛。单叶互生，倒卵形，顶端3裂，边缘有缺刻及不整齐锯齿，下面有疏柔毛；托叶近卵形，有缺刻。花5～6朵簇生成伞房花序；花冠白色。果球形或梨形，红色或黄色。花期5～6月，果期8～10月。（图8）

生长环境　野生于向阳山坡。

采收加工　果实供药用。成熟时采收，晒干。

性味功能　酸甘，微温。消食积，散瘀血，透痘疹。

临床应用　煎服治肉积症瘕，泻痢，肠风，腰痛，疝气，痛经，产后腹痛，恶露不净，小儿乳食不化。每用3钱～1两。或入丸散。

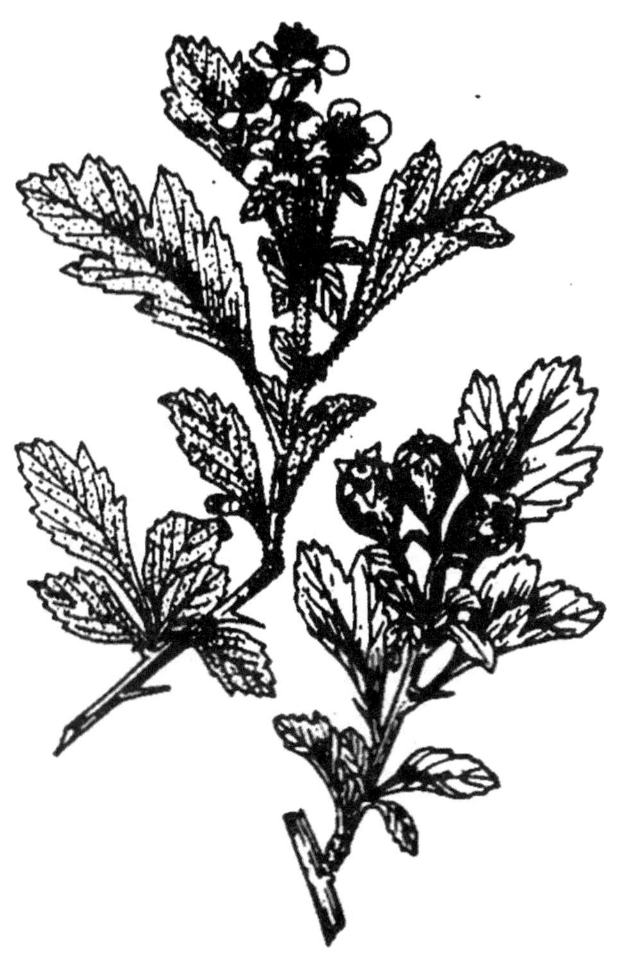

图8　山　楂（蔷薇科）

Crataegus cuneata Sieb. et Zucc.

111

山葡萄

别名 见肿消 野葡萄

植物形态 多年生草质藤本。根粗壮，圆柱形，外皮棕褐色。枝条较粗，嫩枝具柔毛，有卷须。叶互生，叶片广卵形，通常3浅裂，裂片边缘具较粗大的圆钝锯齿，表面暗绿色，无毛或具细毛，背面淡绿色，被柔毛。花序与叶对生或顶生，花小，绿色。花期6～7月。（图9）

生长环境 多生于山坡、林缘，攀缠于它物上。

采收加工 根及茎叶供药用。根在秋季或春季采挖，洗净泥土晒干。茎叶在生长期随时可采。

性味功能 甘，平。清热解毒，祛风消肿，散结。

临床应用 根：煎服治肺脓肿，急性阑尾炎，风湿关节痛，白带。鲜用2～3两（白带用0.5～1斤）。外用：捣敷痈肿疮疖，毒蛇咬伤，面神经麻痹，跌打损伤。茎叶：煎服治风疹块。鲜用1～2两。

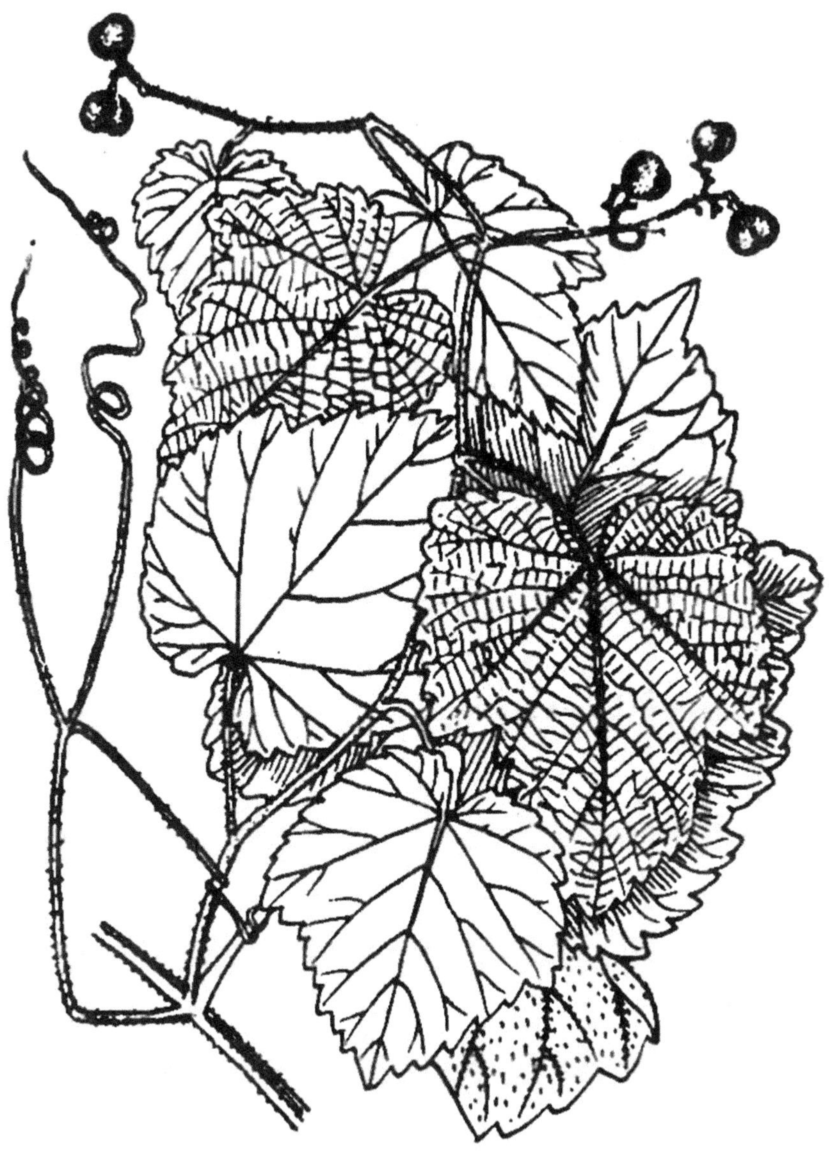

图 9　山葡萄(葡萄科)

Ampelopsis brevipedunculata (Maxim.) Trautv.

113

土三七

别名 菊三七　血三七　三七草　天青地红

植物形态 多年生草本。根肥大块状。茎带肉质，嫩时紫红色，成长后多分枝，表面光滑，有细浅棱。基生叶多数，丛生，全缘，有锯齿或作羽状分裂，表面深绿色，背面紫绿色；茎中部叶长椭圆形，羽状分裂，裂片边缘浅裂或有疏锯齿，两面近乎光滑，基部有假托叶2枚；茎上部叶渐小，披针形。头状花序多数，有细梗，花冠黄色。花期9～10月。（图10）

生长环境 家种。

采收加工 根及全草供药用。5～9月采收，鲜用或晒干。

性味功能 甘苦，温。散瘀，止血，定痛。

临床应用 根煎汤或研末服治吐血，衄血，产后瘀血腹痛。干用3～5钱，鲜用1两～1两5钱。全草外用：捣敷跌打损伤，外伤出血，痈肿疮毒。

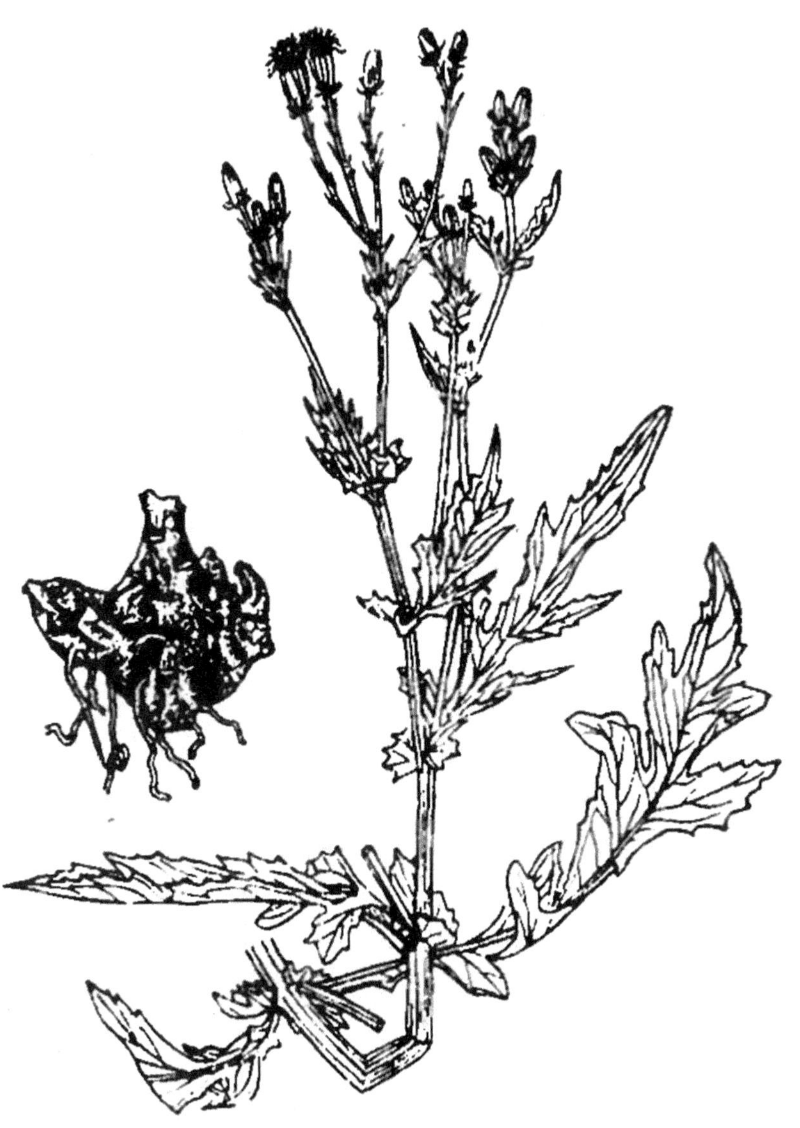

图10　土三七(菊科)

Gynura japonica (Thunb.) Juel.

115

土 牛 膝

别名 牛鞭郎草 野牛膝 喉白草 蛾子草 喉咙草 喉痹草

植物形态 多年生草本。根丛生细长，土黄色。茎直立方形，茎节膨大，形如牛的膝盖，节上有对生的分枝。叶对生，有柄，全缘。花序较长，顶生或腋生，花绿色，成长后下垂，苞片针状，顶端略向外弯，易粘附于人的衣服上。花期8～9月。（图11）

生长环境 生于田野、山坡、路旁、沟边或林下。

采收加工 根及全草供药用。2～4月或9～12月采收根部，去叶洗净晒干。茎叶生长期随时可采。

性味功能 苦，凉。散瘀破血，清热除湿。

临床应用 根：煎汤或捣汁服治扁桃体炎，咽喉红肿疼痛，小便不利，赤白痢疾，风湿关节疼痛，妇女瘀血腹痛，跌打损伤。鲜用1～2两。外用：捣敷毒蛇咬伤，煎浓汁冷敷烫伤。茎叶：捣敷痈肿疔疮。

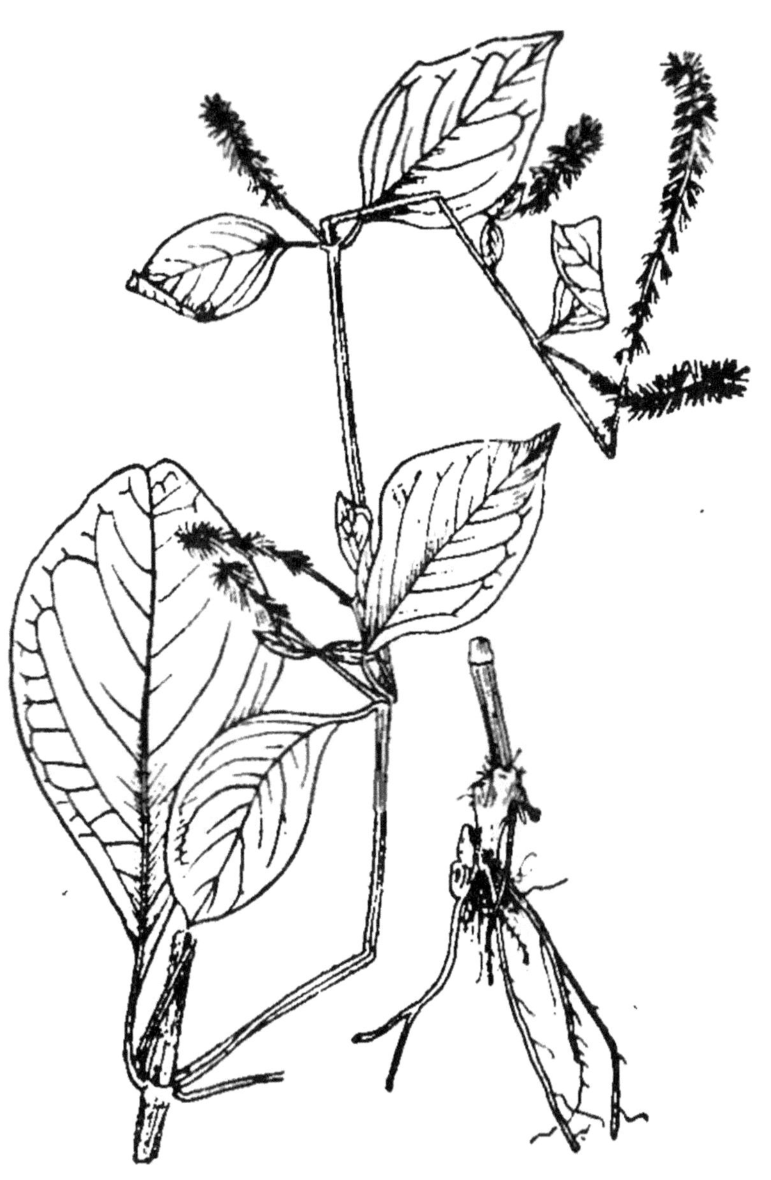

图11　土牛膝(苋科)

Achyranthes bidentata Bl.

117

土茯苓

别名　鲜土苓　山遗粮　土草薢　冷饭团

植物形态　原植物为光叶菝葜。多年生攀援状灌木。地下根茎肥厚，块状扁圆，深入土中可达一米以上，外皮较硬，褐色，内面有粉性，白色。茎细长，光滑无刺，密被青褐色小斑点。叶片革质，长圆状披针形，叶面深绿色，背面常有白粉；托叶变为二条卷须。花序生于叶腋内，花小，花冠淡黄色。花期5～6月。（图12）

生长环境　野生于山坡或树林下。

采收加工　根茎供药用。全年可以采收，挖取根茎，埋入土中或放入缸中，上盖以砂土，为鲜土茯苓，随用随取。或洗净切片晒干。

性味功能　甘淡，平。解毒，除湿，利关节。

临床应用　煎服治梅毒淋病，白浊，瘰疬，慢性肝炎，血崩，白带。干用5钱～1两，鲜用1～2两。酒浸饮治风湿痛；研末敷疔疮、丹毒。

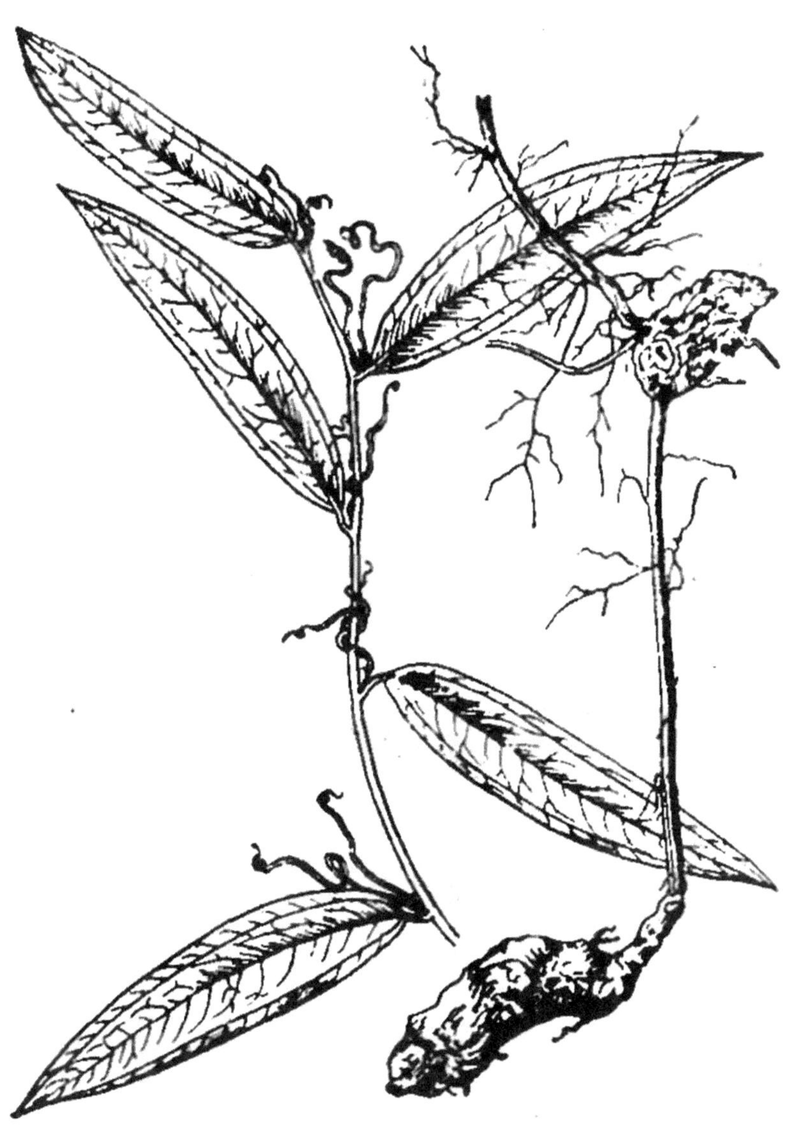

图12 光叶菝葜(百合科)

Smilax glabra Roxb.
var. concolor Wang et Tang

119

土槿皮

别名　荆树皮　土荆皮

植物形态　原植物为金钱松。落叶乔木，高20～40米，直径可达1米。树干挺直，枝条轮生，平展；树皮幼时淡褐色，老时赤褐色并块状开裂；枝条有长短枝的区别。叶线形，稍作镰状弯曲，长枝上的叶螺旋状着生，短枝上的叶簇生，每15～30片呈星状排列，黄绿色，质柔软，至秋后变成金黄色。（图 13）

生长环境　栽培作行道树或栽种于庭园中，也有野生于山坡林缘及杂木林内的。

采收加工　根皮及近根树皮供药用。5月选近根30～60厘米处，打横截割半周，两侧纵削剥至地下根部，将剥下的皮刮去外层，晒干平迭。

性味功能　辛，温。有毒。止痒杀虫。

临床应用　外用：浸酒涂癣疮。禁内服。

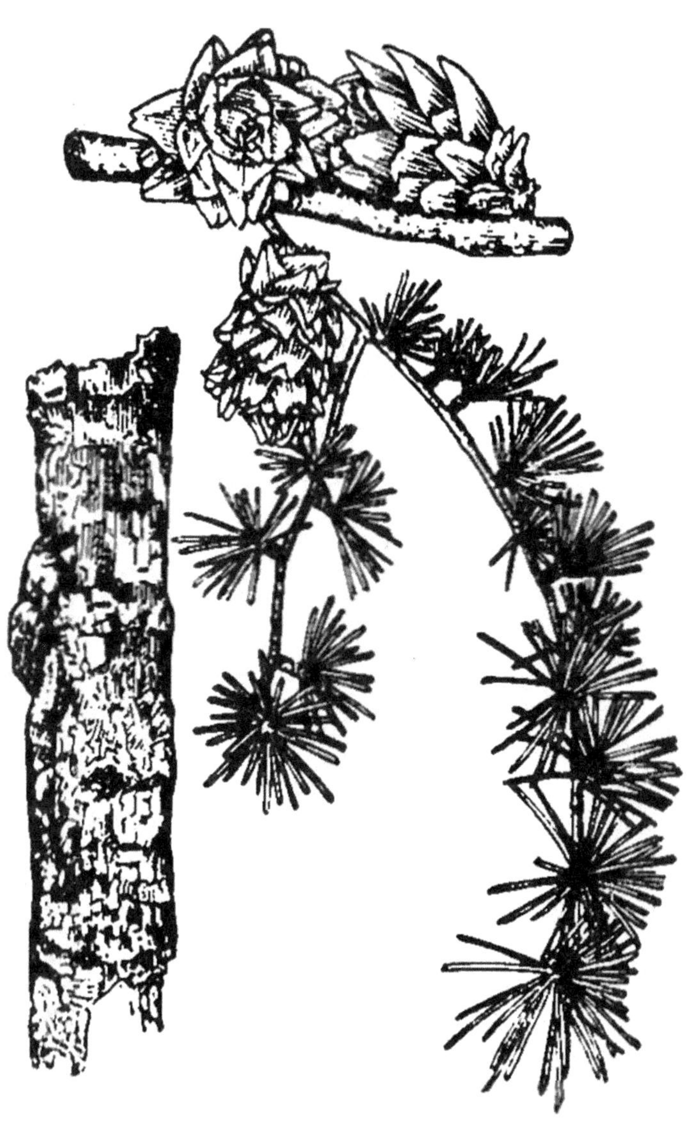

图13 金钱松(松科)

Pseudolarix kaempferi Gord.

马齿苋

别名 酱板头草 五方草 长命菜 九头狮子草 马子菜 猪长草 马苋

植物形态 一年生草本，全体肉质无毛。茎由基部四散分枝，平卧或倾斜生长，褐绿色或带淡红色。叶互生，也有对生的，肉质肥厚，上面深绿，下面淡绿色或暗淡红色。花黄色。花期7～8月。（图14）

生长环境 各地普遍野生，常见于田间、路旁、荒地。

采收加工 全草供药用。7～10月花期前后采收，放热水中烫、或蒸过后晒干。

性味功能 酸，寒。清热，解毒，散血，消肿，杀虫。

临床应用 煎服或捣汁饮，治菌痢及产后血痢，淋病，赤白带。干用5钱～1两，鲜用2～4两。外用：熬膏或研末涂敷痈肿、颈淋巴结核、丹毒、下肢溃疡、湿癣、秃疮；煎水洗痔疮；捣汁涂毒虫咬伤。

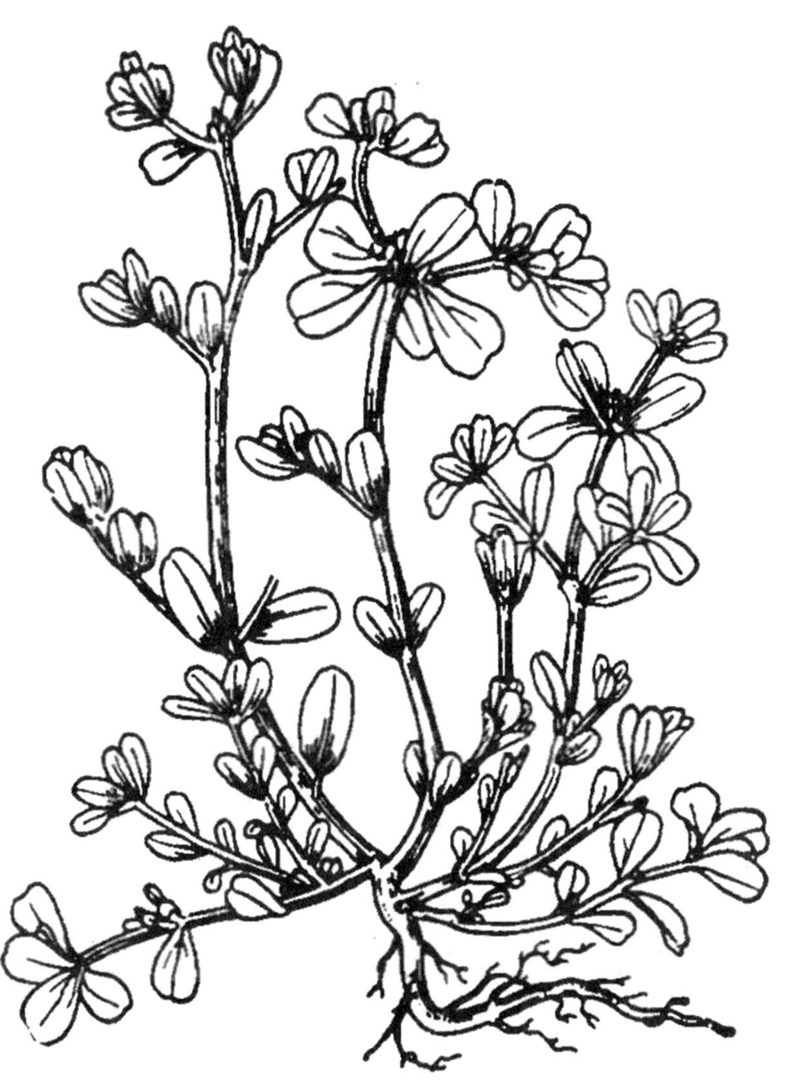

图14 马齿苋(马齿苋科)

Portulaca oleracea Linn.

123

马鞭草

别名 兔子草 铁马鞭

植物形态 多年生草本。基部木质，茎四棱形。叶对生，暗绿色，两面都有硬毛，基部的叶有柄，倒卵形至长圆形，边缘有粗齿和缺刻；茎生叶菱形无柄，深羽状分裂，或有齿，或渐小而成披针形。夏秋开花成穗状花序，小花排列紧密，花冠淡蓝紫色，在果实成熟时果穗可伸长至30厘米似马鞭状。花期6～8月。(图15)。

生长环境 生长于路边、田埂及丘陵荒野。

采收加工 带根全草供药用。开花结子后采收全草，晒干。

性味功能 苦，微寒。行血，活血，杀虫。

临床应用 煎服治伤风感冒，水肿胀满，痢疾，症瘕，经闭。干用3～5钱，鲜用1～2两。捣汁饮并捣敷治痈肿，疮毒；捣汁饮或塞鼻治疟疾。

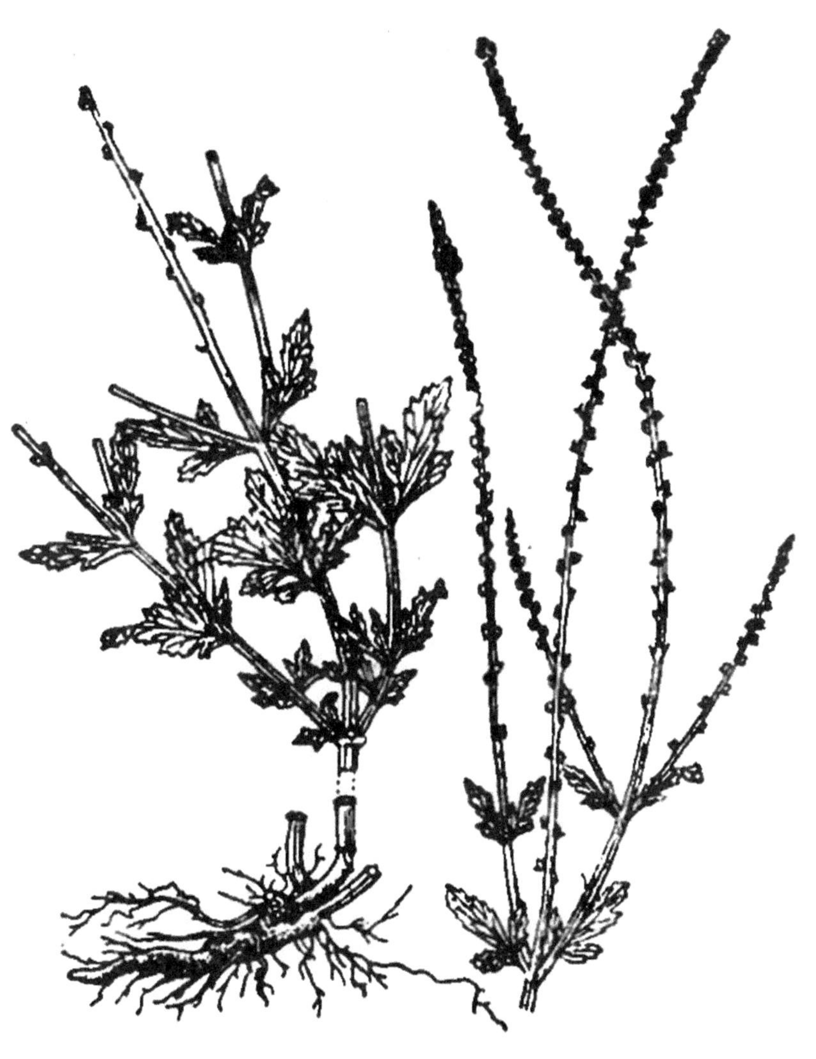

图15　马鞭草(马鞭草科)

Verbena officinalis Linn.

125

丹参

别名 紫丹参 红根 活血根 靠山红

植物形态 多年生直立草本，全体密生柔毛及腺毛。根细长圆柱形，外皮朱红色。茎方形，有槽。叶对生，奇数羽状复叶，小叶5～7片，椭圆形或卵形，边缘有圆锯齿。总状花序顶生，花冠淡紫色，唇形。花期4～6月。（图16）

生长环境 野生于山坡草丛中。

采收加工 根部供药用。2～4月或10～12月采收。挖出后剪去须根，洗净晒干。

性味功能 苦，凉。活血祛瘀，排脓，止痛。

临床应用 煎服治月经不调，经闭腹痛，症瘕积聚，骨节疼痛，烦热不眠，痈肿丹毒。干用3～5钱。或入丸散。外用：研末以羊油熬膏涂烫伤，能止痛生肌。

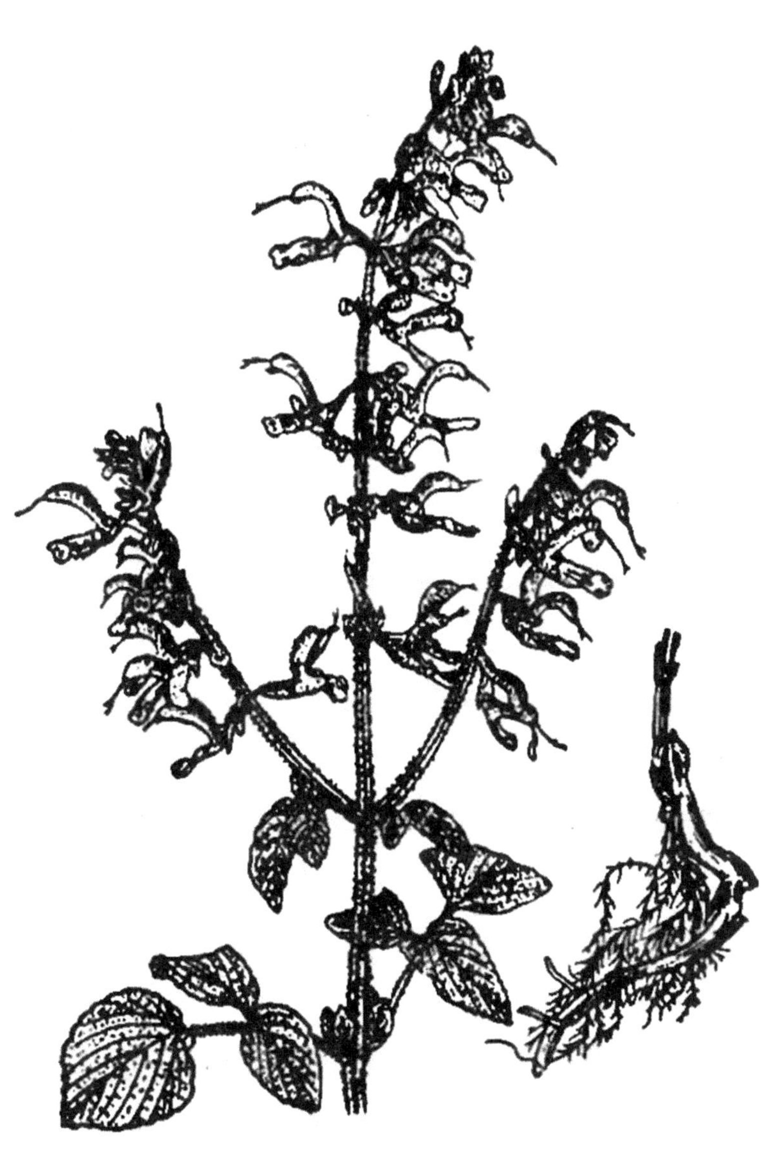

图16 丹 参(唇形科)

Salvia miltiorrhiza Bunge

127

毛　茛

别名　老虎脚爪草　老虎脚迹草　老虎脚底板　瞌睡果子草　时果叶子　毛药芹

植物形态　一年或多年生草本，全体被白色长毛。根须状。茎有槽。基生叶有柄，叶片近五角形，3深裂，两侧裂片又再2裂；茎生叶几乎没有叶柄，3深裂，裂片线状披针形。花黄色。花期4～8月。（图17）

生长环境　生于路旁湿地、水沟边及山坡阴湿处草丛中。

采收加工　全草及根供药用。4～10月均可采用。

〔附注〕　西氏毛茛，形态与毛茛相似，但为3出复叶，具有长柄，小叶片有短柄。亦可代毛茛用。

性味功能　辛，温。有毒。外用发泡，杀虫。

临床应用　叶捣烂塞鼻治乳腺炎；全草捣敷"内关"穴发泡治急性肾炎，捣烂含口中治牙痛；根和豆腐煮服消目翳。此药有毒，一般只作外用，如内服须在医生指导下进行。

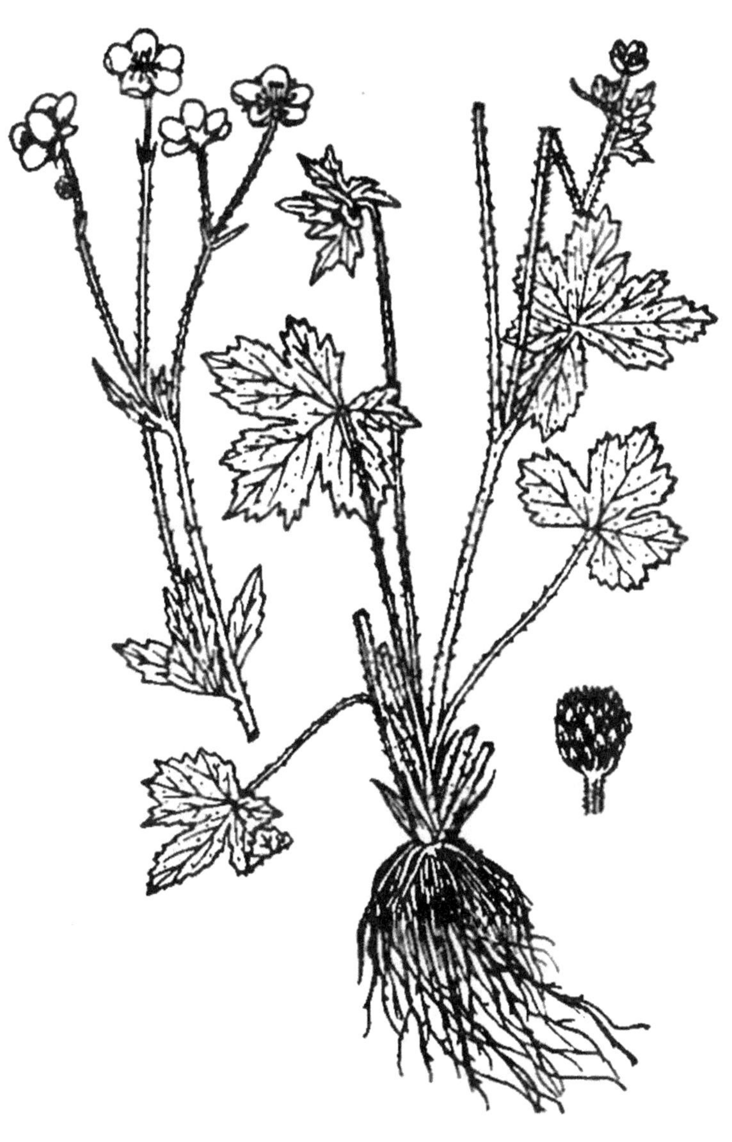

图17　毛　茛(毛茛科)

Ranunculus japonicus Thunb.

129

六月雪

别名 满天星 节节草

植物形态 常绿矮小灌木，高可达一米。根细长，外皮黄白色。茎多分枝，小枝有微毛。叶对生，叶片卵圆形或长圆状卵形。开白色小花，通常几朵簇生于枝顶或叶腋。每一植株上花的数目较多，往往很多植株成群生长。花期6～8月（图18）。

生长环境 生于山坡、林下杂草中。

采收加工 茎叶供药用。5～10月均可采收，鲜用或晒干。

〔附注〕 白马骨外形与六月雪相似，茎叶也作六月雪用。

性味功能 辛，凉。祛风，清热，解毒。

临床应用 煎服治小儿惊风，偏头痛，咽痛，目赤肿痛，乳糜尿，白带。鲜用1～2两。和石打穿煎服，治面神经麻痹。

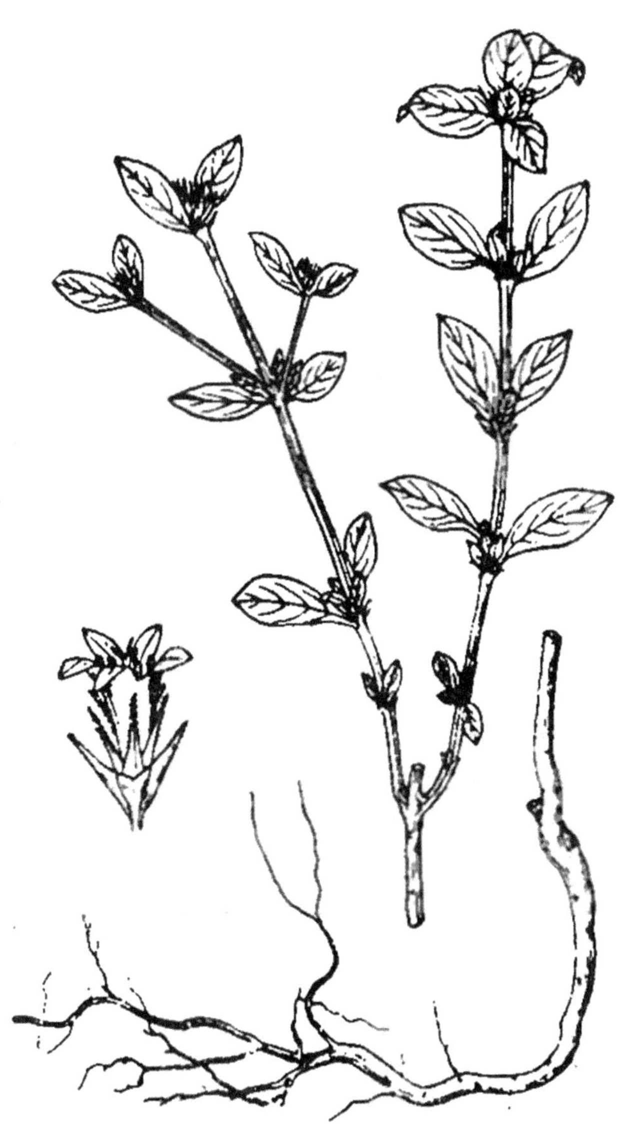

图18　六月雪(茜草科)

Serissa serissoides (DC.) Druce.

天名精

别名 癞蛤蟆草 皱面草

植物形态 多年生草本，有臭气。茎直立，上部多分枝，成二叉状。基生叶就地丛生，叶面多皱缩；茎生叶互生，下部叶稍有柄，阔椭圆形至长椭圆形，上部叶长椭圆形，无柄，逐渐变小。头状花序多数，着生于叶腋，近乎无梗，多向下垂，花黄色。果实具纵沟多条，顶端具有线形突起。花期6～10月。（图19。）

生长环境 多生于山坡、荒地、路旁。

采收加工 全草供药用。8～10月采收全草，晒干。（种子名鹤虱，亦供药用。）

性味功能 甘苦辛，寒。清热解毒，破血止血，杀虫。

临床应用 煎服治疟疾，小儿惊风，衄血，血淋，扁桃体炎，咽喉肿痛，蛀牙痛。干用1钱5分～3钱，鲜用5钱～1两。外用：捣烂塞鼻治急性乳腺炎、敷蛇虫咬伤。

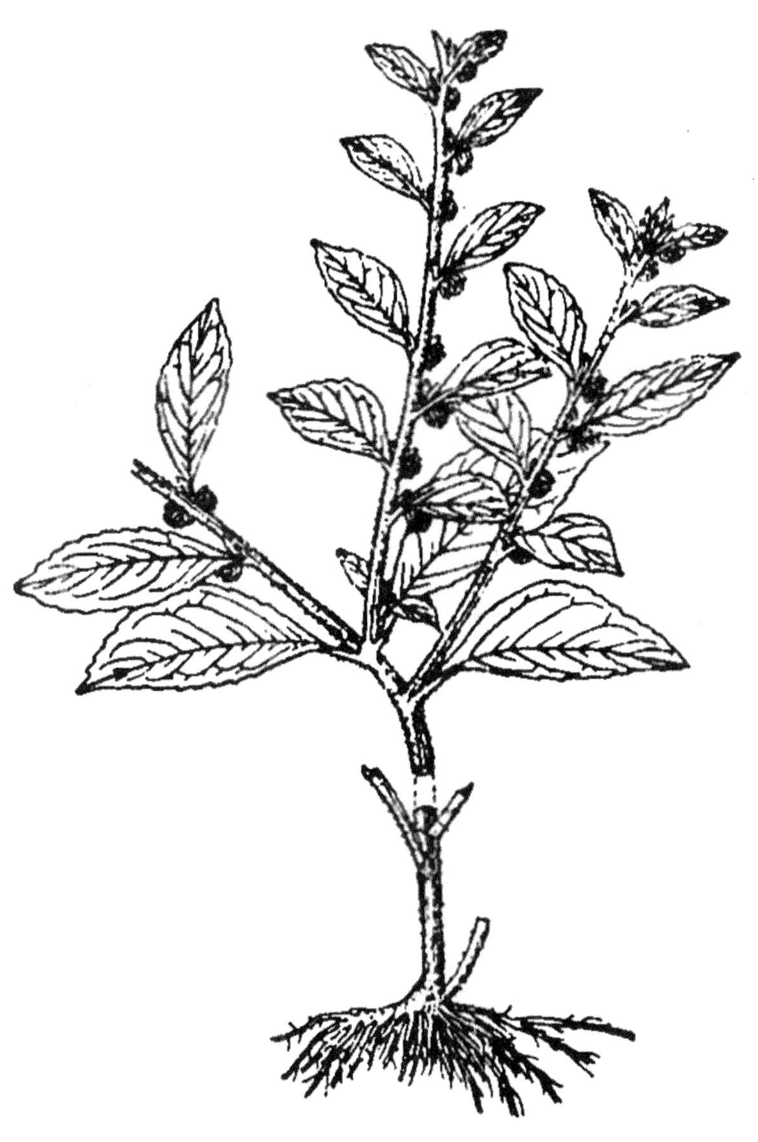

图19 天名精(菊科)

Carpesium abrotanoides Linn.

133

天南星

别名 南星 独角莲 野芋头

植物形态 原植物为拟天南星。多年生草本。地下块茎扁球形，须根从上部生出，有膜质鳞叶。块茎上抽叶1片，有淡绿色或红色的柄；叶片掌状全裂，裂片通常排列于一侧，披针形。花茎直立，顶生肉穗状花序，外被大佛焰苞，苞片开展部分向前弯曲。浆果熟时鲜红色。花期5～6月。（图20）

生长环境 生阴湿地，通常在林下可见到。

采收加工 块茎及叶供药用。8～10月间采挖块茎，去掉叶柄残基及须根，用明矾水浸泡至白色，搓去外皮，晒干。叶生长期随时可采。

〔附注〕 东北天南星有小叶5片，块茎也供药用。

性味功能 苦辛，温，有毒。燥湿化痰，祛风定惊，消肿散结。

临床应用 制南星煎服治中风，风痰眩晕，惊痫，破伤风。干用8分～1钱5分。外用：生南星研末止外伤出血；和五倍子、白蜜熬膏治痈肿搭背。叶捣涂毒蛇咬伤。

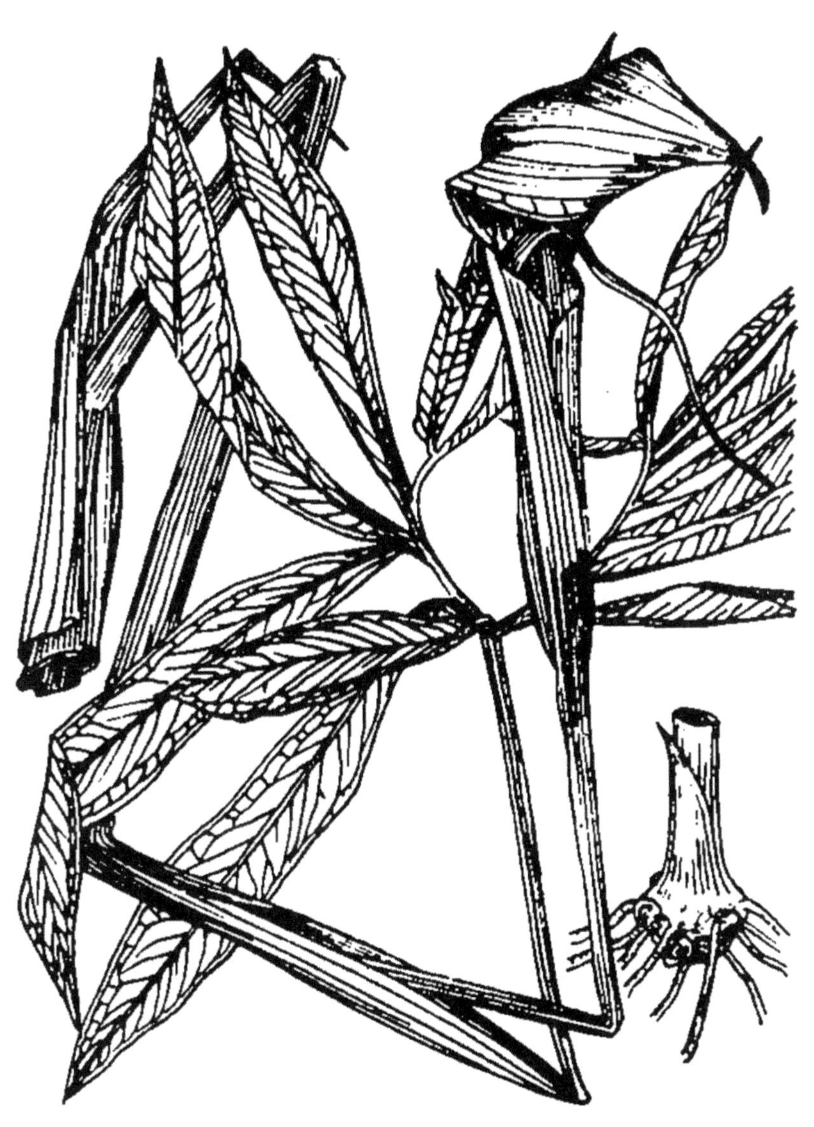

图20　拟天南星(天南星科)

Arisaema ambiguum Engl.

135

天浆壳

别名 大萝藦子 鹤光瓢 鹤瓢棵 针线包 婆婆针线包

植物形态 原植物为萝藦。多年生缠绕草本，有白浆。叶对生，卵状心脏形，上面绿色，下面粉绿色，有长柄。花序腋生，花白色，带有紫红色斑。果实纺锤形，表面光滑或有小凸点。种子顶端具白色光亮绒毛。花期 8 月，果期 9 月。（图 21）

生长环境 野生于山坡、田野、路边草丛中。

采收加工 果实及种子的绒毛供药用。9～10 月果实成熟时采收，鲜用，或沿裂缝剥开将果壳及种子上的绒毛分别晒干。

性味功能 咸，平。清肺化痰，止血。

临床应用 干果壳煎服治肺风痰喘，每用 2～4 钱。鲜果捣烂或用干果内种子绒毛敷外伤出血。

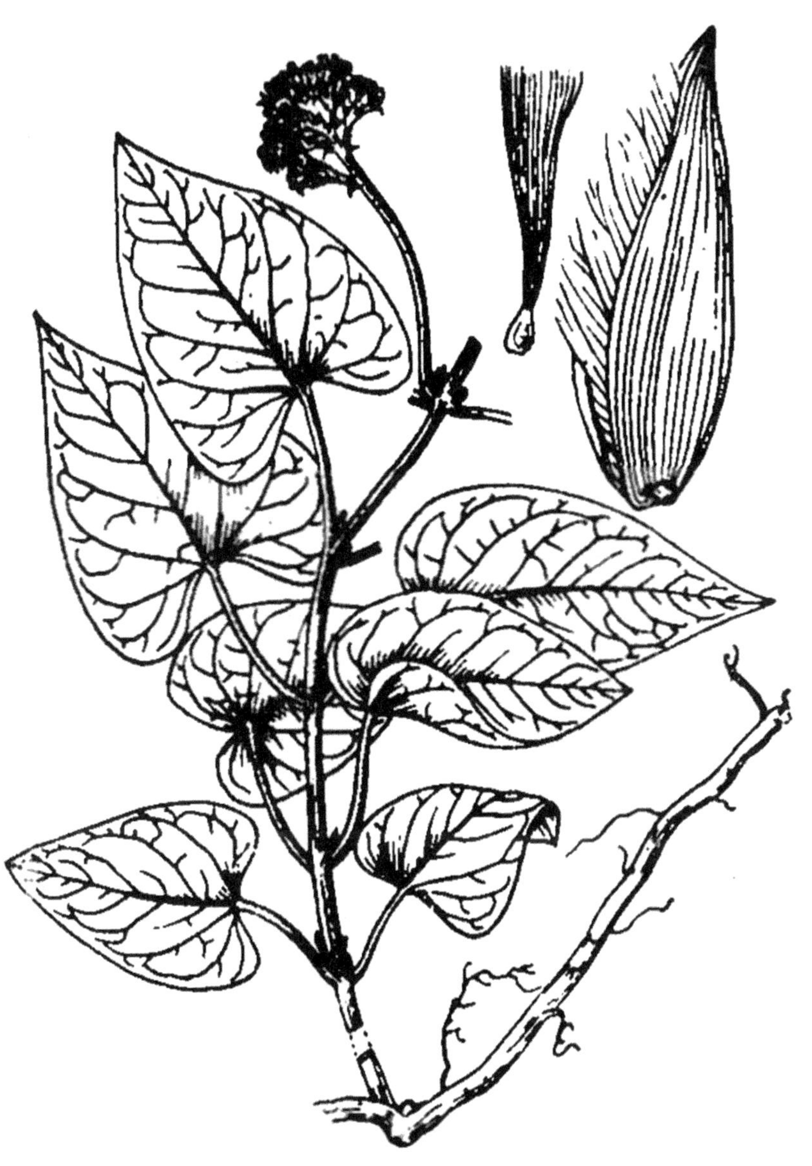

图21 萝　摩(萝藦科)

Metaplexis japonica (Thunb.) Mak.

137

木防己

别名 青藤根　小葛藤　难尿个子　葛条

植物形态 缠绕藤本。小枝有细槽与柔毛。叶通常卵圆形或卵状长圆形，全缘或有3裂，中裂较长，两面都有柔毛。圆锥状花序腋生，花细小，绿色。花期7～8月。(图22)

生长环境 生於山坡或路旁，通常缠绕于它植物上。

采收加工 根部供药用。7～8月采收，洗净，晒干。

性味功能 苦辛，寒。祛风行水，泻下焦湿热。

临床应用 煎服治水肿，臌胀，湿热脚气，手足挛痛，癣疥疮肿。干用1钱5分～3钱。与鸡蛋同煮服治乳腺炎。

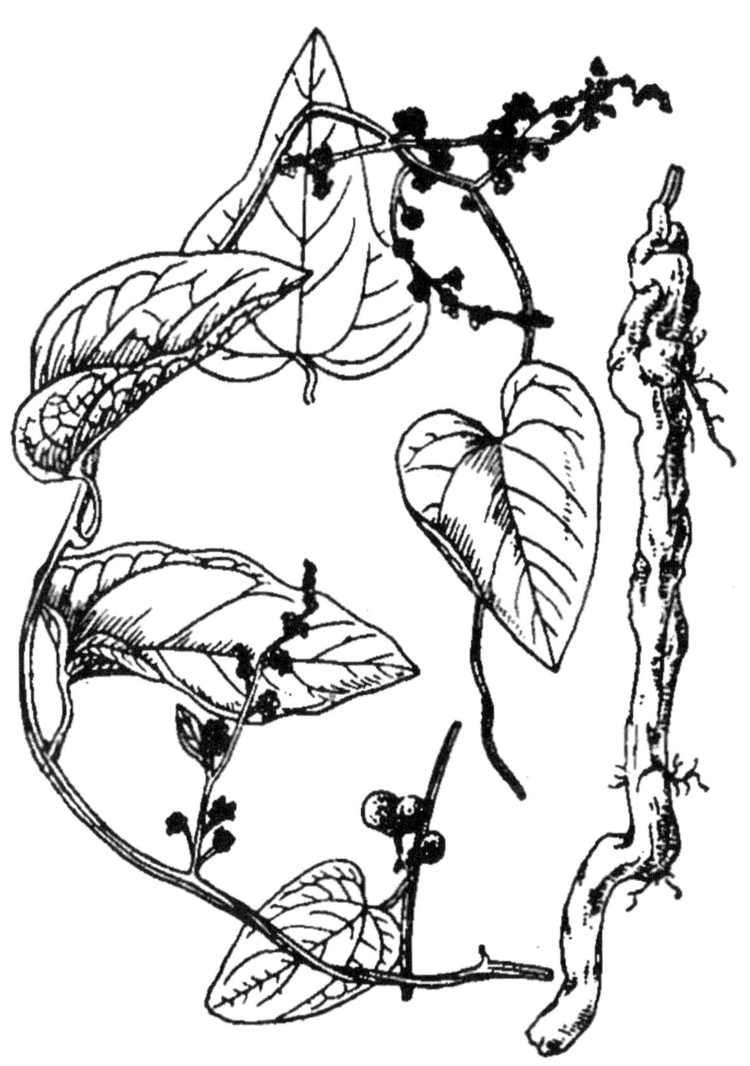

图22　木防己(防己科)

Cocculus　trilobus (Thunb.) DC.

139

凤尾草

别名 井口边草 凤尾蕨

植物形态 多年生草本。根茎粗壮，密生线状披针形的黑褐色鳞片。叶丛生，有长叶柄；叶片1～2回羽状分裂，羽片四对或更多，最先端的一张羽片延长成尾状，下部羽片常再分裂，叶柄的上段有叶状的翼存在。（图23）

生长环境 生于阴湿岩石下、墙壁、井边或溪涧旁石隙中。

采收加工 全草供药用。6～7月拔取全草，除去泥沙须根，充分晒干。

性味功能 淡，平。清湿热，利小便，止血，消肿，解毒。

临床应用 煎服治痢疾，小便淋痛，白带，咽喉肿痛，吐血，衄血，便血。鲜用1～2两。外用：捣敷痈肿，疔疮。

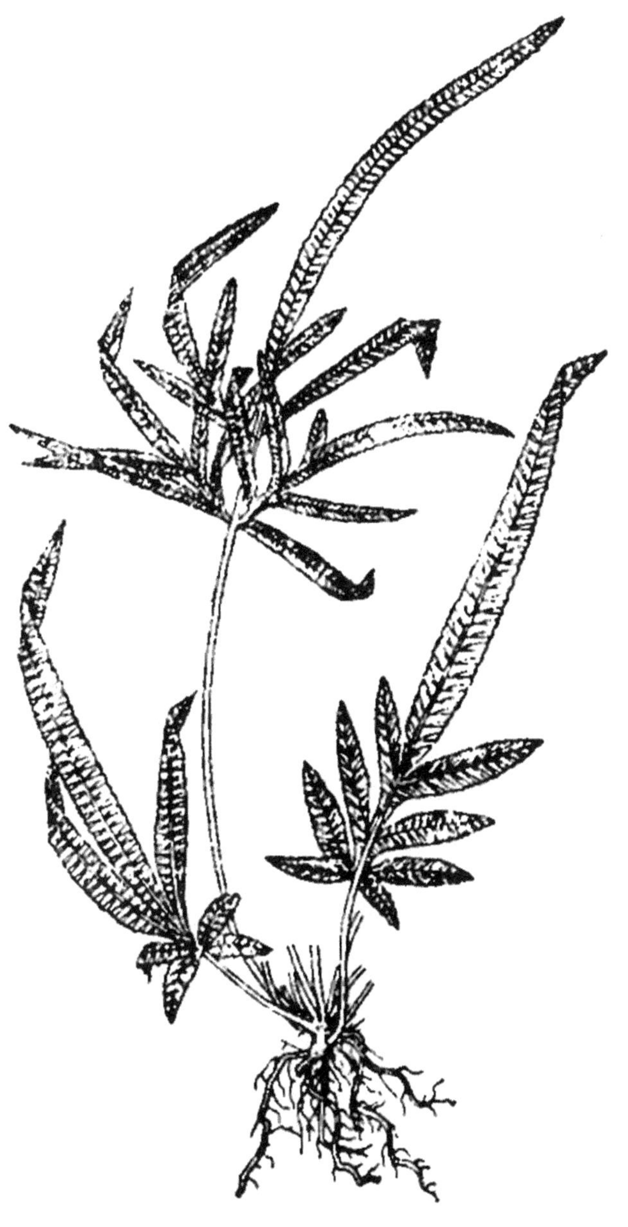

图23 凤尾草(水龙骨科)

Pteris multifida Poir.

141

车前草

别名 打官司草 牛舌头子 猪耳朵棵子 猪耳边子 牛舌草 牛耳朵棵

植物形态 多年生草本。根须状。叶由基部丛生，叶片广卵形，较肥厚，大都全缘，有主脉5～7条。花茎自叶丛中抽出，具浅槽。花小，排成穗状花序。果实成熟时上端横裂，种子细小，黑褐色。花期8～9月。（图24）

生长环境 生於园地、荒地或路旁。

采收加工 全草及种子供药用。8～9月间种子成熟时，割下果序，放匾内晒干，使种子脱落，收集种子。全植株生长期随时采收，鲜用或晒干。

性味功能 甘，寒。利水，清热。

临床应用 全草：煎服治急性肾炎，乳糜尿，小便不通，血尿，黄疸型肝炎，水肿，热痢，泄泻，淋浊，白带。鲜用2～3两。外用：叶与毛茛捣敷"内关"穴发泡，治急性肾炎。种子兼治目赤肿痛，有明目之功。

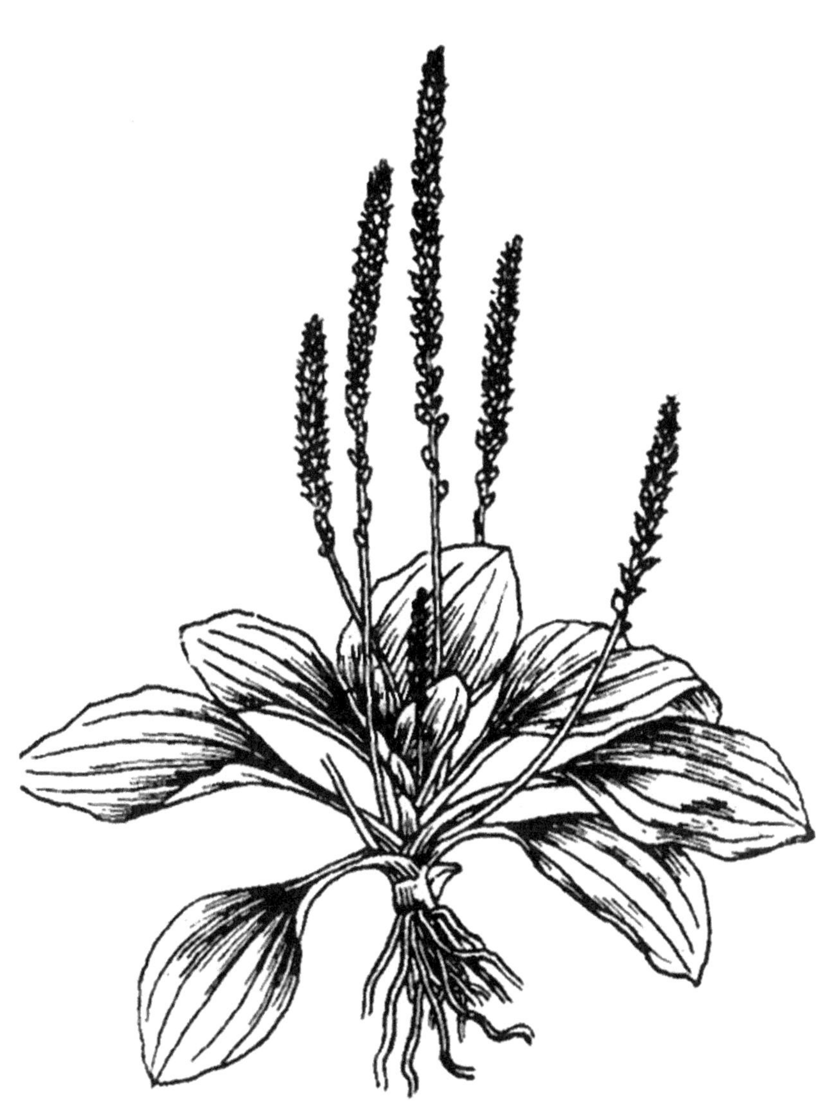

图24　车前草(车前科)

Plantago asiatica Linn.

乌 桕 叶

别名 桕油树叶 木君子叶 棬树叶

植物形态 原植物为乌桕。落叶乔木，高达15米，有乳汁。单叶互生，斜方形或斜方状卵形，全缘，上面光滑无毛，下面初时粉白，后渐成黄绿色，无毛，叶柄细长，先端有腺体1对。小花集成顶生穗状花序。花期6月。(图25)

生长环境 栽培或野生於丘陵、山地。

采收加工 叶及根皮供药用。生长期均可采收晒干(冬季用根)。

性味功能 苦，微温。清热解毒，通利二便，渗湿杀虫。

临床应用 煎服治大小便不通，血吸虫病。鲜用3～5钱。捣汁饮治疔肿。外用：研末敷或煎水洗湿疮，脚癣，蛇咬伤。

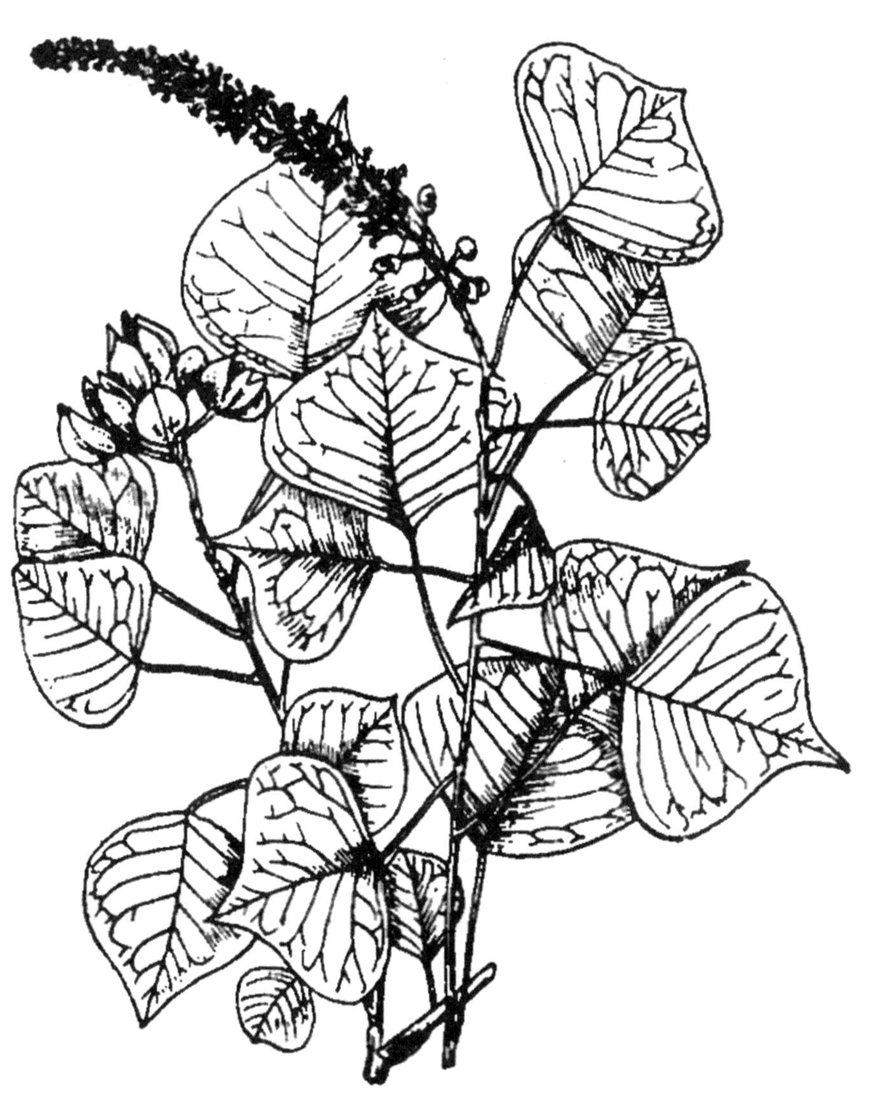

图25 乌 桕(大戟科)

Sapium sebiferum Roxb.

145

乌蔹莓

别名　老鸦眼睛　乌龙草　五爪龙　五爪金龙草

植物形态　蔓生草本。茎有卷须。掌状复叶，有小叶5片，中间小叶片较大，两侧小叶片较小，成对着生於同一小叶柄上。花序腋生，花黄绿色。果实倒圆卵形，成熟时黑色。花期6月。(图26)

生长环境　野生于荒地、路旁、山坡、墙边。

采收加工　根及全草供药用。4～10月均可采收，鲜用或晒干。

性味功能　辛酸，寒。清热凉血，消肿，解毒。

临床应用　煎服治肺病吐血，痢疾，黄疸型肝炎，血尿，小便不利。干用2～3钱，鲜用5钱～1两。和红花浸酒服，治风湿关节痛。外用：捣汁滴耳，治化脓性中耳炎。捣烂敷痈肿。

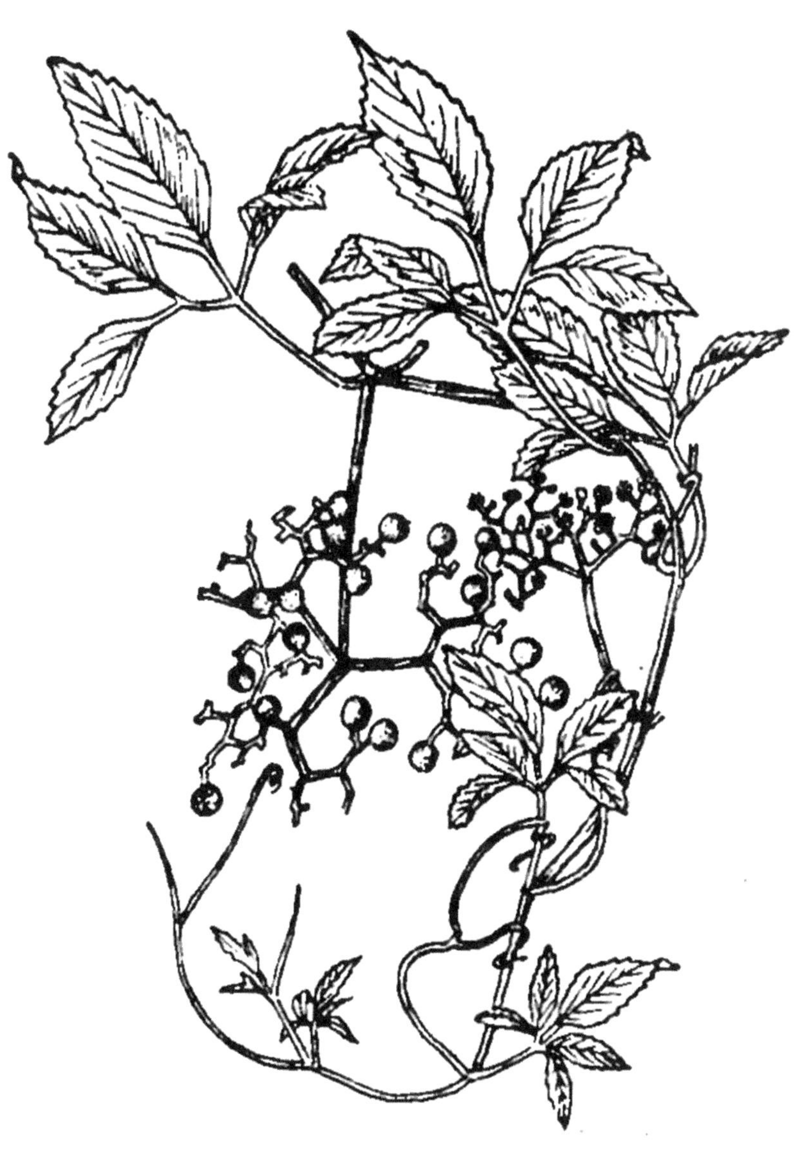

图26　乌蔹莓（葡萄科）

Cayratia japonica (Thunb.) Gagn.

147

王不留行

别名 灯盏窝种子 大麦牛

植物形态 原植物为麦蓝菜。一年生草本。茎直立，圆柱形，节处略膨大，上部呈二叉状分枝。叶对生，卵状披针形或线状披针形，全缘，不具柄。疏聚伞花序顶生；花淡红色。果实广卵形，种子多数，球形，黑色。花期4～5月，果熟期6月。（图27）

生长环境 生于山野路旁及荒地，尤以麦田中为多。

采收加工 种子供药用。种子成熟时割取全株，置席上晒干，用手将种子揉出，扬去杂质。

性味功能 苦，平。行血气，通经络，下乳，消肿。

临床应用 煎服治经闭，倒经，乳汁不通，难产，血淋。干用1钱5分～3钱。或入丸散。孕妇忌用。外用：研末敷外伤出血，捣敷或煎汤热熨乳痈肿痛。

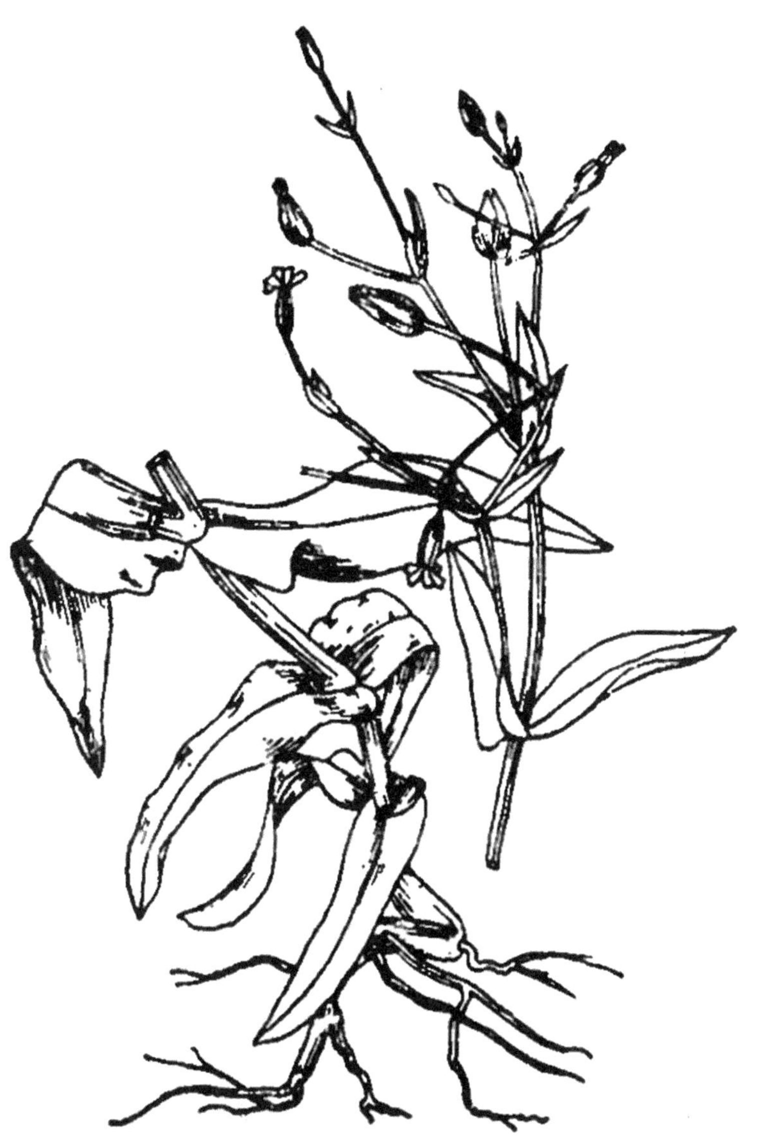

图27 麦蓝菜(石竹科)

Vaccaria pyramidata Medic.

149

白 芨

别名 白鸟儿头

植物形态 多年生草本。块茎肥厚肉质，扁平有分叉，上生线状须根。叶3～6片，阔披针形，全缘，基部有管状鞘，环抱茎上。总状花序顶生，有花4～10朵，花冠玫瑰紫色。花期4～6月。(图28)

生长环境 生于山谷潮湿处，或蔽阴的草丛中。

采收加工 块茎供药用。8～10月采挖，将挖出的块茎洗净，除去须根，水浸一小时后，穿草鞋踩去外皮，放入开水锅中，不断搅动4～5分钟，取出晒5～6小时，再擦除残余黄皮，继续晒干，或用微火焙干。

性味功能 苦，平。补肺，止血，消肿，生肌。

临床应用 研末服治肺病咳血，衄血，胃、十二指肠溃疡。每用1钱～1钱5分。外用：与煅石膏研末，敷外伤出血；与川乌头末纱布包裹塞阴道治子宫下垂。

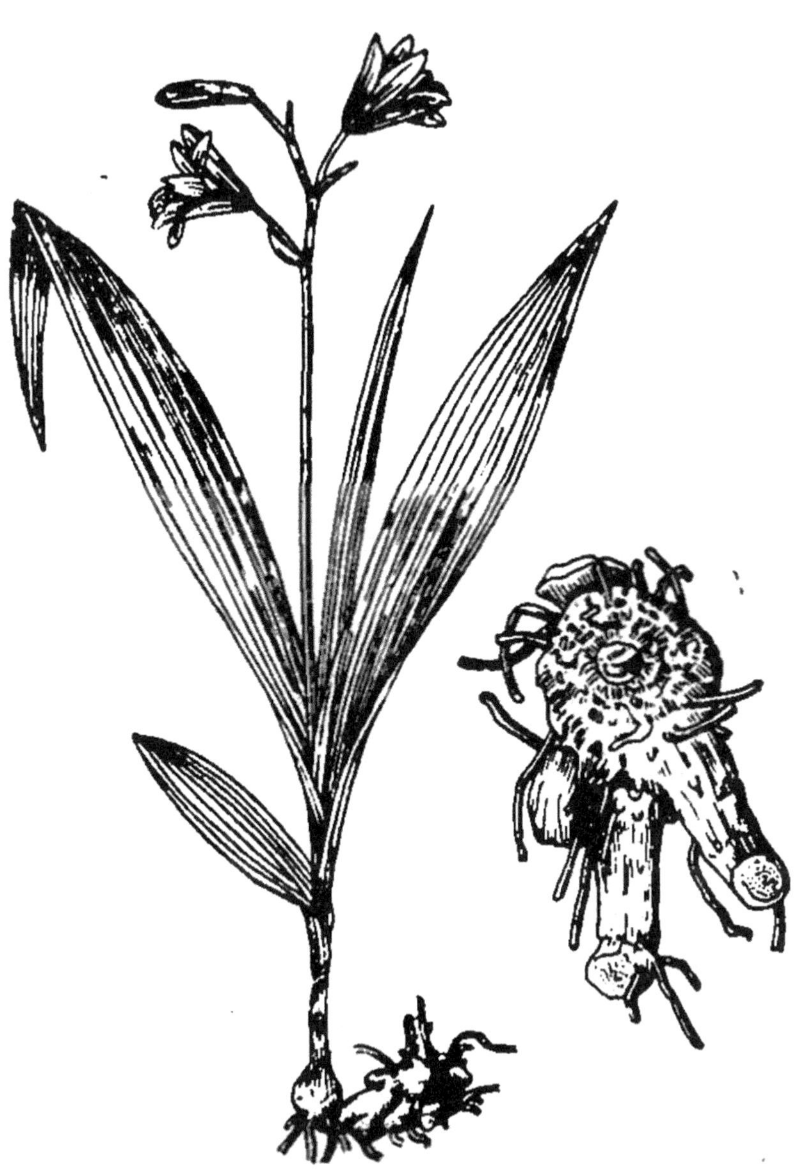

图28 白 芨(兰科)

Bletilla striata (Thunb.) Reichb. F.

151

白 蔹

别名 见肿消 一窝娘 箭猪腰

植物形态 多年生攀援藤本。地下有多数较粗大的块根。地上茎多分枝，幼枝光滑有细条纹，带淡紫色。卷须与叶对生。掌状复叶，互生，小叶3～5片，小叶片羽状分裂或羽状缺刻，叶轴上有阔翅，羽状裂片和叶轴相交接处有节；叶柄带淡紫色。花序与叶对生，花序梗长能缠绕，花小，淡黄色。花期5～6月。（图29）

生长环境 生长于山坡、荒地、原野路边，攀援于灌木或杂草上。

采收加工 块根供药用。10～12月掘取，不使残损，整串提起，洗净泥沙，纵切成3～5毫米薄片，充分晒干。

性味功能 苦，平。泻火，散结，解毒，生肌，止痛。

临床应用 煎服治温疟，血痢，便血，赤白带，女子阴中肿痛，小儿惊痫。干用3～5钱。外用：捣敷或研末调敷痈肿，搭背，疔疮初起，烫伤。

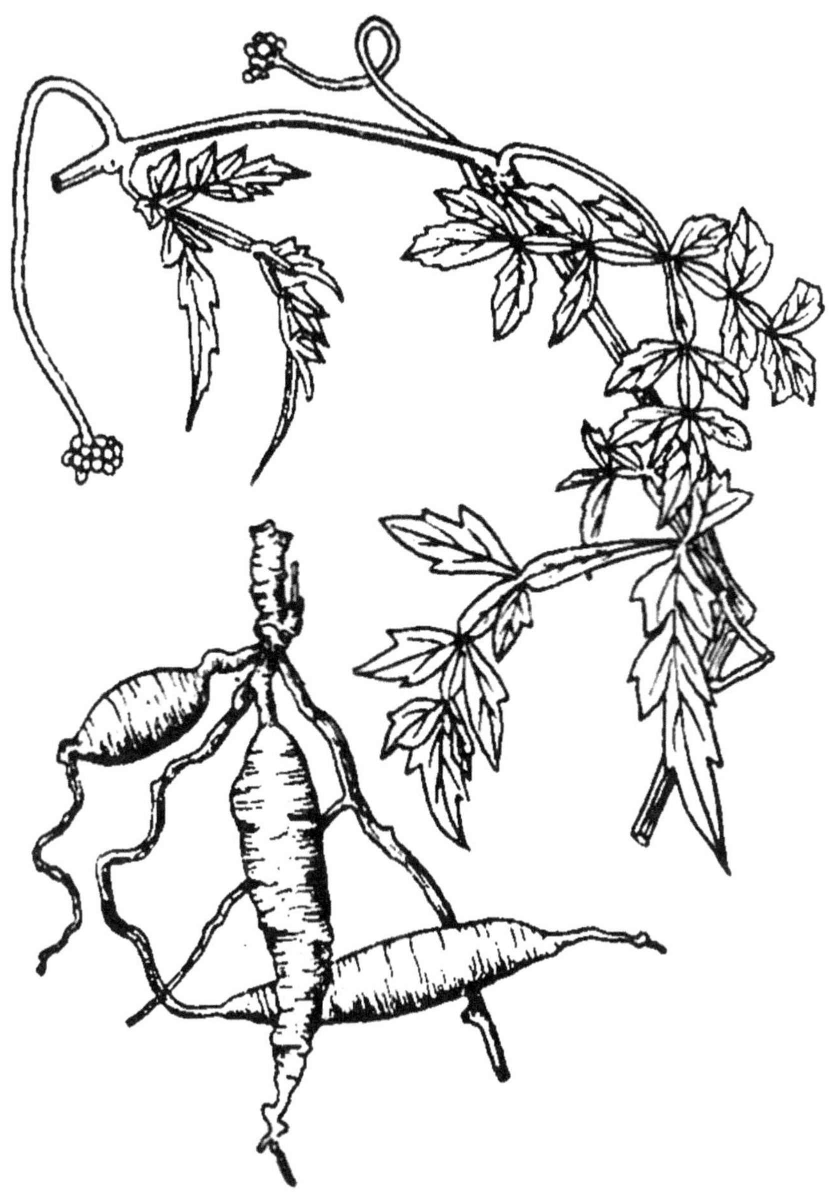

图29　白　蔹(葡萄科)

Ampelopsis japonica (Thunb.) Mak.

153

白毛藤

植物形态 原植物为苦茄。多年生草本。茎细长，攀缘它物上升或蔓延，基部有时木质化；嫩茎有细软毛。叶互生，通常茎上部的叶全缘，中下部的叶片近叶基处3深裂，中间的裂片最大，两侧的小，两面都具有疏密不等的细软毛。花梗常与叶对生，花冠紫色或白色。花期8～10月。（图30）

生长环境 多生于山坡、丘陵或路旁杂草中。

采收加工 全草供药用。8～9月采收全草，晒干。

〔附注〕 白英形态与苦茄相似，在部分地区也作白毛藤使用。

性味功能 甘苦，寒。祛风利湿、清热解毒。

临床应用 煎服治风湿关节疼痛，水肿，淋病，化脓性骨髓炎。干用3～5钱，鲜用1～2两。外用：捣敷丹毒、疔疮。

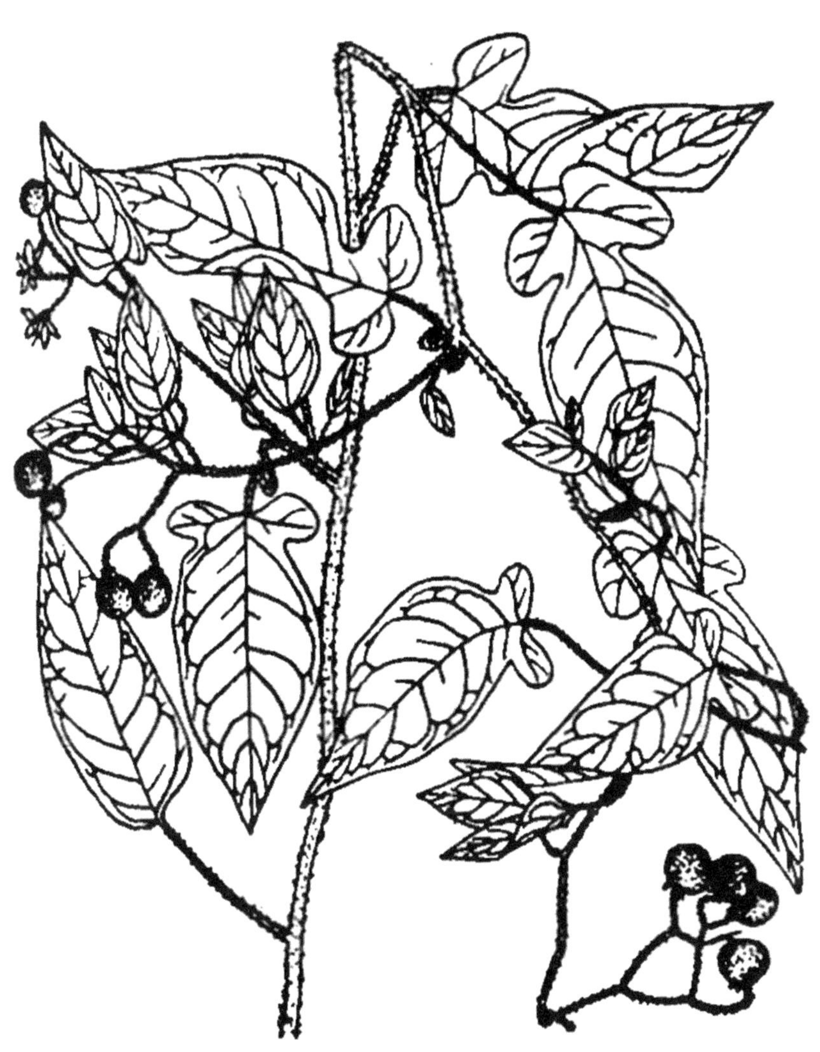

图30　苦　茄(茄科)

Solanum dulcamara Linn.

155

白头翁

别名 老人发根 老冠花根 大将军草根

植物形态 多年生草本，全体密被白色绒毛。叶根生，具有长柄；叶片为3小叶的复叶，每小叶又作3深裂，裂片倒卵形，先端作不规则2～3浅裂。花顶生，紫色。果实密集成头状，上端具有不脱落密被长白毛的花柱，形似老翁的头发。花期3～4月。(图31)

生长环境 野生于山坡、山谷及田野。

采收加工 根部供药用。3～4月或7～9月，将根挖出，除去茎叶，去净泥土，保留根头部的白绒毛，晒干。

性味功能 苦，寒。清热，凉血。

临床应用 煎服治热毒血痢，温疟，鼻衄，痔血。每用3～5钱。外用：鲜者捣敷外痔肿痛。

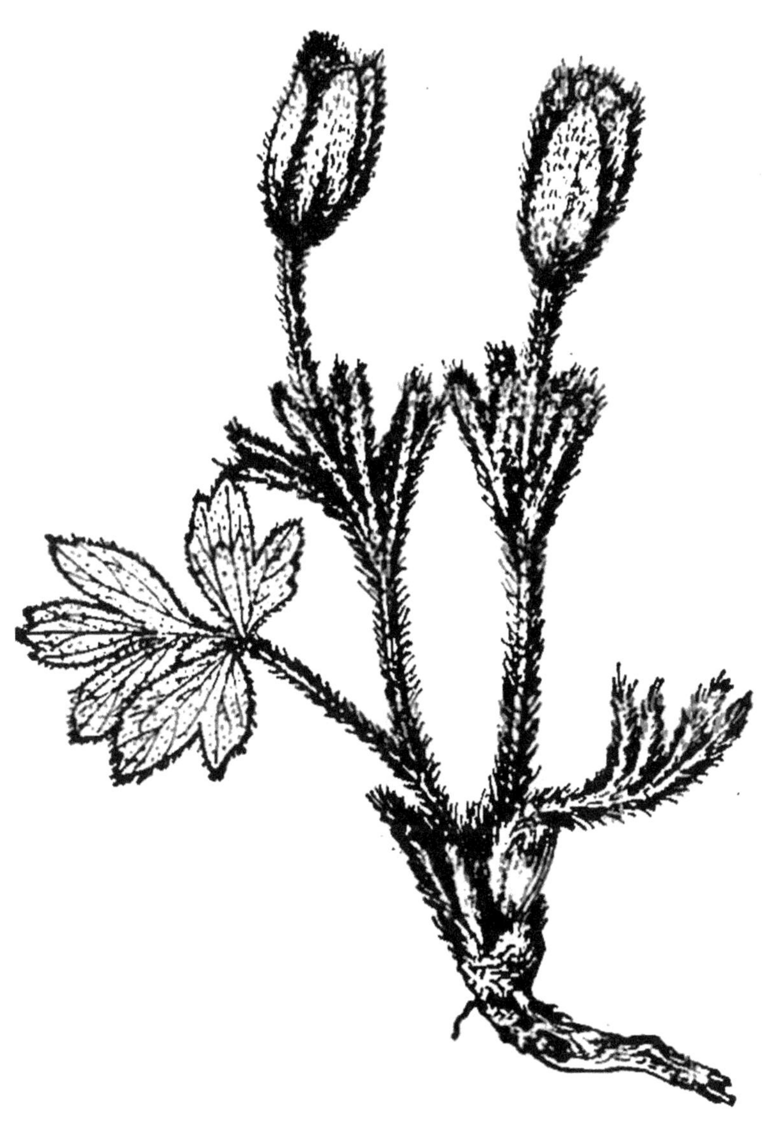

图31 白头翁(毛茛科)

Pulsatilla chinensis (Bge.) Reg.

157

石　韦

别名　小石韦　七星剑

植物形态　多年生草本。根茎长而横走，被复披针形鳞片，褐棕色，边缘不整齐。叶疏生于根茎上，叶柄具星状毛，基部有关节；叶片披针形至卵圆状椭圆形，全缘，革质，中脉及侧脉明显，叶上面疏有黑点，无毛或疏被星状毛，叶下面全部着生孢子囊群。孢子期4～11月。（图32）

生长环境　附生于岩石或树干上。

采收加工　全草供药用。全年可采收，洗净晒干。

性味功能　苦甘，微寒。利水通淋，清肺泄热。

临床应用　煎服治小便不通，淋痛，崩漏。每用2～5钱。炒研末酒调服治搭背。

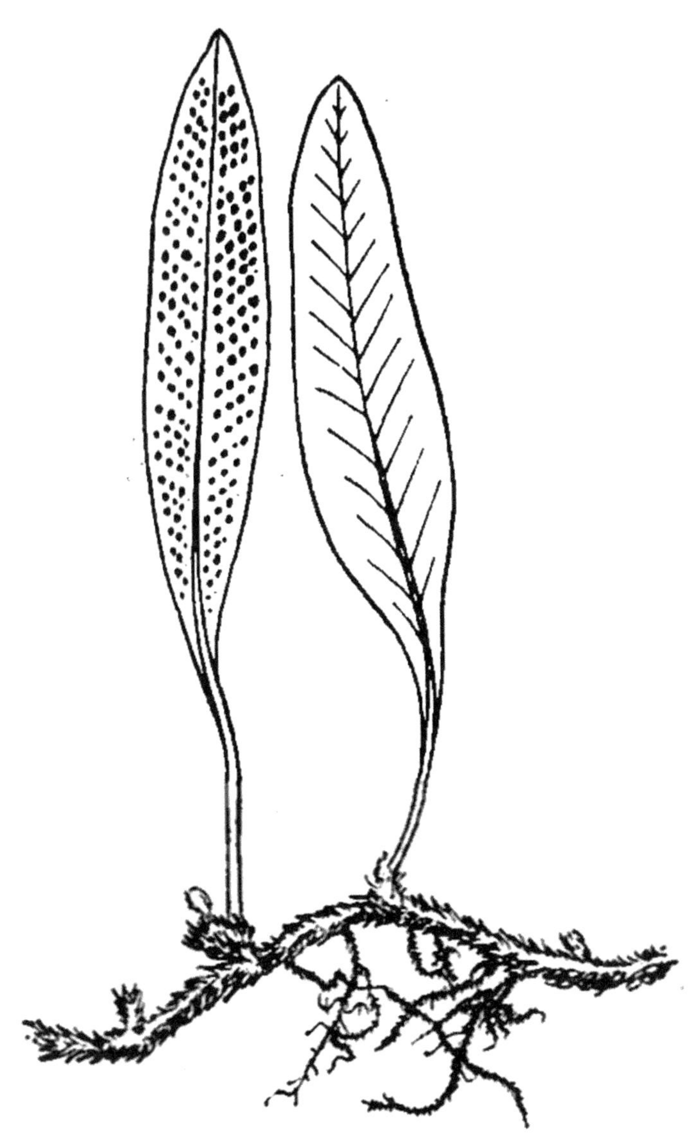

图32　石　韦(水龙骨科)

Pyrrosia lingua (Thunb.) Farwell

石打穿

别名 石见穿 月下红

植物形态 原植物为紫参。一年或多年生草本。根须状,黄褐色。茎直立或基部倾斜,全株生有短柔毛或长柔毛。上部是单叶,下部是复叶,复叶由3张小叶组成,叶片卵圆形,边缘有圆锯齿或全缘,两面都有短柔毛。开小紫花,唇形,轮生于花轴上。花期7～9月。(图33)

生长环境 生长于山坡林下或路边。

采收加工 全草供药用。8～9月开花时拔取全草鲜用或洗净泥土晒干。

性味功能 苦辛,平。散瘀破结。

临床应用 煎服治食道癌,黄疸型肝炎,血痢,吐血,衄血,经闭,痛经,颈淋巴结核。干用5钱～1两,鲜用2～3两。煎服或捣敷治急性乳腺炎。

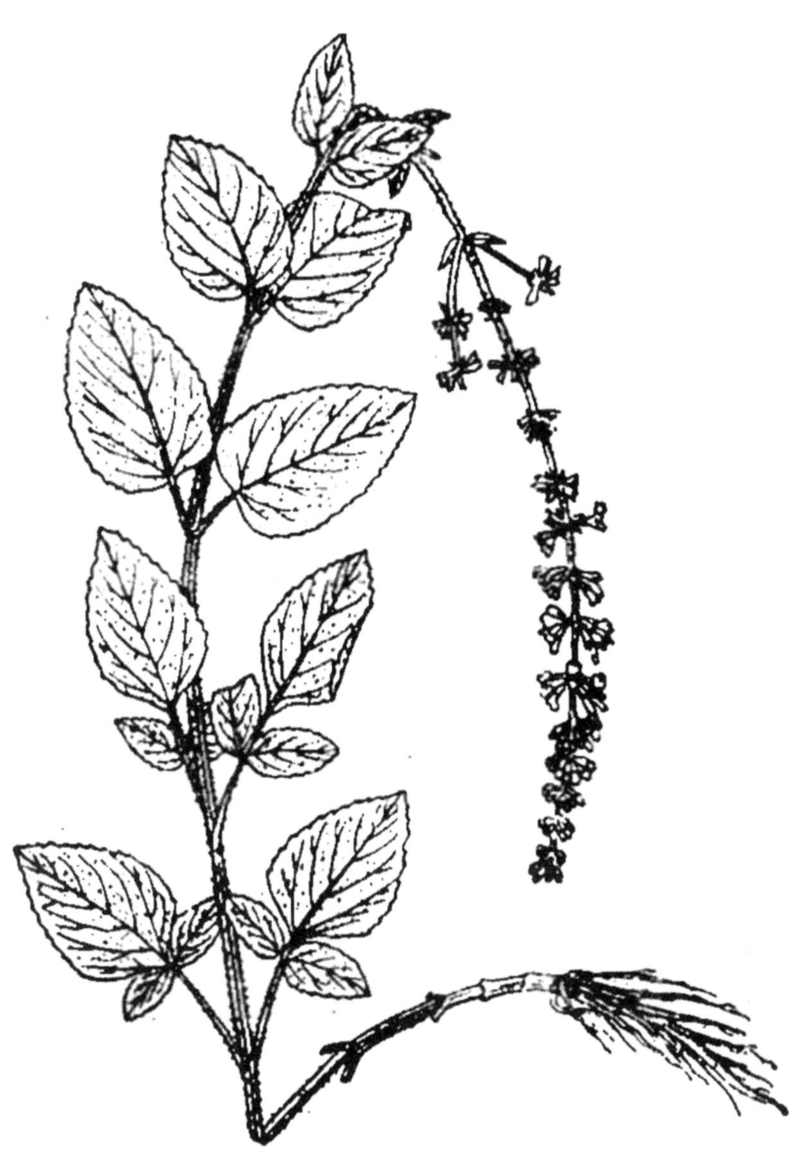

图33 紫 参(唇形科)

Salvia chinensis Benth.

161

石荠苧

别名 紫花草

植物形态 一年生草本。茎方形，多分枝，生有向下的柔毛。叶对生，有叶柄，叶片卵形，边缘有尖锯齿，两面均有金黄色腺点。花序顶生于枝梢，花冠淡紫色或红色。花期9～10月。（图34）

生长环境 生长于山坡树丛下及沟边。

采收加工 全草供药用。5～10月采全草鲜用或晒干。

性味功能 辛，温。燥湿止痒，化瘀通经。

临床应用 煎服治夏月发痧，呕吐泄泻；痛经，月经不调。干用1钱5分～3钱，鲜用5钱～1两。外用：捣敷痈肿；煎水洗荨麻疹、湿疹、疥疮；捣烂塞鼻治疟疾。

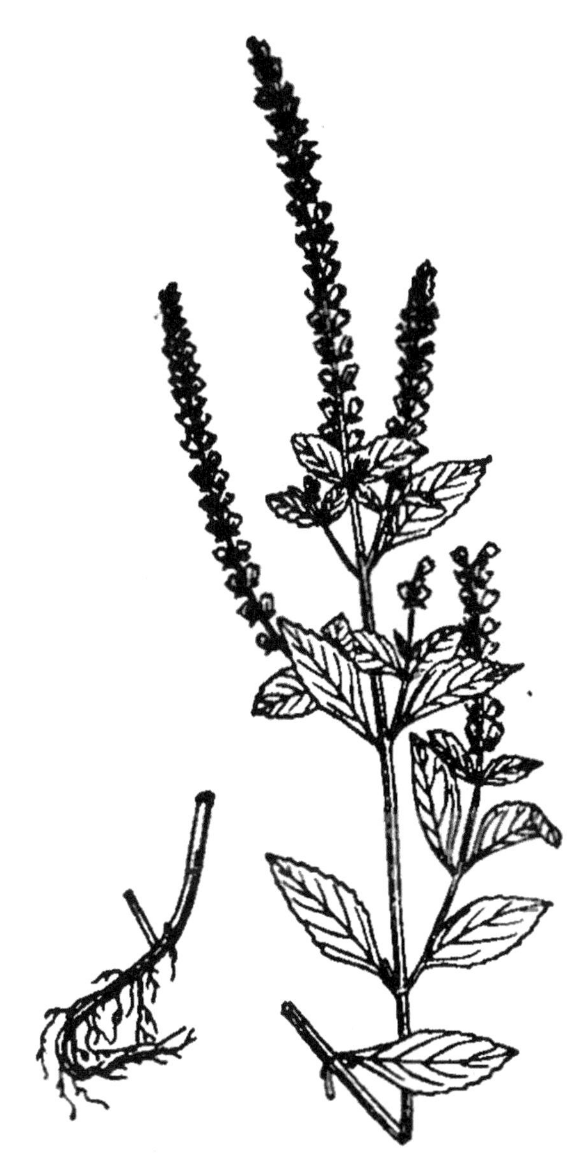

图34　石荠苧(唇形科)

Mosla punctata (Thunb.) Maxim.

163

艾 叶

别名 香艾 蒿子叶 家蓬头

植物形态 原植物为家艾。多年生草本。茎直立，具有白色细软毛，上部有分枝。茎中部的叶卵状三角形或椭圆形，有柄，羽状分裂，裂片椭圆形至椭圆状披针形，边缘有不规则的锯齿；上面深绿色，有腺点和极稀的白色绒毛，下面被有灰白色的绒毛；茎顶部的叶全缘，椭圆形、披针形或线形。头状花序，细小，排列成总状花丛。花期 7～10 月。（图 35）

生长环境 多为栽培，或野生于山坡路旁。

采收加工 叶供药用。5～7 月采收晒干。如捣杵成绒即针灸用艾绒。

性味功能 苦辛，温。理气血，逐寒湿，温经止血安胎。

临床应用 煎服治心腹冷痛，寒泻，便血，月经不调，崩漏带下，宫冷不孕，先兆流产。干用 1～3 钱。外用：烧灰吹鼻治鼻衄；煎水熏鹅掌风。

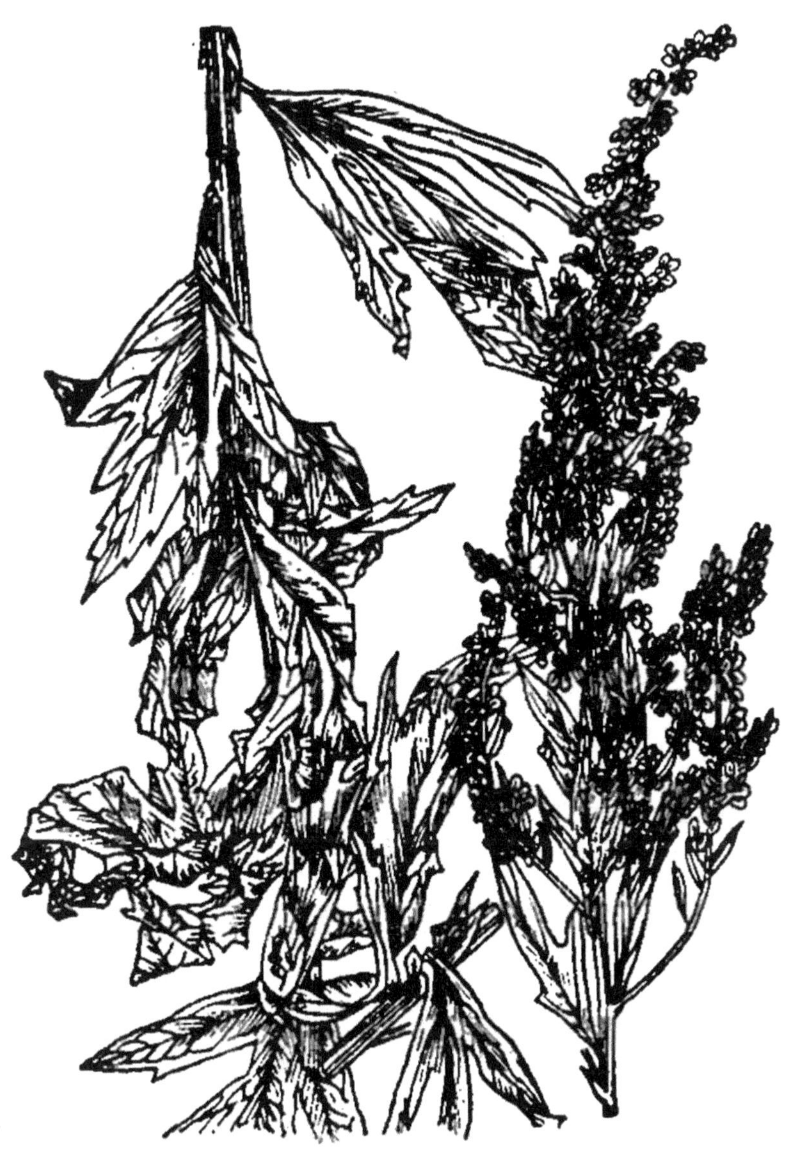

图35 家 艾(菊科)

Artemisia argyi Levl. et Vant.

瓜　蒌

别名　药瓜　野苦瓜

植物形态　原植物为栝楼。多年生攀缘草本。块根肥厚，圆柱形，外皮灰黄色。茎细长，多分枝，光滑无毛。叶腋生卷须，先端2分叉。叶互生，近圆形或心形，通常5～7掌状深裂，裂片边缘有疏锯齿或作缺刻状，有叶柄。花冠白色，花瓣5深裂，裂片边缘再分裂成丝状。果实卵圆形或椭圆形，熟时橙黄色。种子多数，扁平。花期7～8月，果期9～10月。（图36）

生长环境　生于向阳山坡、山脚、石缝、田野、路边草丛中。

采收加工　果实及种子供药用。果实于9～10月采收，切开，取出果肉和种子，将果壳洗净，晒干。种子取出后放草木灰中，2日后，搓净果肉，洗净晒干。（根名天花粉，亦供药用。）

性味功能　甘苦，寒。润肺化痰，滑肠散结。

临床应用　煎服治痰热咳嗽，便秘，乳腺炎。干用3～5钱，鲜用1～2两。

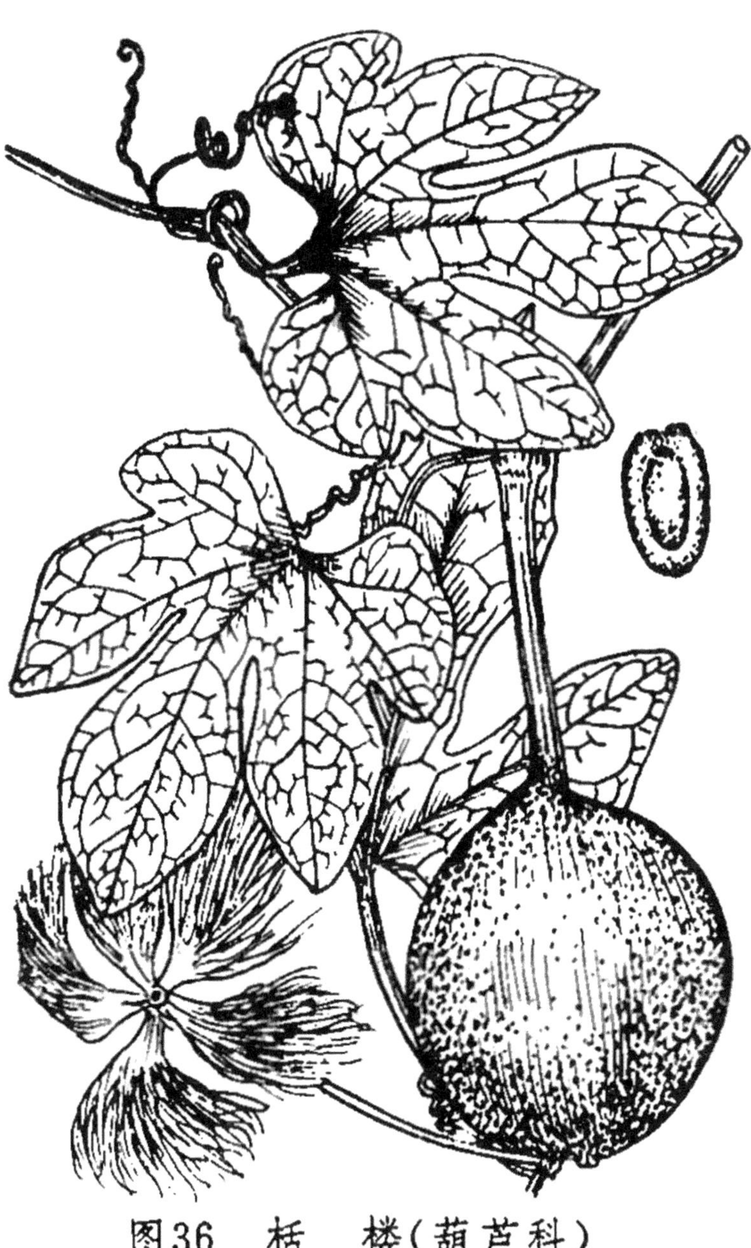

图36　栝　楼(葫芦科)

Trichosanthes kirilowii Maxim.

167

半　夏

别名　老黄嘴　老鸦头　老人头　地星

植物形态　多年生草本。地下块茎球形或扁球形，下部生多数须根。叶由根茎上生出，为3小叶的复叶，中间小叶较大，叶柄长，叶柄下部内侧面生一白色珠芽。肉穗花序外有佛焰苞，花序顶端附属物呈鼠尾状。花期4～5月。(图37)

生长环境　生长于林下或桑田、豆田、果园地中。

采收加工　块茎供药用。6～7月采收块茎，放入缸中浸泡，擦去外皮，用明矾水漂净晒干。

〔附注〕　掌叶半夏，叶片掌状分裂，块茎亦供药用。

性味功能　辛，温。生者有毒。燥湿化痰，降逆止呕，消痞散结。

临床应用　煎服治呕吐反胃，咳喘痰多，胸膈痞满，眩晕，妊娠呕吐。干用2～3钱。外用：生半夏捣敷痈疽；塞鼻治急性乳腺炎。生半夏忌内服。

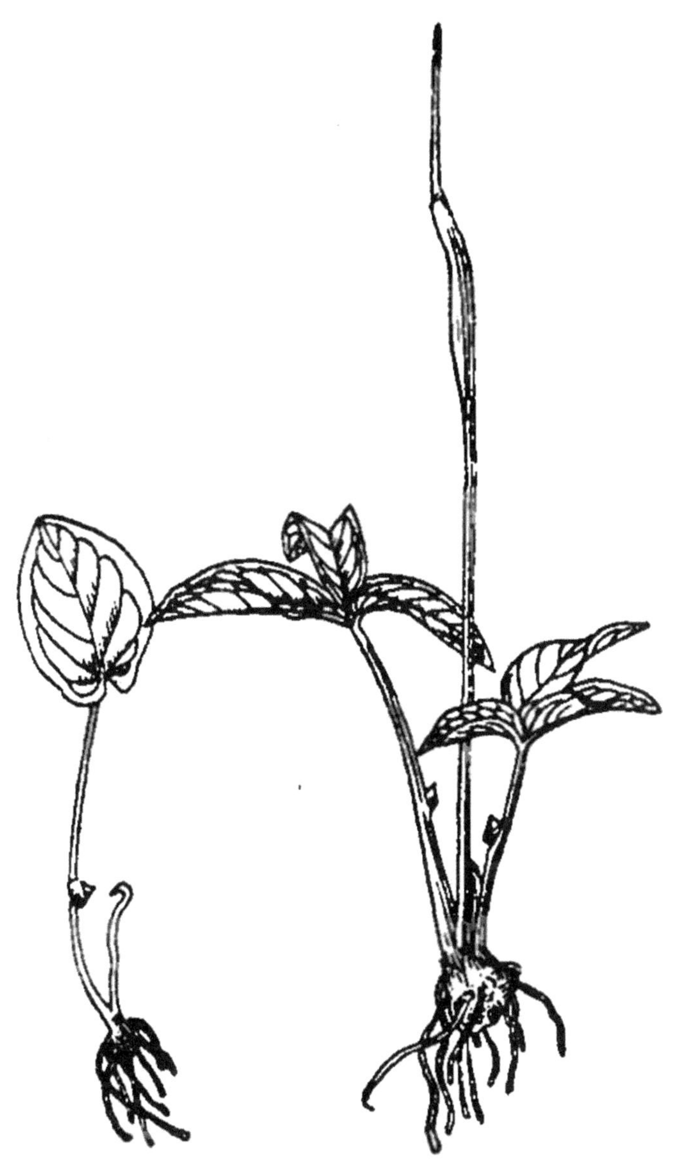

图37 半 夏(天南星科)

Pinellia ternata (Thunb.) Breit.

169

半边莲

别名 蛇草 细米草 蛇啄草

植物形态 多年生草本。植株矮小，基部匍匐，节上易生根。叶互生，稀疏排列，叶片狭披针形至线形，近于无柄。花单生于叶腋，花柄纤弱；花冠淡红色或淡紫色，上部5裂，偏向一边。花期4～5月。（图38）

生长环境 生长在路边、山坡、田边、河边潮湿的地方。

采收加工 全草供药用。5～9月拔取全株，洗净泥土，鲜用或晒干。

性味功能 辛甘，平。行水，消肿，散瘀，平喘，解毒。

临床应用 煎服治腹水，哮喘，疟疾，急、慢性肾炎。干用2～3钱，鲜用1～2两。捣汁饮并捣敷治毒蛇咬伤，痈肿疔疮。

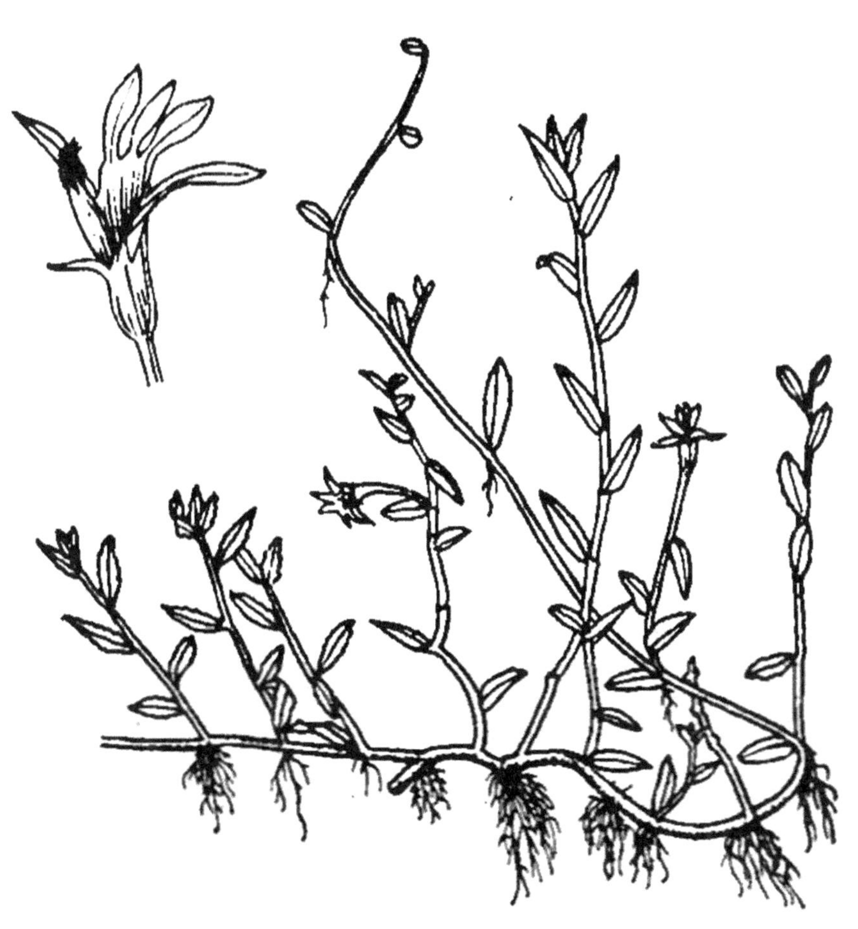

图38　半边莲(桔梗科)

Lobelia　chinensis　Lour.

171

半枝莲

别名 牙刷草

植物形态 原植物为并头草。多年生草本。根须状。茎直立，方形，无毛，节明显。叶对生于节上，叶片卵形至披针形，边缘有波状疏锯齿，两面均无毛；叶柄短或近于无柄。花序顶生，每轮有花2朵，集成偏侧总状花序，如牙刷状。花冠青紫色。花期5～6月。（图39）

生长环境 生长于田埂边、池塘边及路旁潮湿处。

采收加工 全草供药用。5～6月开花时拔取全株，洗净，晒干。

性味功能 苦，微寒。破血通经，解毒。

临床应用 煎服治痛经，经闭，白带。干用2～3钱，鲜用5钱～1两。外用：和半边莲捣敷毒蛇咬伤。

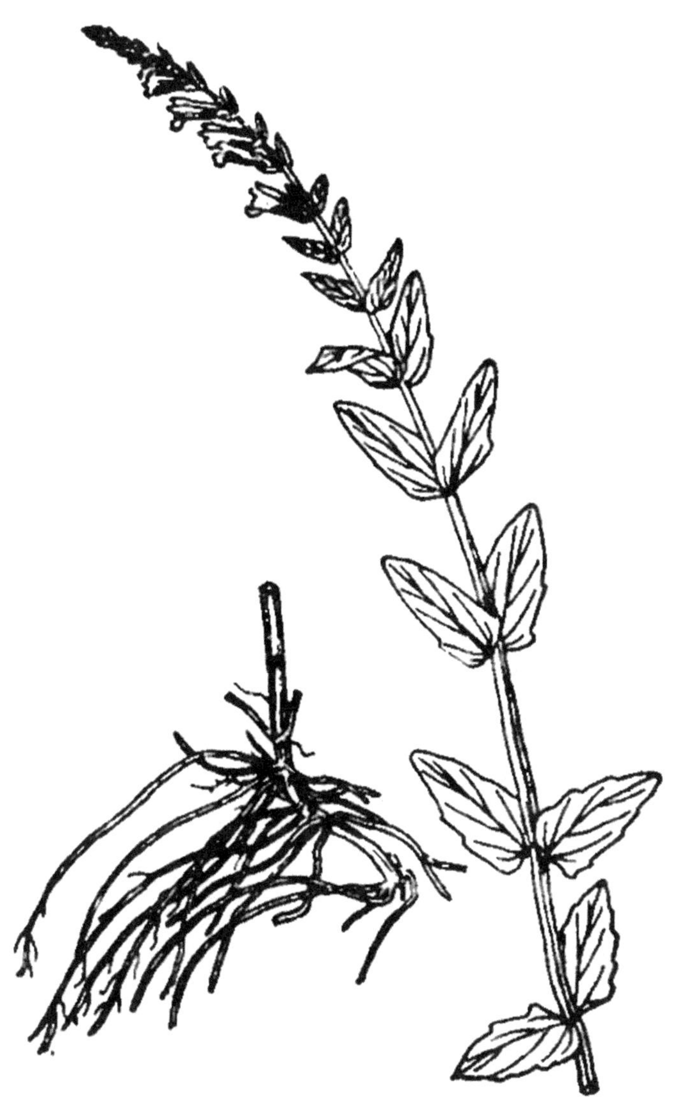

图39 并头草(唇形科)

Scutellaria rivularis Wall.

173

平地木

别名 千年不大 千年不烂心

植物形态 原植物为紫金牛。常绿小灌木。体矮小，基部常生出匍匐枝，延伸繁殖，匍匐枝上生须根。叶通常3～7片，集生茎端，叶片椭圆形，边缘有尖锯齿，叶面绿色有光泽。花序着生于茎枝顶端的叶腋内，花冠青白色。核果球形，熟时红色，经久不落。花期8～9月，果期9～11月。（图40）

生长环境 多生于阴湿林下。

采收加工 全株供药用。7～8月采收全株，晒干。

性味功能 酸涩微苦，平。活血，祛瘀，解毒。

临床应用 煎服治黄疸型肝炎，肺痿咳嗽、吐血，痢疾，风湿痛，跌打损伤。干用2～3钱，鲜用5钱～1两。外用：捣敷痈肿。

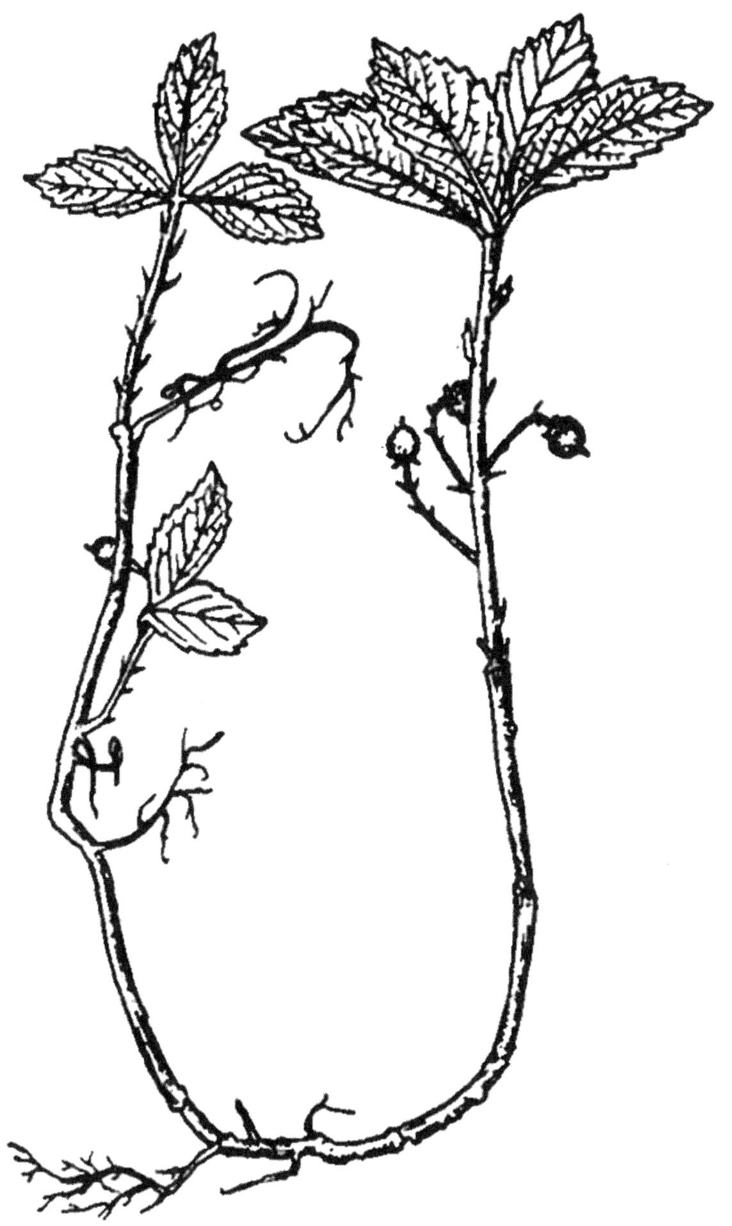

图40　紫金牛(紫金牛科)

Ardisia japonica (Thunb.) Bl.

龙 须 草

别名 席草 灯心草

植物形态 原植物为拟灯心草。多年生草本。有短而粗壮的根茎。茎丛生，绿色，圆柱形，茎上无叶，有凸起的条纹，基部叶鞘红褐色，呈叶片状。花序侧生于茎顶，较灯心草为稀疏。花期5～6月。(图41)

生长环境 生在潮湿地区及沼泽、水沟、水田边缘。

采收加工 全草及根供药用。5～10月采收，鲜用或晒干。

性味功能 淡，平。渗湿热，利尿通淋。

临床应用 根及全草煎服治淋浊，乳糜尿，小便不利，风湿关节痛，鼻出血。干用1钱5分～3钱，鲜用1～2两；煎服代茶饮治牙痛动摇欲脱。

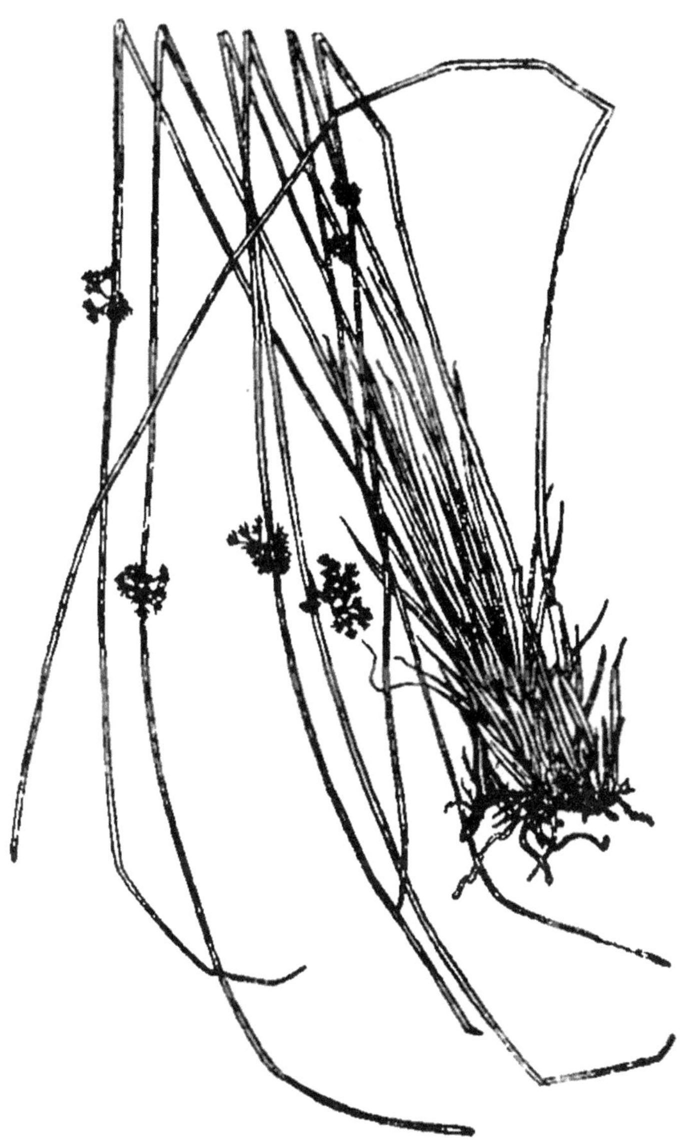

图41　拟灯心草(灯心草科)

Juncus setchuensis Buch.
var.effusoides Buch.

177

龙 胆 草

别名 水龙胆 山龙胆

植物形态 原植物为龙胆。多年生草本。根细圆柱状，丛生，表面淡棕色，味极苦。茎不分枝。叶对生，卵圆形至披针形，无柄，基部抱茎，有主脉3条。花冠钟形，蓝紫色。花期9～10月。（图42）

生长环境 山脚下、山坡、山谷潮湿处。

采收加工 根供药用。3～4月或6～7月都可采收。挖取根部，洗净阴干后，再充分晒干。

性味功能 苦，寒。泻肝胆实火，除下焦湿热。

临床应用 煎服治惊痫狂躁，热痢下血，胁痛。干用2～3钱，鲜用5钱～1两。研末服治伤寒发汗后盗汗不止；与黄连同研末羊肝蘸食治雀盲夜间视物不见；与苦参、牛胆制丸服治黄疸。外用：捣烂敷带状疱疹；捣汁点眼治夏月目涩；含漱止咽喉肿痛。

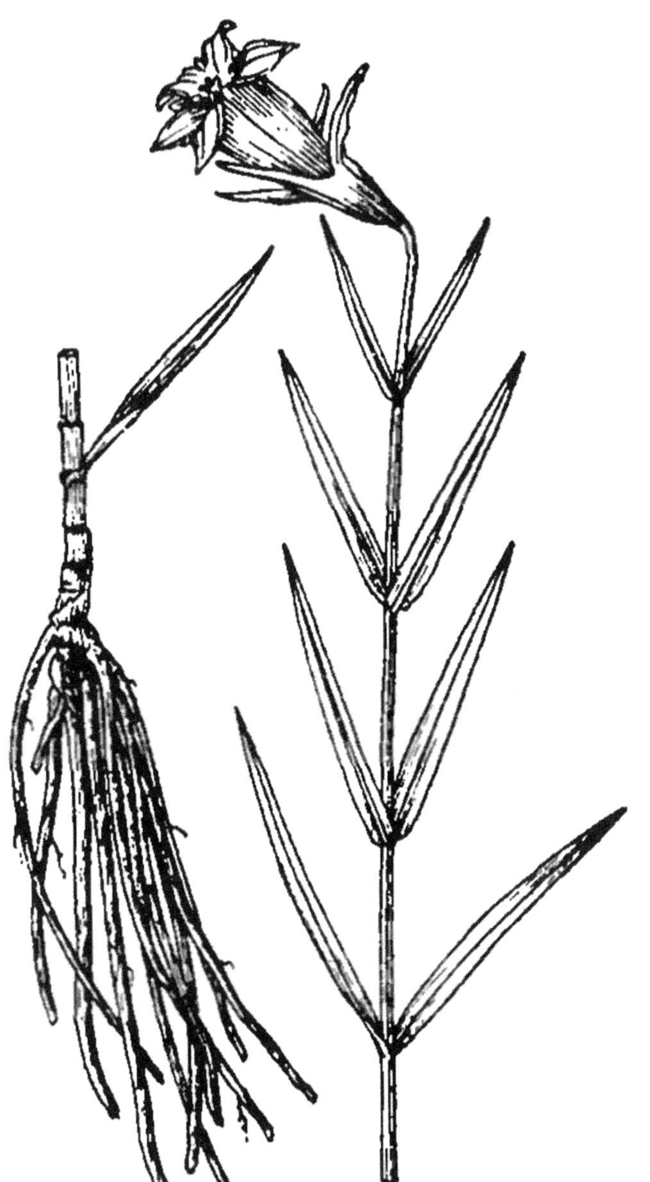

图42　龙　胆(龙胆科)

Gentiana scabra Bunge

179

仙鹤草

别名 脱力草 黄龙尾 白牙蒿

植物形态 原植物为龙牙草。多年生草本。根黄褐色。羽状复叶互生，小叶片大小不等，顶端的小叶较中部的为大；托叶两片，抱茎，叶及托叶两面都有长白毛。总状花序生于枝的顶端；花黄色，细小。花期8～9月。（图43）

生长环境 多生于山坡、丘陵及田边草丛中。

采收加工 全草供药用。6～9月割取地上部分或拔取全草晒干。

性味功能 苦涩，微温。收敛止血，补虚。

临床应用 煎服治咯血，吐血，牙龈出血，便血，赤白痢疾，崩漏，白带，小儿疳积。干用2～4钱，鲜用1～2两。研末服治消化道溃疡。外用：捣敷痈肿，外伤出血；塞鼻治疟疾。

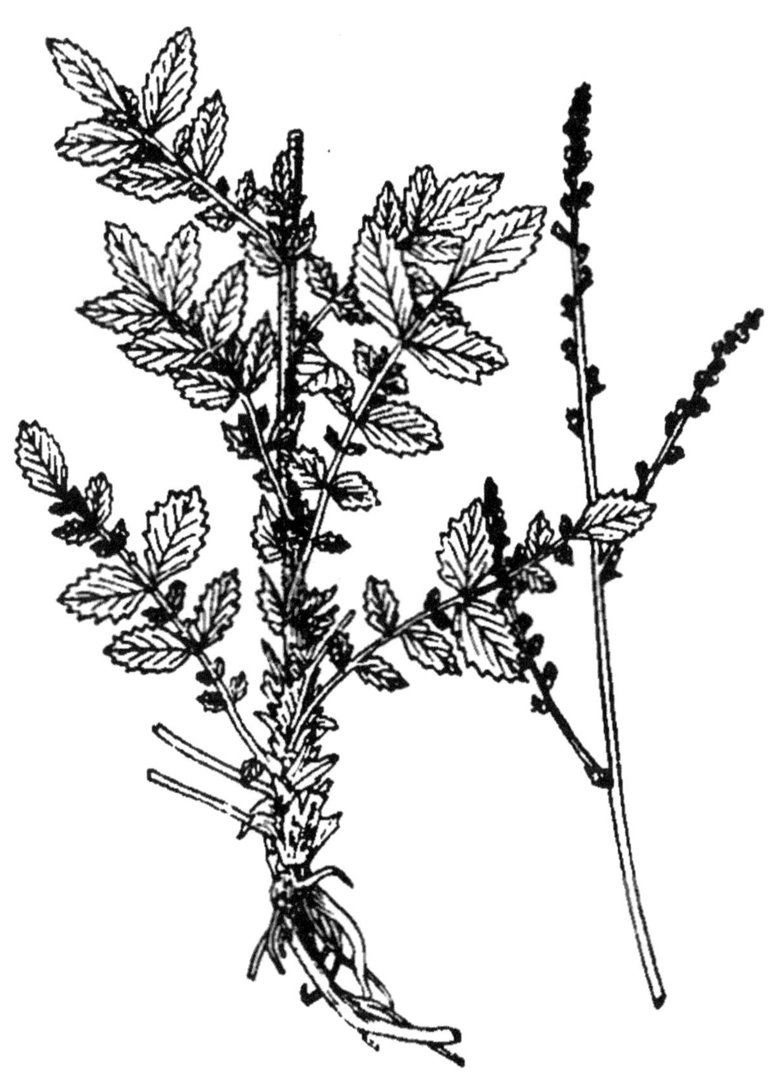

图43　龙牙草(蔷薇科)

Agrimonia pilosa Ledeb.

181

百部

别名 百部袋 一窝虎

植物形态 原植物为直立百部。多年生草本。块根肉质，纺锤形，数个至数十个簇生。茎直立，不分枝，全体平滑无毛。叶通常3～4片轮生，卵形至椭圆形，全缘，叶脉3～5条，基出，中间3脉明显，背面突起，两边2脉接近叶缘。花淡绿色，多数生在茎下部鳞片状的叶腋间。花期4～5月。（图44）

生长环境 野生于山坡或树林下草丛中。

采收加工 根部供药用。3～4月或9～11月采收。将根挖出后去根须及茎叶，洗净，置沸水中浸烫片刻后晒干。

性味功能 甘苦，微温。温润肺气，止咳，杀虫。

临床应用 煎服治寒嗽，暴咳，肺痨咳嗽，百日咳，蛔虫，蛲虫。每用2～3钱。炒焦浸酒饮治皮肤疥癣。外用：煎汤洗可治头、身虫虱。

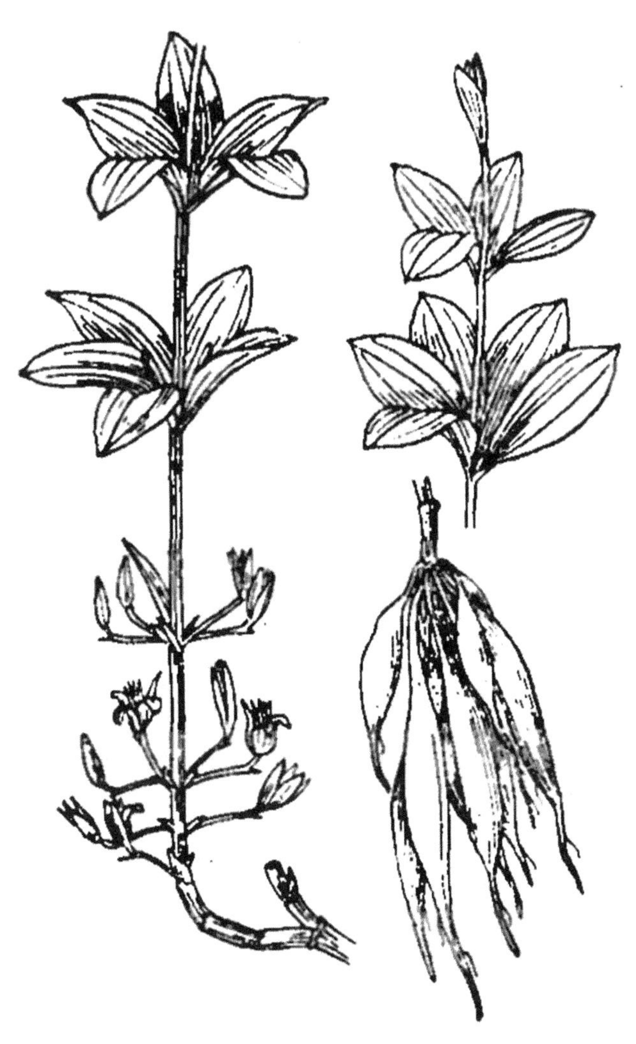

图44　直立百部(百部科)

Stemona sessilifolia (Miq.) Fr. et Sav.

183

羊蹄

别名 土大黄 牛舌头草

植物形态 多年生草本。地下根粗壮，黄色。茎直立，表面有条纹，节明显，有一层薄膜包围着。根生叶丛生，有长柄，叶片长椭圆形，基部圆形，边缘呈波状；茎生叶小，柄亦短。总状花序生于茎的顶端，花被淡绿色或紫绿色。花期4～5月。（图45）

生长环境 生于田边、路旁、山坡、林缘或湿地。

采收加工 根或全草供药用。全年可采收，晒干或鲜用。

性味功能 苦，寒。清热，通便，利水，杀虫。

临床应用 煎服治大便燥结，淋浊，黄疸，肠风。干用3～5钱，鲜用1两。浸酒服治痛痹。外用：研末醋调涂擦秃疮；捣汁，和明矾末或轻粉涂治癣疮；和猪油、食盐涂治疥疮；捣敷疔疮、肿毒。

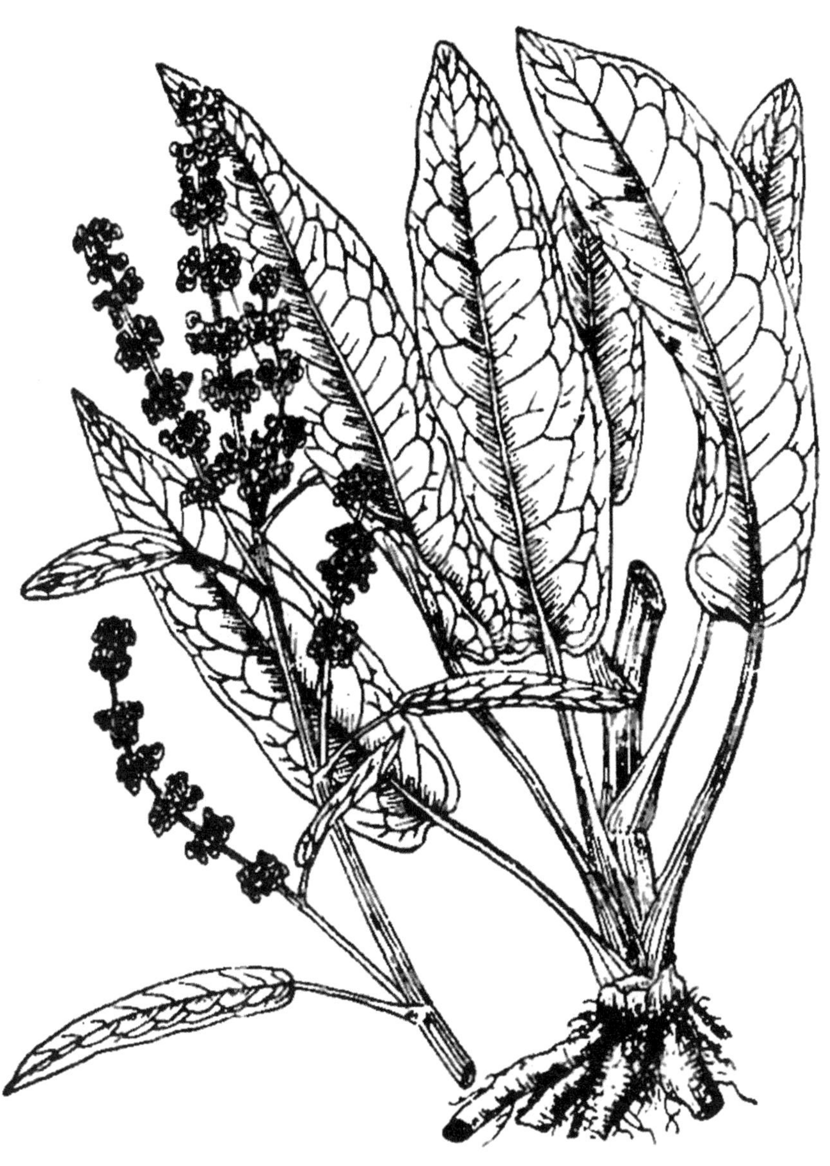

图45 羊 蹄(蓼科)

Rumex japonicus Meisn.

185

红 藤

别名 活血藤

植物形态 原植物为大血藤。落叶藤本。茎长可达10余米，圆形，有条纹，外皮红褐色。叶互生，3出复叶，中央1片小叶菱状倒卵形至椭圆形，两侧小叶片较中央小叶片为大，斜卵形，基部甚偏斜，全缘。花序生于叶腋，有细长的花梗，花黄色，有香气。花期3～4月。(图46)

生长环境 生于阴蔽潮湿的疏林中或溪边，常攀援于其它植物上。

采收加工 茎供药用。8～10月割取茎叶晒干，除去叶片，扎成把。

性味功能 苦，平。祛风通经络，利尿，杀虫。

临床应用 煎服治急性阑尾炎，风湿关节痛，麻风，淋病，蛔虫腹痛。干用3～5钱，鲜用1～2两。

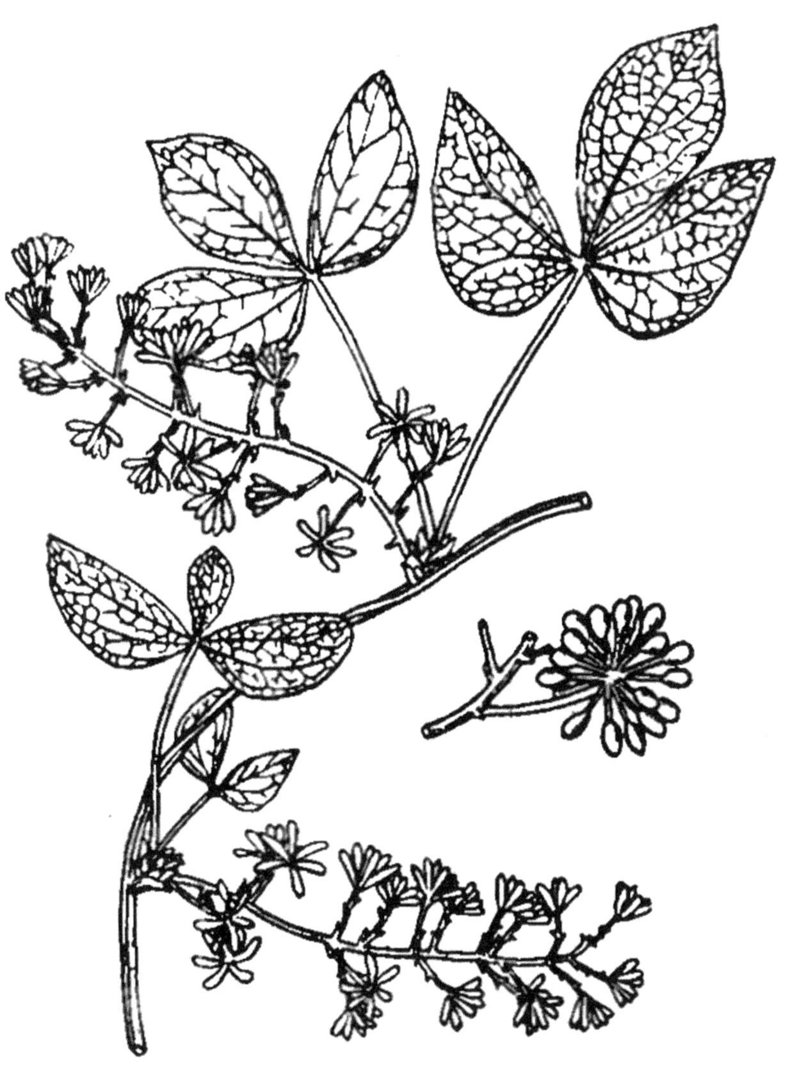

图46　大血藤(大血藤科)

Sargentodoxa cuneata (Oliver) Rehd. et Wils.

187

地　榆

别名　一枝箭　紫朵苗根　小紫草根　包头花根

植物形态　多年生草本。根粗壮，纺锤形或细长圆柱形，外皮暗棕色或红棕色。茎有棱沟，带紫红色。羽状复叶互生，基生叶有长柄，茎生叶近于无柄，基部两侧有托叶1对抱茎；小叶5～19片，大小不等，叶缘有尖圆锯齿。穗状花序圆柱状，密生紫色小花。花果期6～9月。(图47)

生长环境　多生长于山地丘陵。

采收加工　根供药用。全年都可采收，一般以4～9月采挖较多。除去茎叶，将根洗净，整根或切成片段，晒干。

性味功能　苦酸，寒。凉血止血，清热解毒。

临床应用　煎服治肠风便血，血痢，血崩，疟疾。干用3～5钱，鲜用1～2两。和菝葜根浸酒服，治风湿关节疼痛。外用：研末麻油调敷治烫伤，带状疱疹。

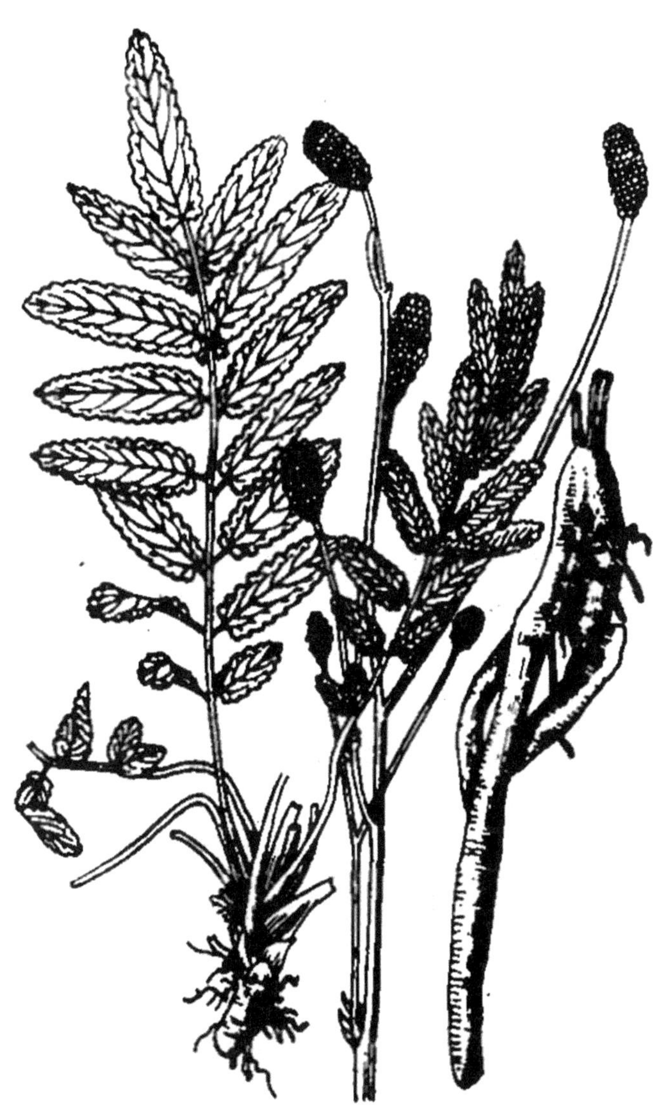

图47　地　榆(蔷薇科)

Sanguisorba officinalis Linn.

189

地 锦 草

别名 舖地锦 红丝草 奶汁草

植物形态 一年生匍匐小草本。全草有白浆，秋季茎叶呈紫红色。根须状。茎纤细，平铺地面，绿色或带紫红色。叶对生，叶柄很短，叶片长圆形，绿色或带淡红色，先端钝圆，基部不等大。夏末秋初开淡红色小花。（图 48）

生长环境 多生于荒地、路边、田野、屋边及多石砾的山坡。

采收加工 全草供药用。5～9 月均可采收，鲜用或洗净晒干。

性味功能 辛，平。凉血，止血，利湿，解毒。

临床应用 研末或煎服治血痢，血淋，血崩，黄疸型肝炎。干用 2～4 钱，鲜用 5 钱～1 两。与鸡蛋煮服治乳痈；与猪蹄同煨食通奶汁；与猪肝蒸食治小儿疳积及结合膜炎。外用：捣敷痈疮疔毒，疥癣，跌打损伤，蛇虫咬伤。

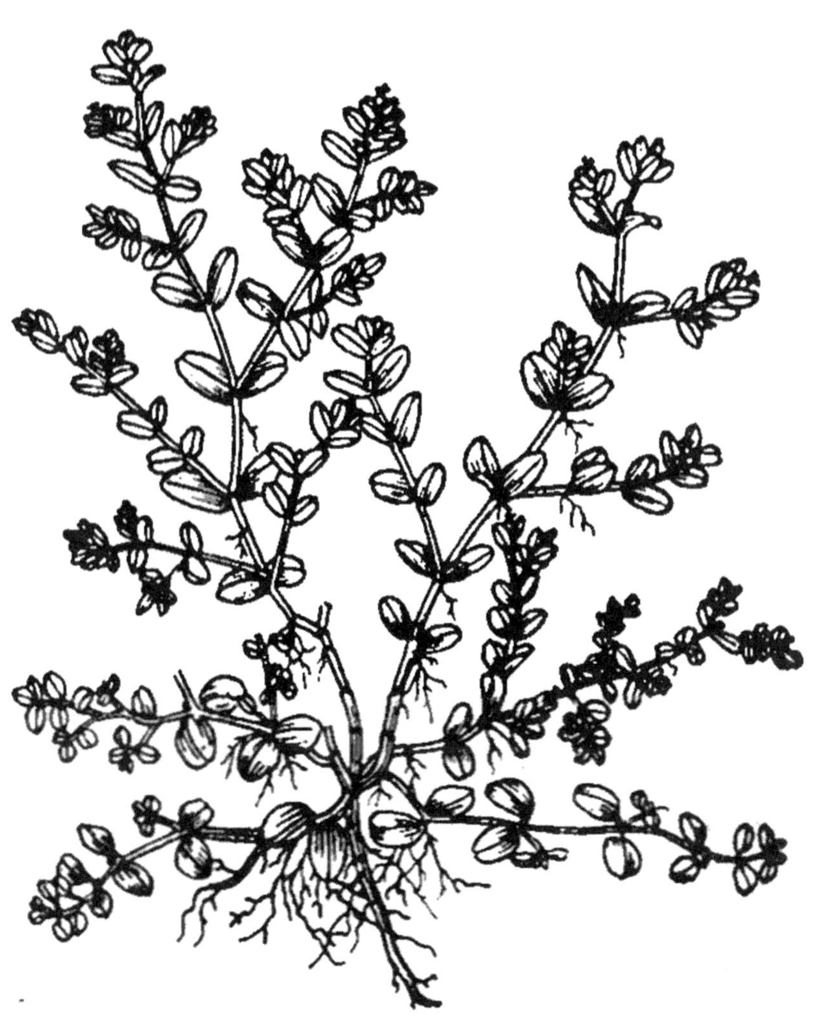

图48　地锦草（大戟科）

Euphorbia humifusa Willd.

西河柳

别名 山川柳　观音柳

植物形态 原植物为柽柳。落叶灌木或小乔木，高可达5米。枝密生，绿色或带红色，细长，常下垂。叶互生，极小，鳞片状，卵状三角形，顶端渐尖，基部鞘状抱茎，无柄。总状花序，集为疏散的圆锥花序；花小，白色至粉红色。花期7～9月。（图49）

生长环境 苏北海滨盐硷砂滩地上有野生，苏南各地均为栽培。

采收加工 带叶细嫩枝条供药用。6～8月间采收阴干，在阴干过程中应经常翻晾，以保持绿色。

性味功能 甘咸，平。解表，透疹，利水。

临床应用 煎服治麻疹难透，风疹身痒（亦可煎水洗浴），风湿骨痛。鲜用5钱～1两。麻疹已透及体虚汗多者忌服。

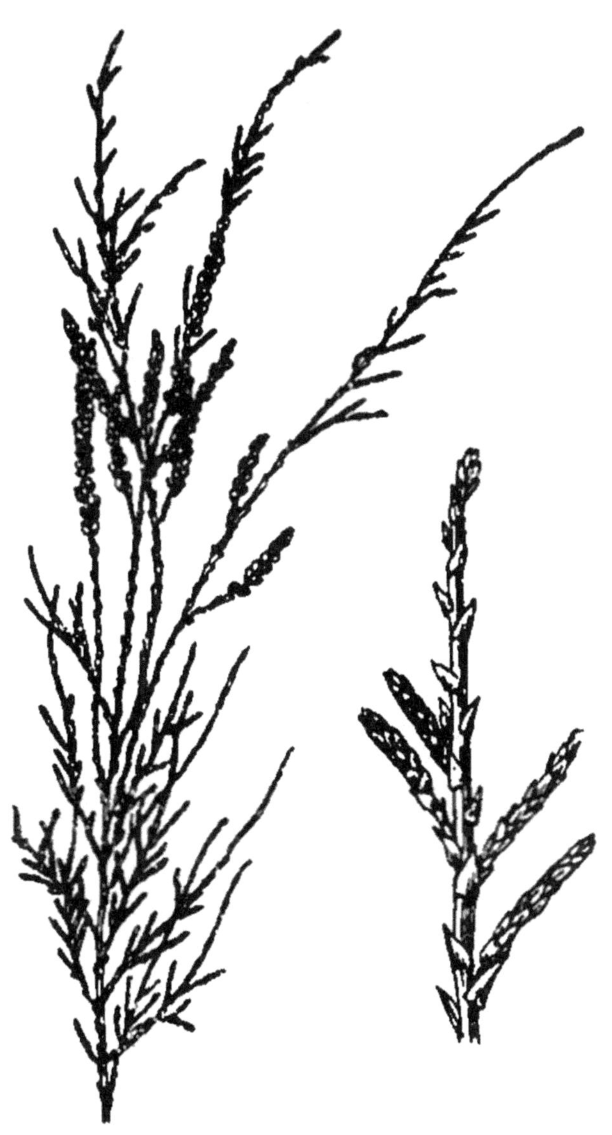

图49　柽　柳（柽柳科）

Tamarix chinensis Lour.

决明子

别名 草决明 马蹄子 喉白草子

植物形态 原植物为决明。一年生灌木状草本。茎上部多分枝。偶数羽状复叶互生，叶柄较粗，上面有沟，叶轴上在两小叶间有线形腺体；小叶3对，膜质，倒卵形或长圆状倒卵形，上面近无毛，下面被柔毛；托叶线状锥形，早落。花成对腋生，上部花聚生，花冠鲜黄色。荚果线形，近四棱形。种子略呈菱方形，一端平截，另一端渐尖，种皮黄绿色至棕色，平滑有光泽。(图50)

生长环境 为栽培植物。

采收加工 种子供药用。9～11月摘取成熟荚果，晒干，打出种子，簸去荚壳，晒至足干。

性味功能 咸，平。清肝益肾，祛风明目，润肠通便。

临床应用 煎服治肝热头痛，大便燥结。每用2～3钱。作丸散服治青盲内障，夜盲。外用：研末茶调敷两太阳穴治目赤肿痛。

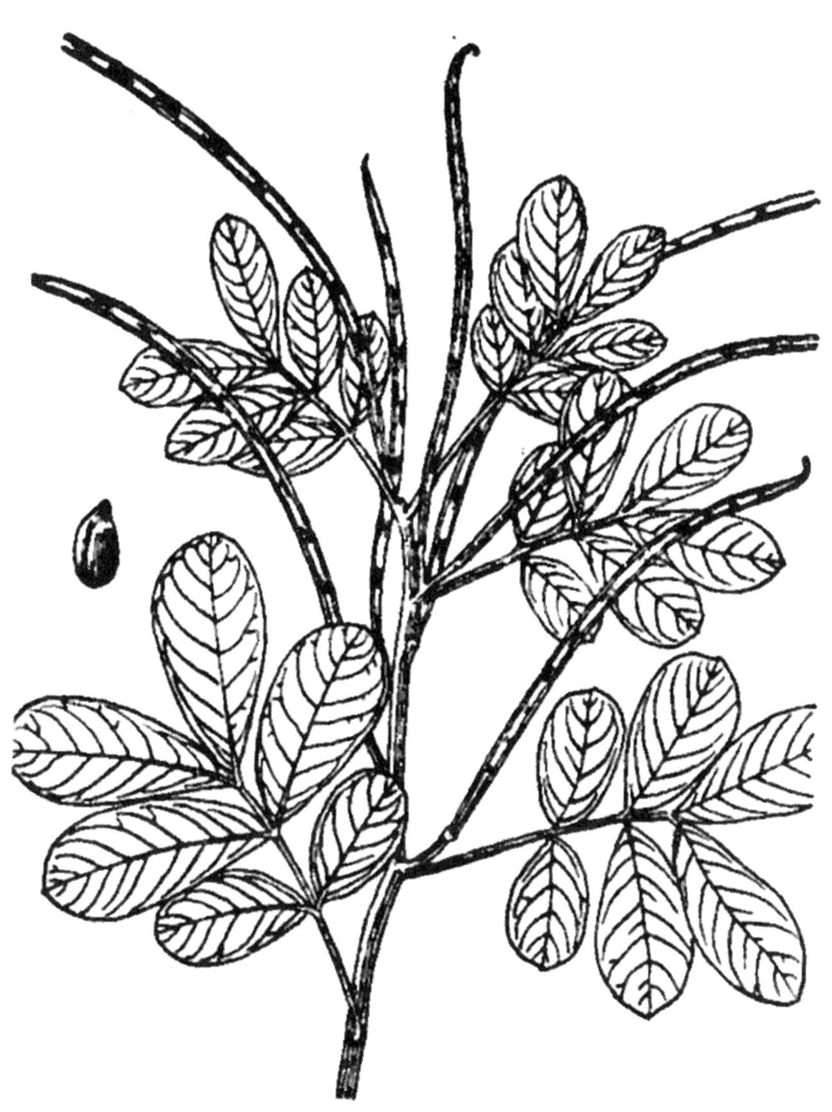

图50　决　明(豆科)

Cassia tora Linn.

195

寻骨风

别名 猫耳朵　毛香　黄木香

植物形态 原植物为绵毛马兜铃。多年生草本，全株密被白色绵毛。茎呈攀缘状。叶互生，叶片卵状心脏形，全缘，两面密被白绵毛。花朵单生于叶腋，下部具有一叶状苞片，花被弯曲呈烟斗形，内侧黄色，中央紫色。花期7～8月。（图51）

生长环境 野生于山坡或向阳旷野草丛中及田岸旁。

采收加工 根及全草供药用。开花前采挖全株，晒干。

性味功能 苦，平。祛风通络。

临床应用 根浸酒服，治风湿关节痛；煎服治腹痛，疝气，睾丸肿痛。干用2～3钱，鲜用1两～1两5钱。外用：叶捣烂塞鼻，治疟疾。

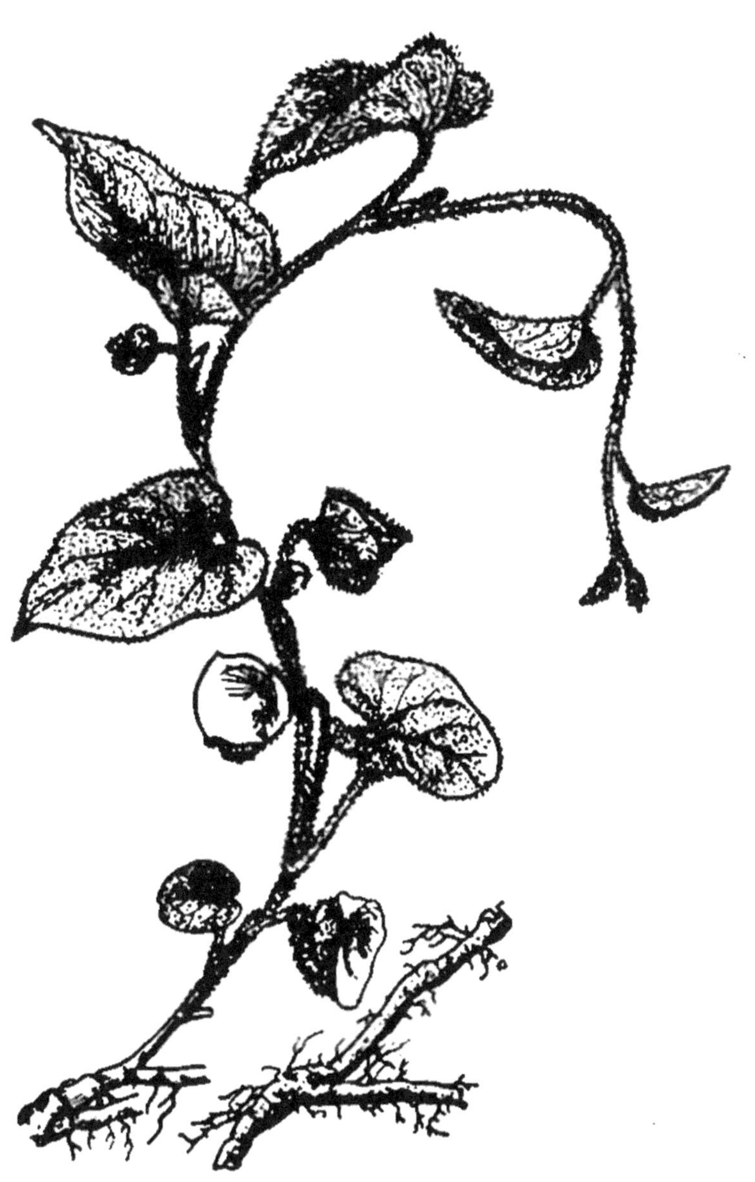

图51 绵毛马兜铃(马兜铃科)

Aristolochia mollissima Hance

197

辛夷

别名 木笔 紫玉兰

植物形态 原植物为木兰。落叶灌木或小乔木，高3～5米。干皮灰白色；小枝紫褐色。顶生冬芽卵形，外被有光泽的灰绿色毛茸。叶互生，有短柄，叶片椭圆形或倒卵状椭圆形，全缘。花单生于小枝顶端，于叶前开放或花叶同时开放，花冠外面紫红色，内面白色。花期2～5月。（图52）

生长环境 栽培于庭园中。

采收加工 花蕾供药用。在早春花蕾未开放时采摘，晒干。

性味功能 辛，温。散肺胃风热，通窍。

临床应用 煎服或研末服治头痛，齿痛，副鼻窦炎，鼻塞流涕。每用2～3钱。外用：塞鼻治慢性鼻炎。

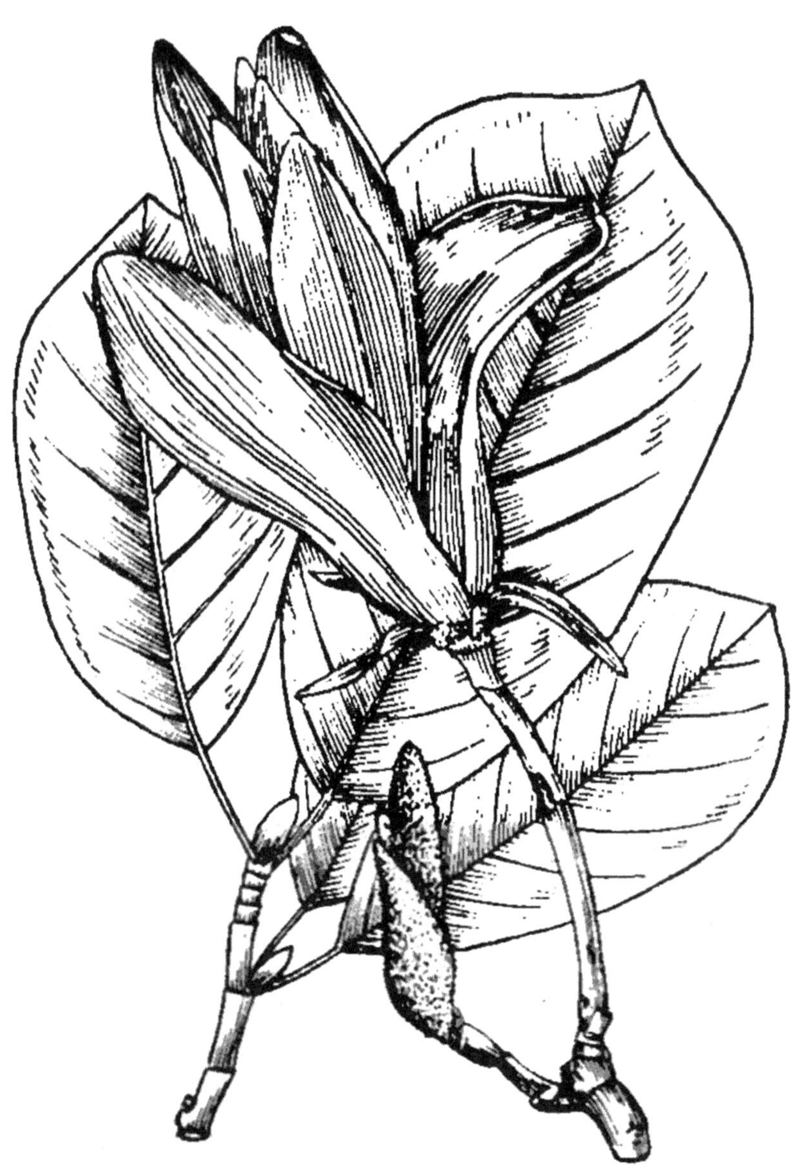

图52 木 兰(木兰科)

Magnolia lilifora Desr.

199

牡　荆

别名　黄荆条子　荆条棵

植物形态　落叶灌木。枝叶有香味；小枝方形，密披褐色细毛。掌状复叶对生，有长柄；小叶5片，枝上端间或小叶3片，披针形，两边具粗锯齿5～6枚或全缘而稍呈波状；幼叶背面密被细白毛。圆锥花序顶生或腋生，花小，淡黄紫色。果实黑褐色。花期5～7月，果期8～10月。（图53）

生长环境　野生于山坡、路边、杂木林中。

采收加工　果实、茎叶及荆沥均供药用。8～9月间采收成熟果实，晒干，扬去灰屑。茎、叶生长期随时可采。荆沥：以鲜粗荆条截尺许长，架在两砖上，中间以慢火烧，等沥汁出时，两头以器皿盛之。

性味功能　果实：苦，温。退骨间寒热，通利胃气。茎叶：苦，寒。涩肠，杀虫。荆沥：甘，平。除风热，化痰涎，通经络，行气血。

临床应用　果实：煎服治咳嗽哮喘，胃痛，疝气，急惊风，白带。每用2～3钱。研末开水加酒调服治停乳奶胀。茎叶：和冰糖煎服治久痢。外用：捣敷或煎水洗，治趾缝湿痒。沥：内服治中风口噤，痰迷惊痫，头风，久痢。每服1匙，每日1～2次。外用：点目中治火眼。

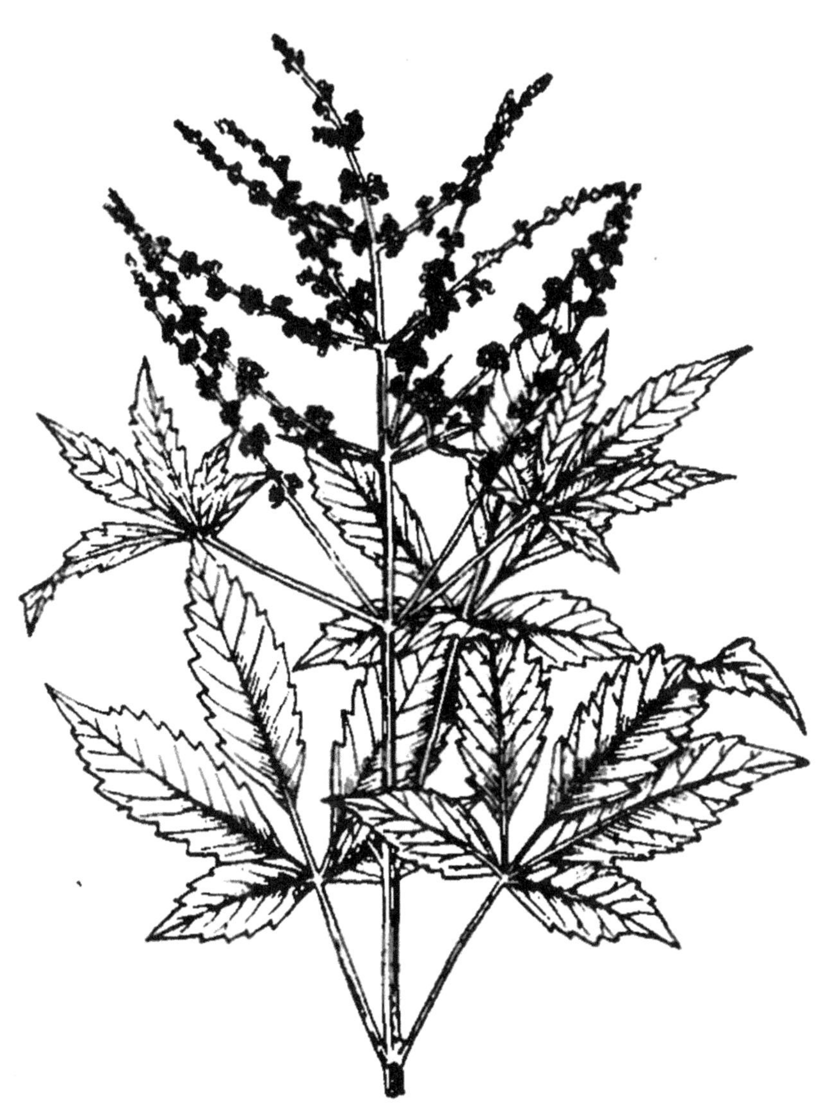

图53 牡 荆(马鞭草科)

Vitex cannabifolia Sieb. et Zucc.

201

苍 术

别名 茅术 京苍术

植物形态 原植物为茅苍术。多年生草本。地下根茎粗肥，外皮褐色，上生须根。茎下部木质化，上部有分枝，圆形而有纵棱。叶互生，带革质，下部叶多在花前期凋落，中部叶椭圆形或椭圆状披针形，不分裂，或有3～5羽状分裂，边缘有细齿状锯齿，上部叶渐小，披针形，无柄。头状花序，生于茎顶，花冠白色，有时稍带红紫色。花期8～10月。(图54)

生长环境 野生于山坡、丘陵草丛中。

采收加工 根茎供药用。4～10月采收，挖取根茎，除去须根，晒干或烘干。

性味功能 辛苦，温。健脾燥湿，解郁辟秽。

临床应用 煎服或研末服治食欲不振，胸痞腹胀，呕吐泄泻，痢疾，疟疾，感冒。干用1钱5分～3钱，鲜用5钱～1两。研末为丸服治风寒湿痹，足痿，夜盲。

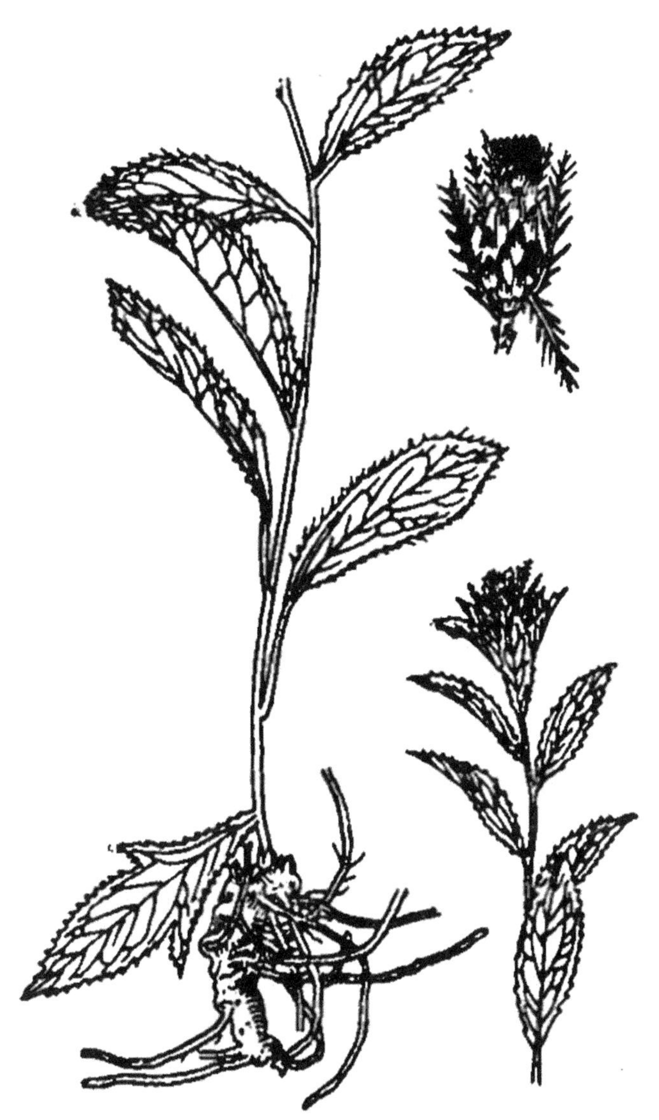

图54　茅苍术（菊科）

Atractylodes iancea (Thunb.) DC.

203

苍　耳

别名　苍耳草

植物形态　一年生草本。茎直立，绿色或稍带紫色，有短硬毛。叶互生，有长柄，叶片三角状卵形或三角形，边缘有不规则的锯齿或3浅裂，两面都有短毛。头状花序腋生或顶生。果实包在纺锤形的总苞内，总包坚硬，有细毛和钩刺。花期7～8月，果期9～10月。（图55）

生长环境　生于平原或丘陵低地、田间、路旁或荒地上。

采收加工　茎叶、根及果实供药用。鲜植株随时采用。9～10月果熟后剪取果穗，晒干，打下果实（苍耳子）。

性味功能　果实：甘，温。茎叶：苦辛，微寒。均有小毒。发汗，散风，胜湿，杀虫。

临床应用　果实：煎汤或研末服，治风寒头痛，风湿关节痛，副鼻窦炎。每用2～3钱。茎叶：研末服治头晕，风疹块，痔疮便血。每用5分～1钱。外用：熬膏涂痈疽，搭背，疔疮；煎水洗并捣敷治蛇虫咬伤。根煎服治小儿泄泻。

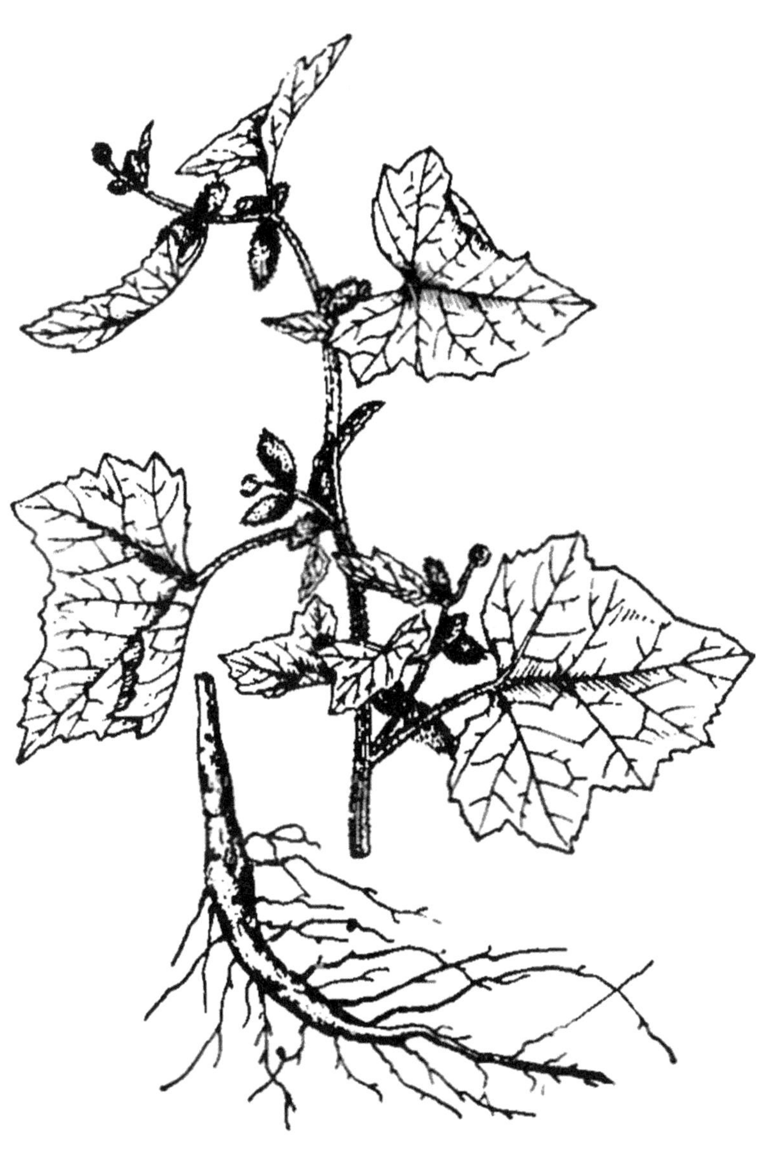

图55 苍 耳(菊科)

Xanthium stumarium Linn.

205

芫　花

别名　老鼠花　大米花　闹鱼花　奶头草

植物形态　落叶小灌木。根多分枝，外皮红棕色。茎柔韧，亦多分枝，表面略带褐色，嫩时有光亮的短毛。叶对生，有时互生，叶片椭圆形，全缘，下面有光亮的短毛。早春开淡紫色花，3～7朵簇生于叶腋，花被筒形，先端四裂，花后生叶。花期4～5月。(图56)

生长环境　生路旁、丘陵、山坡及林间。

采收加工　花及根皮供药用。3～4月，花半开放时择晴天采收晒干。8～9月采根洗净晒干。鲜根3～10月均可采用。

性味功能　辛苦，温。有毒。逐水，涤痰，解毒。

临床应用　花：煎服消胸中痰饮，水肿，咽喉炎；与鸡蛋煮食治深部脓肿及多发性脓肿。干用5分～1钱5分，鲜用3钱～5钱。外用：研末敷痈肿。根皮：与枣肉打饼服，治化脓性骨髓炎；捣烂纱布裹塞鼻，消急性乳腺炎。凡体虚及孕妇忌用。

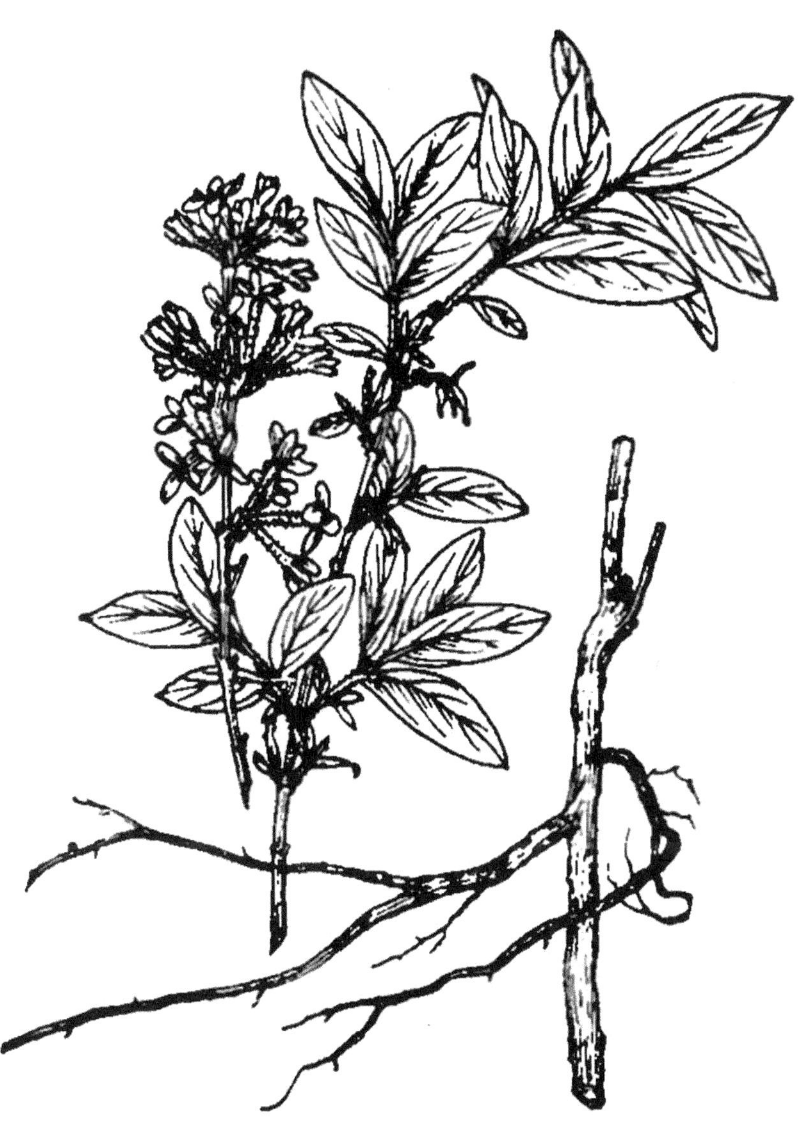

图56　芫　花(瑞香科)

Daphne genkwa Sieb. et Zucc.

芫　荽

别名　香菜　香荽

植物形态　原植物为胡荽。一年生草本，全体无毛，有强烈香气。茎直立，有条纹，中空。叶具柄；初生的根生叶为1～2回羽状分裂，小叶片广卵形，扇形半裂；茎上部和下部的叶为2～3回羽状分裂，小叶片狭线形，全缘。复伞形花序顶生；花白色或淡紫色。果实近球形，光滑。花期4～7月，果期7～9月。(图 57)

生长环境　为栽培植物。

采收加工　茎叶及果实供药用。8～9月采收成熟果实(荽芫子)，晒干，簸净。茎叶鲜用，生长期随时可采。

性味功能　茎叶：辛，温。发汗透疹，消食，解毒。果实：辛酸，平。功能同茎叶。

临床应用　茎叶：煎服治麻疹透发不快，食物积滞。鲜用1～2两。或捣汁服。若麻疹不透并非风寒外束而属热毒壅滞者忌用。外用：水酒各半煎汤熏洗，能透发麻疹；捣敷蛇咬伤。果实：研末服治赤白痢疾，肠风下血。干用1钱5分～3钱。外用：煎水含漱治牙痛。

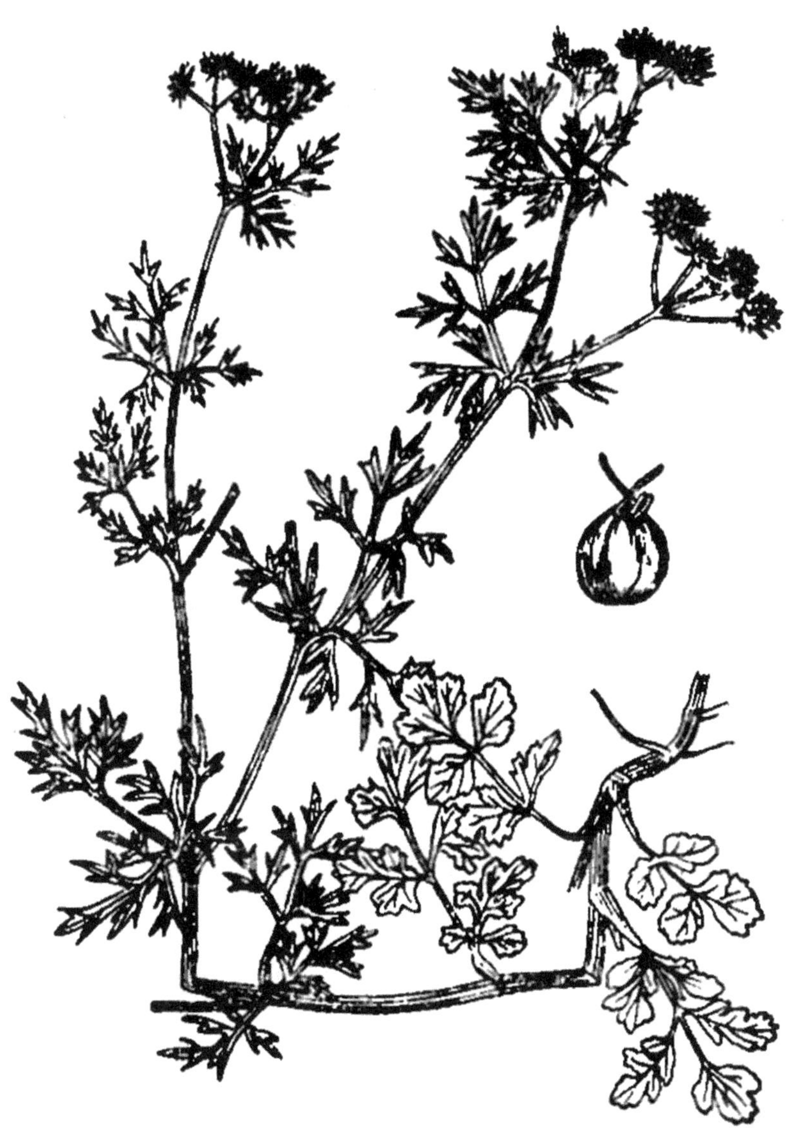

图57 胡 荽(伞形科)

Coriandrum sativum Linn.

209

花　椒

别名　大花椒

植物形态　灌木或小乔木，有香气。枝条扩展，小枝微有细毛或无毛，刺粗大。小叶7～11枚，卵圆形至卵状椭圆形，边缘有细锯齿，平滑无毛，具半透明油点，叶轴与小叶背面中脉有刺。短圆锥花序。果实暗红色，种子黑色。花期6～7月，果熟期9～10月。（图58）

生长环境　为栽培植物，亦有野生于山坡岩缝或杂木林下。

采收加工　果实供药用。成熟后采收晒干。

性味功能　辛，温。有小毒。温中，除湿，止痛，杀虫，解鱼腥毒。

临床应用　煎服治积食停饮，心腹冷痛，呕吐，呃噫，风寒湿痹，泄泻，痢疾，疝痛，脚气。每用5分～1钱5分。或入丸散。外用：醋煎含漱治虫牙痛；煎水熏洗绣球风、阴道滴虫及漆疮作痛。

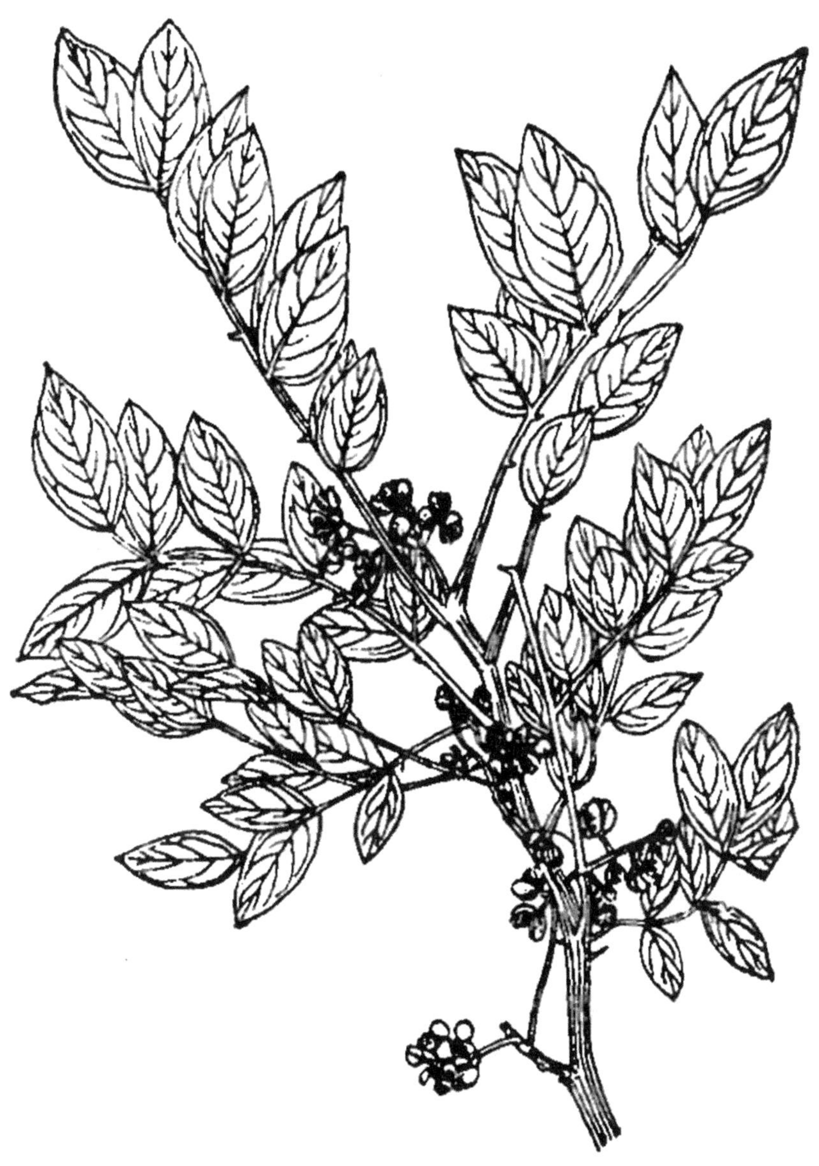

图58 花 椒(芸香科)

Zanthoxylum simulans Hance

211

麦门冬

别名 麦冬 书带草 野韭菜根

植物形态 原植物为沿阶草。多年生常绿草本。根须状，根间的部分或先端膨大，成纺锤状的肉质小块根。叶线状丛生，先端尖或渐尖，基部逐渐狭窄，形成叶柄状，边缘膜质。花茎由叶丛中抽出，开淡紫色小花，排成总状花序。花期7月。（图59）

生长环境 生于山坡草丛中或林下阴湿地。

采收加工 肉质小块根供药用。以5～7月挖采较好，将挖出的块根除去须根，洗净晒干。

性味功能 甘微苦，寒。清热润肺，养胃生津。

临床应用 煎服治肺热干咳，虚劳烦热，吐血，咯血，衄血，热病津伤，口干燥渴，糖尿病，便秘。干用3～5钱，鲜用1两5钱～3两。外用：捣汁滴耳治化脓性中耳炎。

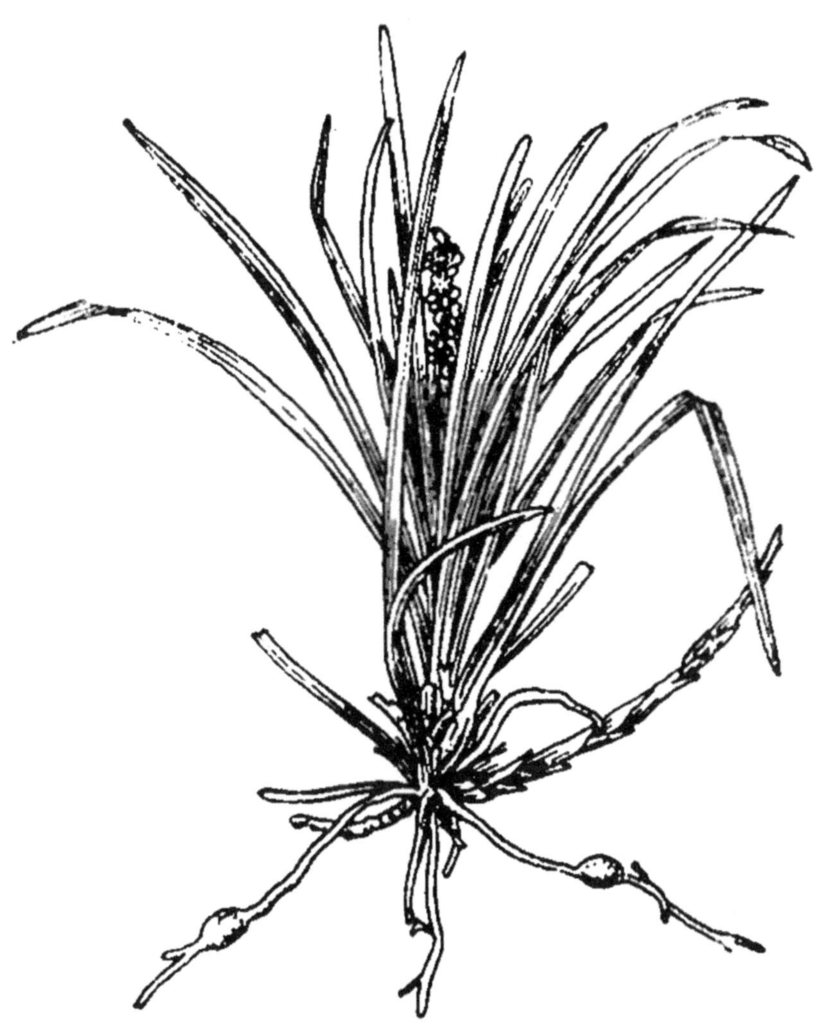

图59　沿阶草(百合科)

Ophiopogon japonicus Ker.- Gawl.

213

佛甲草

别名 地蜈蚣草

植物形态 原植物为垂盆草。多年生富肉质草本。茎纤细，丛生，倾卧地面，着地的部分节节生根。叶三片轮生，倒披针形至长圆形，先端尖，多肉质。花茎直立，顶端分枝，疏生多数黄色小花。花期6月。（图60）

生长环境 生于山坡岩石上或阴湿处。

采收加工 全草供药用。6～7月采收，水烫后晒干。鲜植株4～10月均可采用。

〔附注〕 珠芽佛甲草亦有同样效用。

性味功能 甘，寒。清热，消肿，解毒。

临床应用 煎汤或捣汁服治咽喉肿痛，黄疸型肝炎，痢疾。鲜用1～2两。外用：捣敷痈肿，疔疮，丹毒，烫伤，毒蛇咬伤。

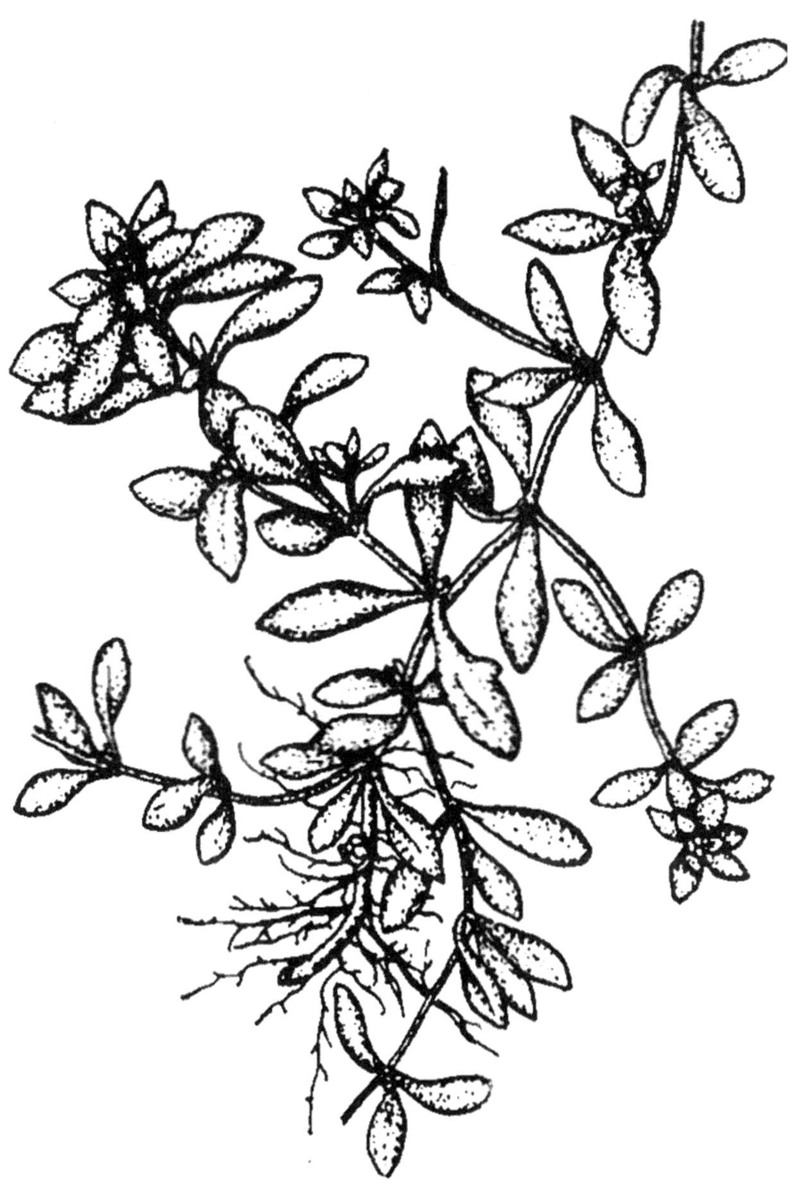

图60　垂盆草(景天科)

Sedum sarmentosum Bge.

苦　参

别名　野槐树根　地参

植物形态　落叶灌木，高1～3米。根黄色，味苦。小枝绿色，幼时有柔毛。叶互生，奇数羽状复叶，小叶5～10对，卵状椭圆形至披针形，全缘或波状。总状花序生于茎顶，花冠蝶形，淡黄白色。荚果线形，成熟时不开裂，种子间有缢缩。花期5～7月。（图61）

生长环境　生于山坡及丘陵地。

采收加工　根供药用。4～7月挖取根部，除去细根，洗净晒干。

性味功能　苦，寒。清热，燥湿，杀虫。

临床应用　煎服或作丸散服治热毒血痢，肠风下血，黄疸，赤白带下，皮肤搔痒，疥癞恶疮，阴疮湿痒，瘰疬。每用2～3钱。外用：煎水洗痔疮，肛门红肿脱出；研末掺治齿龈出血；油调敷烫伤。

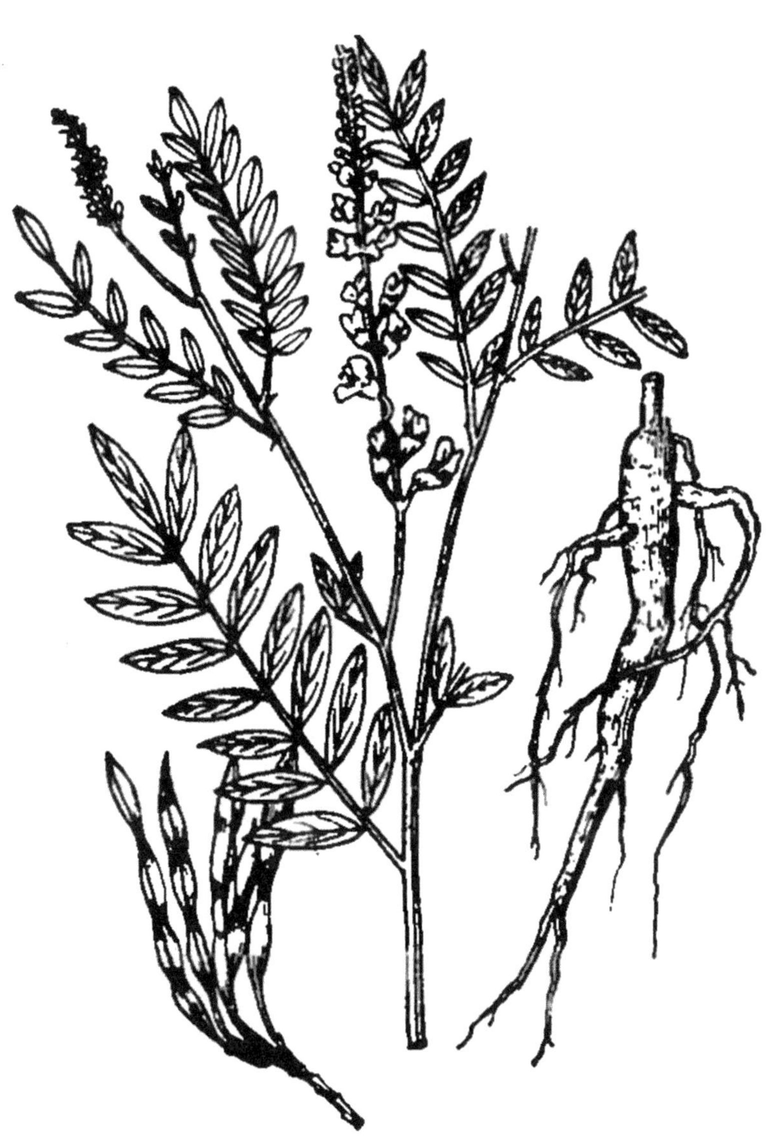

图61 苦 参(豆科)

Sophora flavescens Ait.

217

鸢　　尾

别名　蓝蝴蝶

植物形态　多年生的宿根草本。根茎匍匐多节，节间短，浅黄色。单叶互生，叶剑形，春初抽出，成2行排列。花茎与叶等高，花序总状，花青紫色。花期4～5月。(图62)

生长环境　大多栽培。

采收加工　根茎供药用。8～9月采收，除去茎叶，洗净，晒干。

性味功能　辛苦，寒。有毒。消积破瘀，行水解毒。

临床应用　煎服治食滞胀满，症瘕积聚，水肿。每用3分～1钱。体虚者慎用。外用：捣敷肿毒。

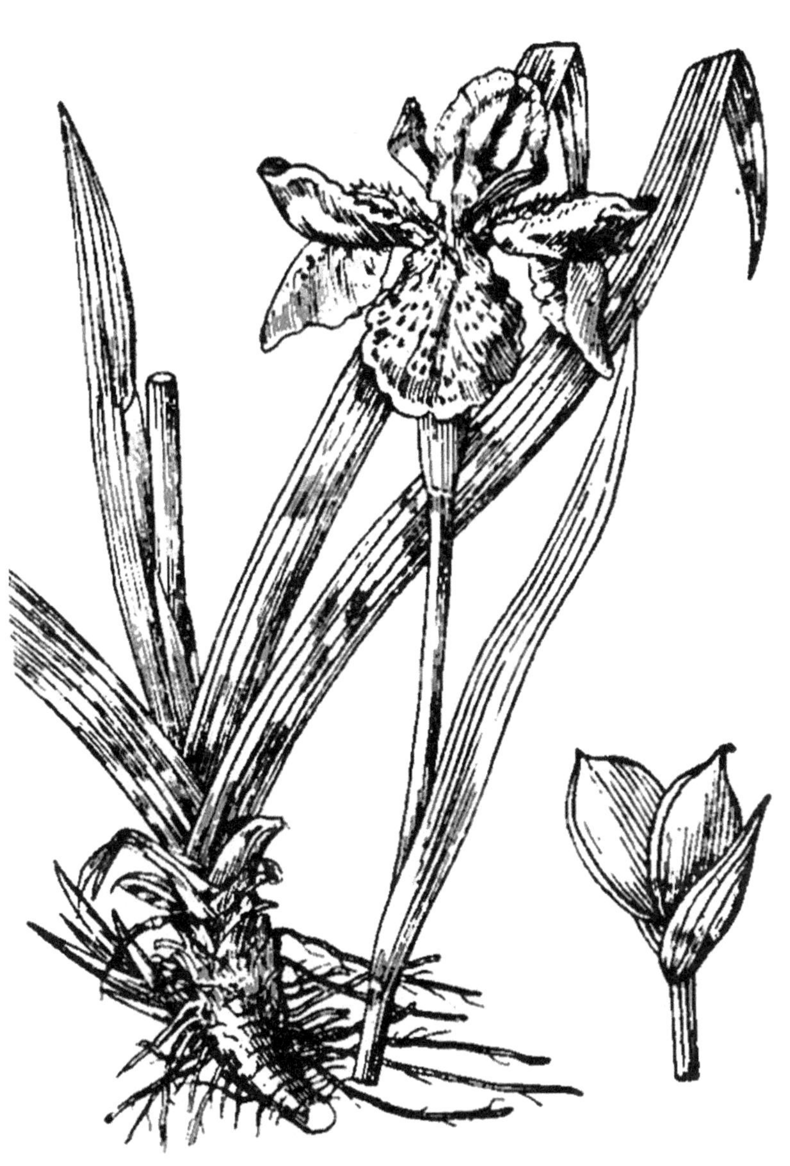

图62 鸢　尾（鸢尾科）

Iris tectorum Maxim.

卷柏

别名　九死还魂草　岩头松　还阳草

植物形态　多年生草本。主茎短，下部着生多数须根。分枝多而密，呈放射状丛生，各枝常为2歧，干后拳蜷，密被复瓦状叶，叶小，交互排列。孢子囊穗着生枝端。（图63）

生长环境　生于山坡岩石上。

采收加工　全草供药用。全年都可采收，但以6～7月采收较好，洗净，晒干。

性味功能　辛，平。生用破血，炒炭用止血。

临床应用　煎服：生用治经闭，倒经，症瘕，跌打损伤。鲜用3～7钱。炒炭用治吐血，便血，尿血，子宫出血。每用1钱5分～3钱。外用：鲜叶捣敷烫伤。

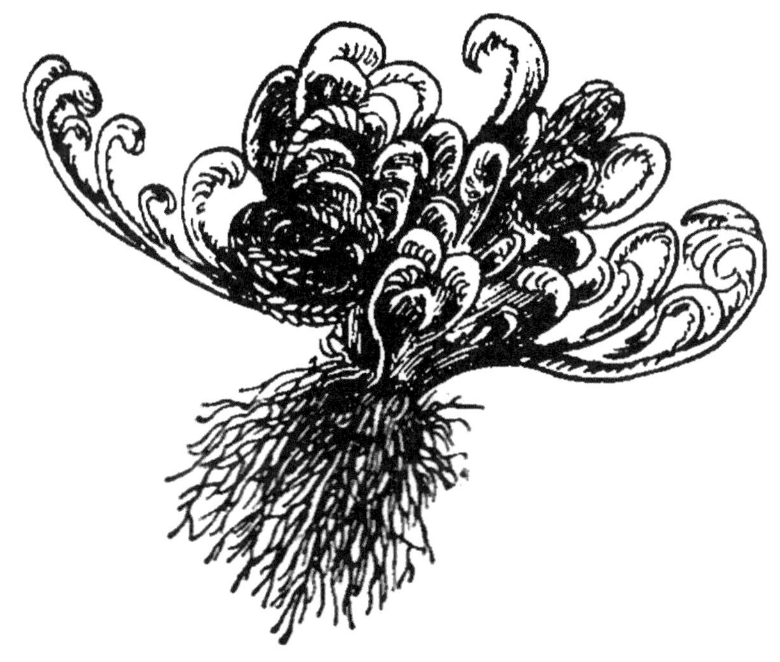

图63 卷 柏(卷柏科)

Selaginella tamariscina (Beauv.) Spring

贯　众

别名　管仲

植物形态　多年生草本。地下茎短，倾斜至直立，密被大鳞片。叶丛生，为一回羽状复叶；叶柄密被鳞片；小叶10～20对，具短柄或无柄，边缘有锯齿。孢子囊群多数生于小叶背面。（图64）

生长环境　野生于树林下湿地、溪沟边及石隙中。

采收加工　根茎供药用。9～10月采收，将根茎除去须根及大部分叶柄后晒干。

性味功能　苦，凉。杀虫解毒，清热止血。

临床应用　煎服治虫积，温热斑疹，吐血，鼻血，便血，血痢，崩中，带下。每用3～5钱。或入丸散。

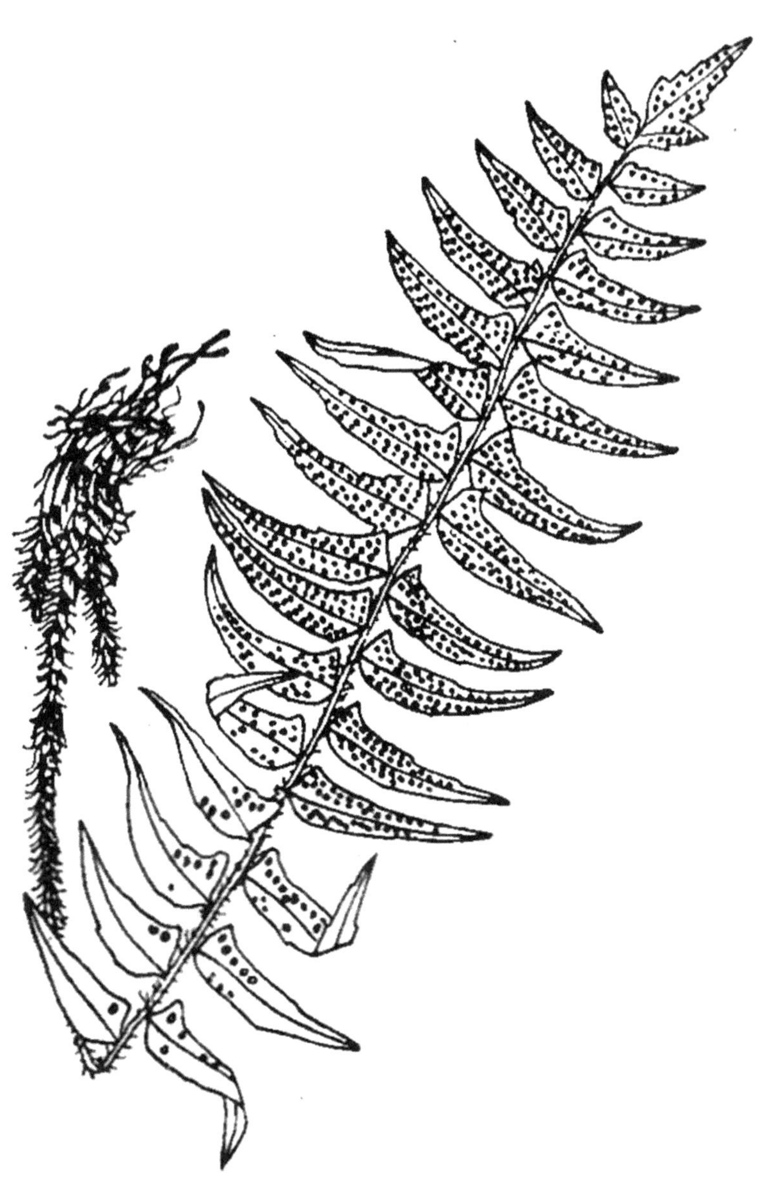

图64　贯　众(叉蕨科)

Cyrtomium fortunei J. Sm.

223

虎　杖

别名　斑根　紫金龙　活血丹

植物形态　多年生灌木状草本。根茎横卧地下，木质，外皮黄褐色。茎丛生，直立或倾斜，有分枝，表面光滑无毛，散生多数红色或带紫色的斑点。叶互生，阔卵形或近圆形，全缘或为不规则深波状起伏；托叶成短鞘，膜质，褐色，有时脱落。花序生于叶腋，花小，白色。花期6～7月。（图65）

生长环境　多生于山坡、山麓及溪谷两岸灌木丛中，也有生于沟边及路旁草丛中。

采收加工　根茎供药用。9～10月挖3年以上的老根茎，洗净，切成薄片晒干。

性味功能　苦，微温。破瘀，祛风湿，通经络。

临床应用　研末酒冲服治经闭，产后瘀血不行，每服1～2钱；蜜丸服治痔疮便血；浸酒饮治风湿关节痛。小便不禁及孕妇忌用。外用：煎水浸洗跌打损伤。

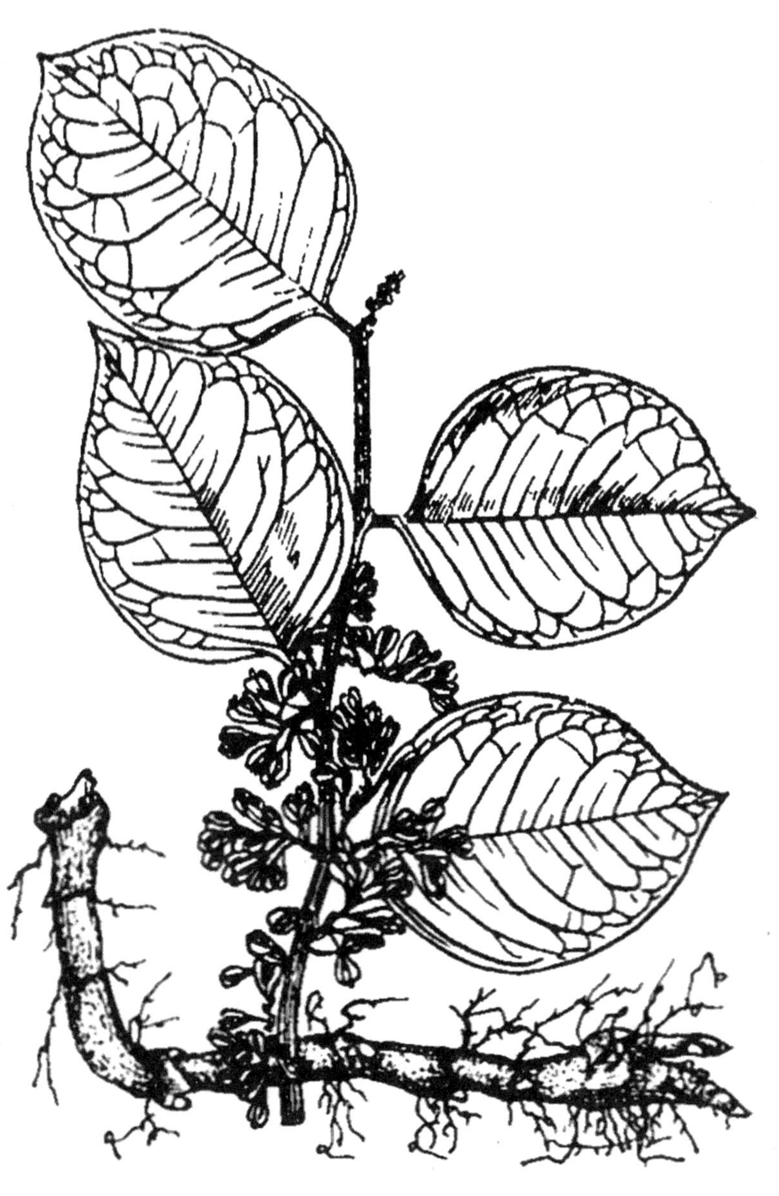

图65　虎　杖(蓼科)

Polygonum　cuspidatum Sieb. et Zucc.

225

虎耳草

别名 金丝荷叶 石荷叶 金线吊芙蓉

植物形态 多年生常绿草本。须根很多。匍匐枝如丝状，赤紫色，枝端可生幼苗。叶丛生，圆形或肾形，肉质而厚，边缘有不规则的圆锯齿，叶片上面深绿色，密生长刚毛，沿叶脉处常有白色斑纹，下面带紫色，无毛，密布小圆点；叶柄长，密生长毛。（图 66）

生长环境 喜生於阴湿处及石隙间。

采收加工 全草供药用，以叶为主。四季均可采收。

性味功能 辛微苦，寒。有小毒。祛风，清热，解毒。

临床应用 煎服治风疹块，丹毒，肺热咳嗽吐血，肺脓肿。干用 1 钱 5 分～3 钱。外用：捣汁滴耳治化脓性中耳炎；煎水熏洗痔疮肿痛。

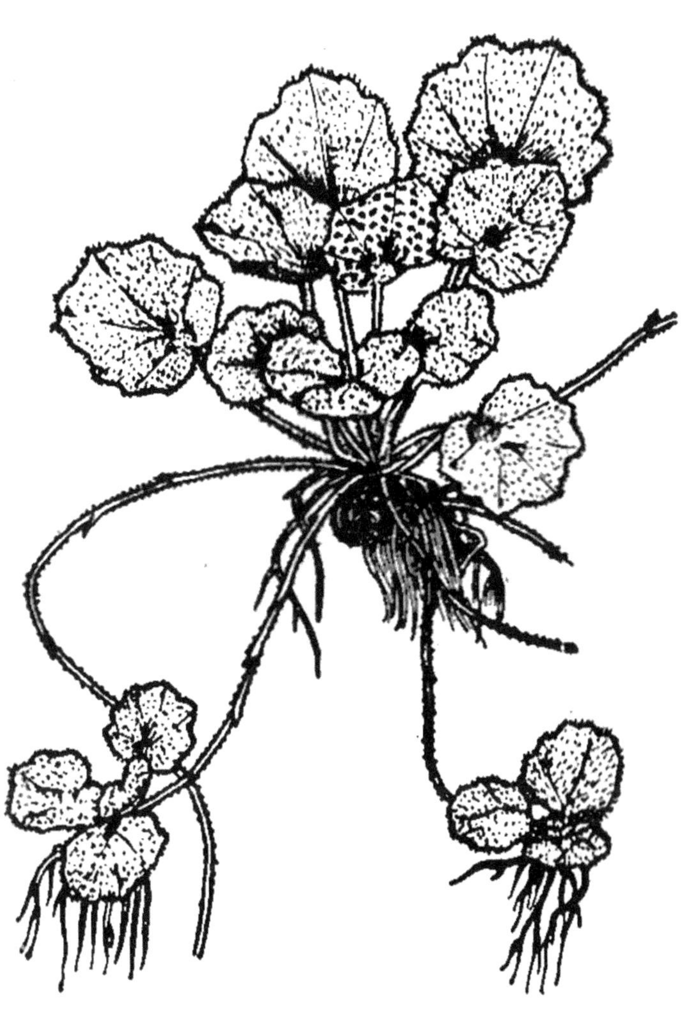

图66 虎耳草(虎耳草科)

Saxifraga stolonifera (L. f.) Meerb.

227

泽　兰

别名　地藕秸子　金马兰　节节高　地瓜儿苗

植物形态　原植物为地笋。多年生草本。地下根茎横走，稍肥厚，白色。茎方形，节上有长硬毛。单叶对生，无柄或近于无柄，叶片披针形或线状披针形，边缘具三角状尖锯齿，上面有短柔毛，下面有腺点。花轮生於叶腋，花冠白色，钟形。花期8～10月。（图67）

生长环境　生於山野低洼或潮湿地区。

采收加工　全草供药用。4～5月开花时采收，洗净，晒干。

性味功能　苦辛，微温。活血，行水。

临床应用　煎服治经闭，经行腹痛，产后瘀滞腹痛，身面浮肿。干用1钱5分～3钱。外用：捣敷疮肿及损伤瘀肿。

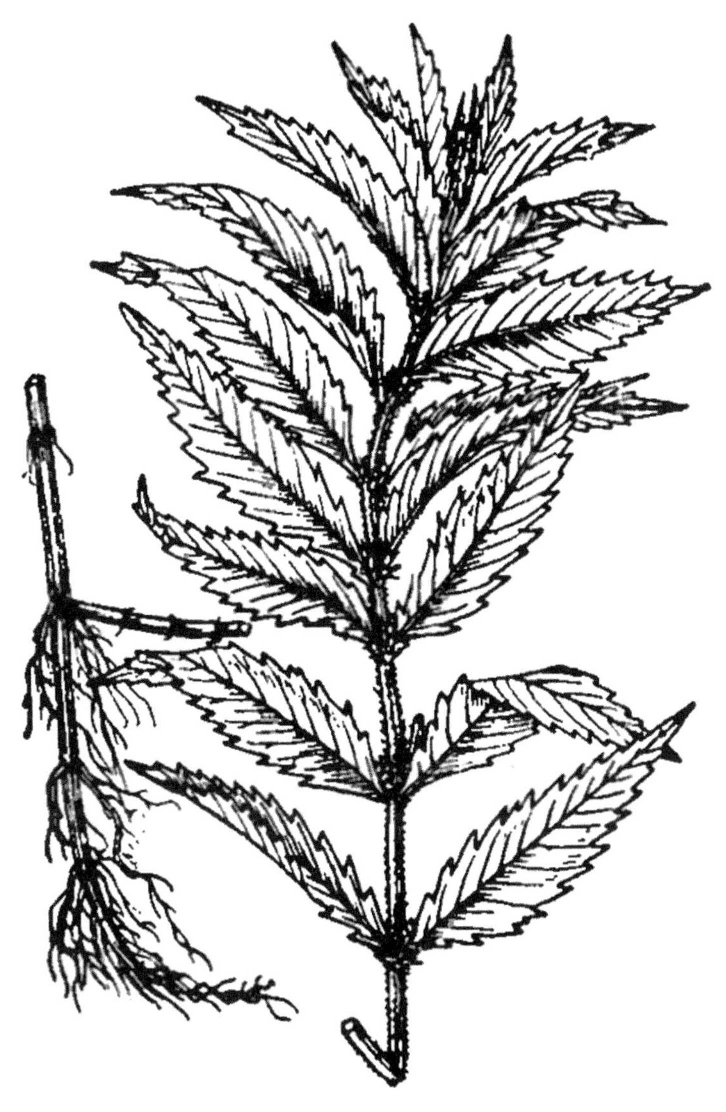

图67 地 笋(唇形科)

Lycopus lucidus Turcz. var. hirtus Regel.

229

泽 漆

别名 猫儿眼 五灯头草 乳浆草 五点草 五星草

植物形态 一年生或二年生草本。全草有白浆，全体光滑无毛，略带肉质。茎通常由基部分枝，稍倾斜，下部带紫红色。茎中、下部叶互生，倒卵形或匙形，先端微凹；顶端5叶轮生，其上有5个花枝，排成伞形，每枝再分3小枝，每小枝又分2～3小枝，多数小枝分叉之处轮生3叶，最后分出的小枝顶端着生黄绿色花序。花期4～5月。（图68）

生长环境 多生于荒地、路旁或田坎上。

采收加工 全草供药用。4～5月开花时拔取全草，晒干。

性味功能 苦，微寒。行水，消痰。

临床应用 煎服治水肿，痰饮咳喘，疟疾，脚气。干用1钱5分～3钱。或入丸散。外用：熬膏涂搽颈淋巴结核；捣烂开水泡汁含漱治牙痛；研末香油调搽癣疮。

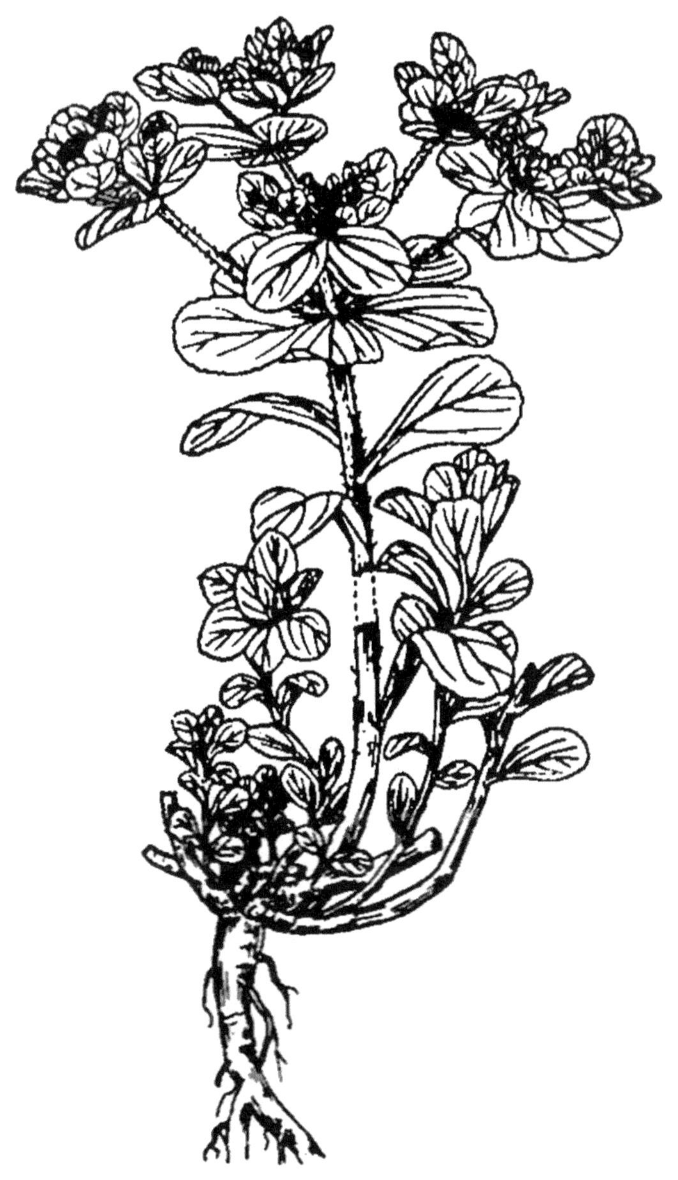

图68 泽 漆(大戟科)

Euphorbia helioscopia Linn.

231

青蒿

别名 黄香蒿 苦蒿 臭蒿

植物形态 原植物为黄花蒿。一年生草本，全体近于无毛，叶研碎后有气味。茎直立，有纵浅槽，幼时绿色，老时变为黄褐色，下部木质化，上部多分枝。叶互生，2～3回羽状深裂，小裂片狭窄如线，上面绿色，下面黄绿色，有柄；茎上部叶渐小，无柄。头状花序，球形，黄绿色。花期8～10月。（图69）

生长环境 多生于荒地路旁及山顶石缝中。

采收加工 全草供药用。9～10月开花结实时采收，割取地上部分，晒干。

性味功能 苦微辛，寒。清暑气，除蒸热。

临床应用 煎服治伤风感冒，骨蒸烦热，疟疾，黄疸型肝炎，痢疾。干用2～3钱，鲜用1～2两。外用：煎水洗疥疮瘙痒。

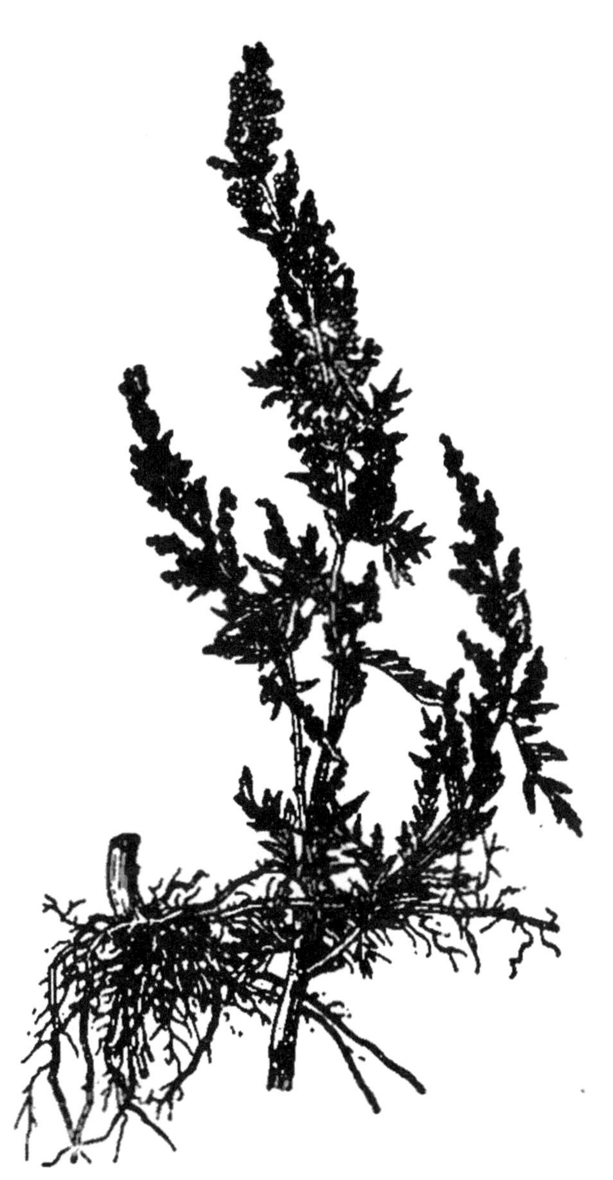

图69 黄花蒿(菊科)

Artemisia annua Linn.

233

青木香

别名 天仙藤根 野木香根 马兜铃根 三百两银药

植物形态 原植物为马兜铃。多年生缠绕草本，全体光滑无毛。单叶互生，叶片长椭圆状心脏形，全缘，叶基两侧突出呈圆耳形。7、8月间开花，花朵单生于叶腋，暗紫色。果实近圆形，10月成熟，熟时裂开。种子三角形，扁平，有翅，膜质。（图70）

生长环境 生长于山坡阴湿处、山谷、沟边及路旁。

采收加工 根供药用。全年都可采收，以5～10月为适宜，挖出后洗净晒干。（茎名天仙藤，果实名马兜铃，均供药用。）

性味功能 辛苦，寒。理气，止痛，解毒。

临床应用 煎汤或研末服，治胸腹胀痛，疝气。干用2～3钱，研末5分～1钱。浸酒服治风湿关节疼痛。外用：捣敷或磨汁涂痈肿热毒，疔疮。治毒蛇咬伤，可内服与外敷并用。

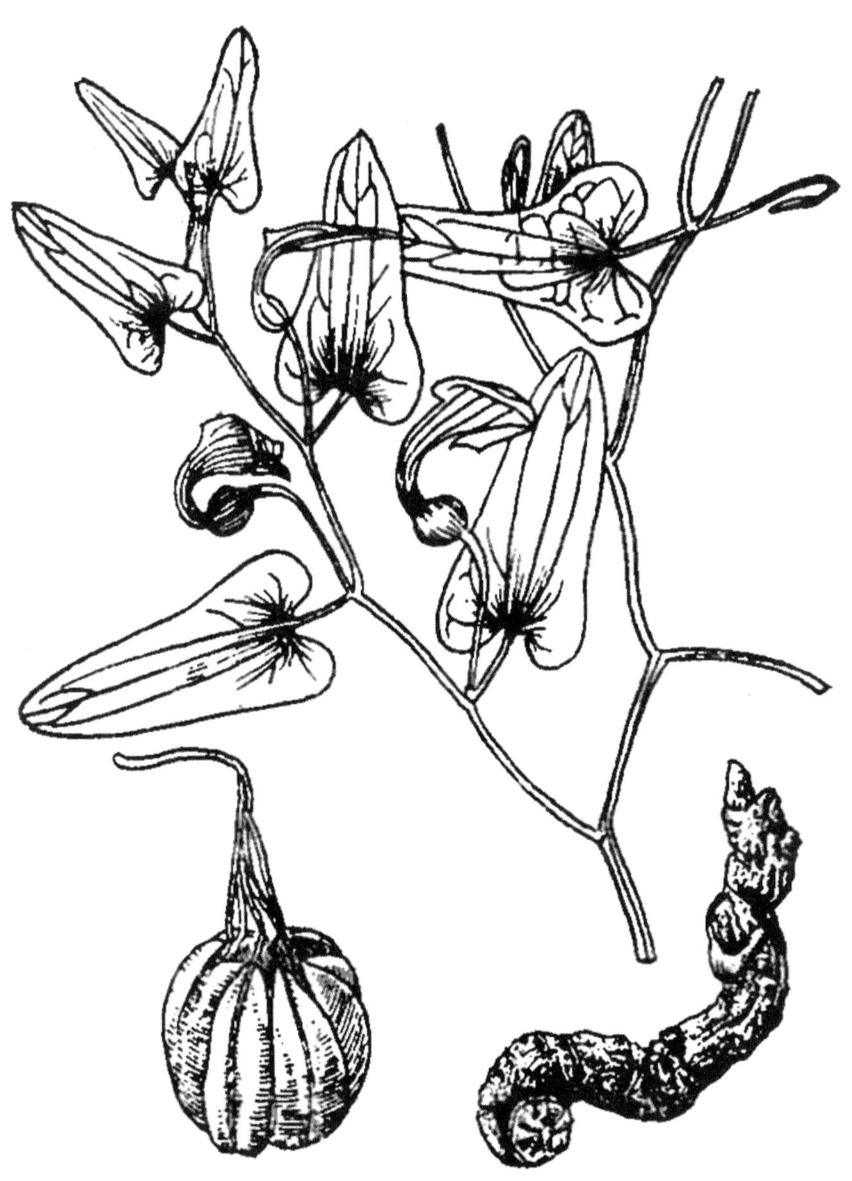

图70　马兜铃(马兜铃科)

Aristolochia debilis Sieb. et Zucc.

235

金针菜

别名 黄花菜

植物形态 原植物为萱草。根丛生，黄色条状，根端肥大成纺锤形。叶片呈长线形，有棱脊，下部重迭，至上方渐次开展。花茎较叶为长，顶端二歧，有花6～12朵，呈橙红色或黄红色。花期6～7月。（图71）

采收加工 花及根供药用。花名金针菜，在花期采收晒干。根名萱草根，8～9月采收，洗净晒干。

性味功能 甘，凉。花：利湿热，宽胸膈。根：清热，利水，止血。

临床应用 花：煎服治小便赤涩，黄疸，胸膈烦热，夜少安寐，乳汁不下。干用2～3钱，鲜用5钱～1两。根：煎服治水肿，小便不通，鼻衄，便血。干用3～5钱。

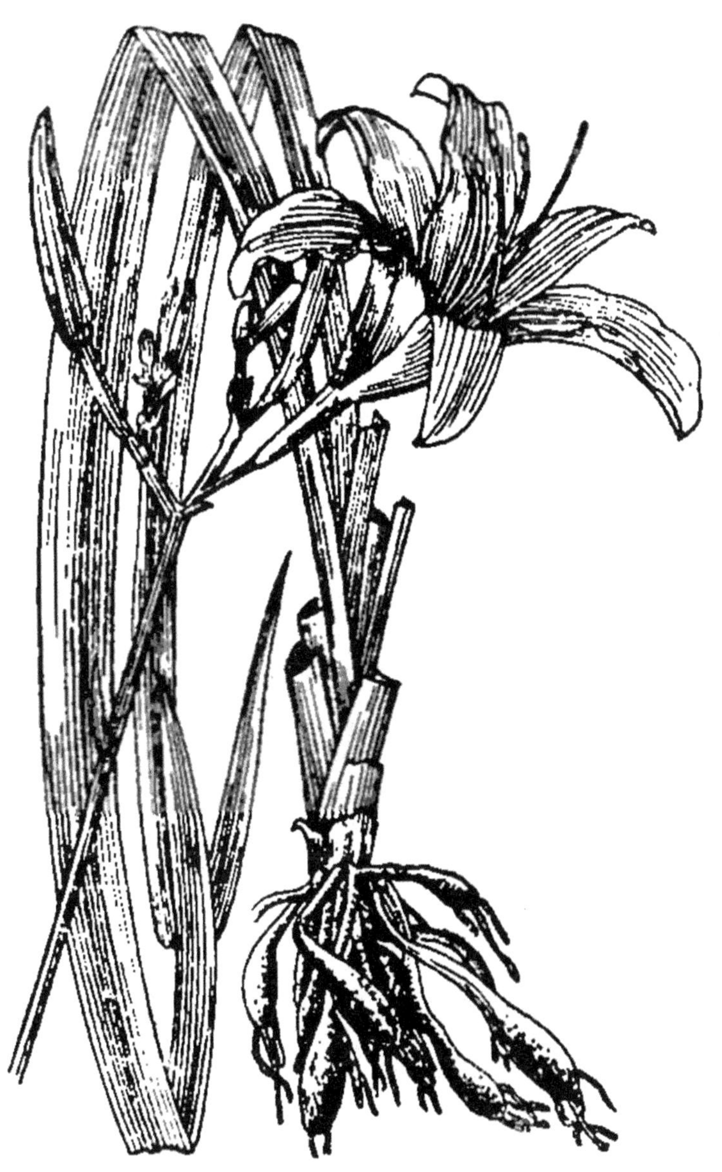

图71 萱 草(百合科)

Hemerocallis fulva Linn.

金荞麦

别名　铁脚将军草

植物形态　原植物为野荞麦。多年生草本。根茎较粗壮，外皮棕褐色，有多数须根。茎直立，绿色或紫红色，圆柱形，有沟槽。叶互生，叶片三角形，基部心脏形或戟形；托叶鞘状膜质。总状花序，生于叶腋或枝顶，花小，白色。果实三棱形。花期9～10月。（图72）

生长环境　家种。

采收加工　根及根茎供药用。春季出芽前或秋季果熟后采收，鲜用或晒干。

性味功能　酸苦，平。清热解毒。

临床应用　煎服治肺脓肿，肺炎，喉风，扁桃体炎。鲜用5钱～1两。外用：捣敷痈肿，疮毒，颈淋巴结核，蛇虫咬伤。

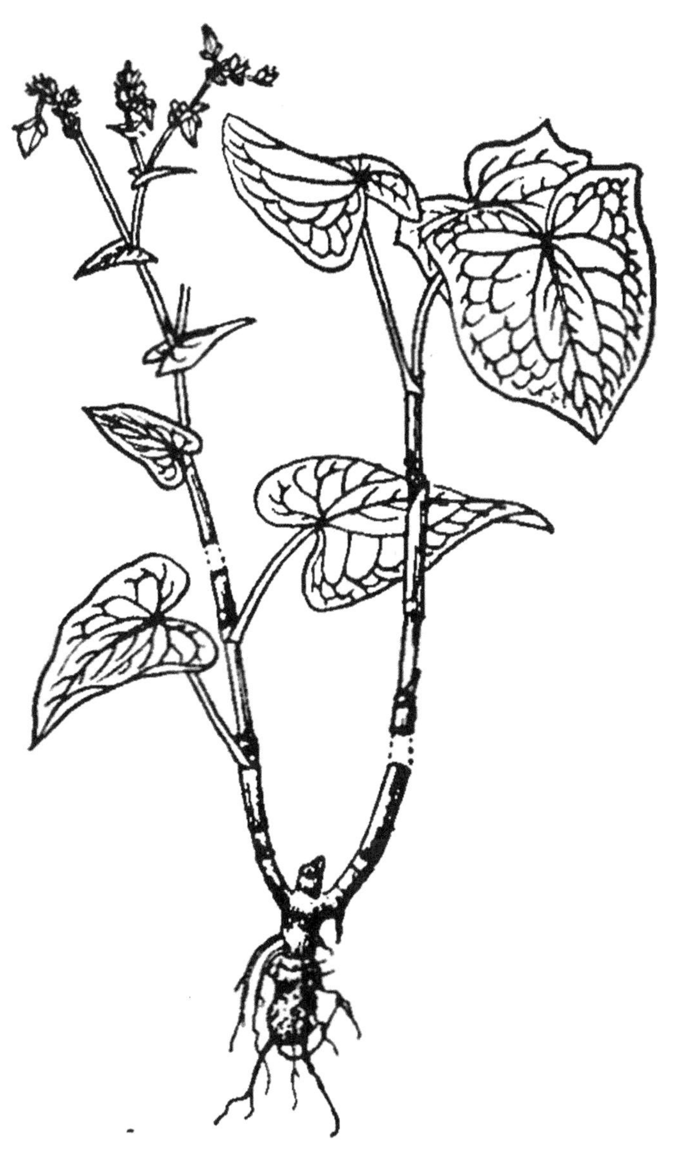

图72 野荞麦(蓼科)

Fagopyrum cymosum Meisn.

239

金银花

别名 双花 二宝花

植物形态 原植物为忍冬。多年生半常绿缠绕灌木。茎中空，多分枝，褐色，小枝密被短柔毛。叶对生，叶片卵圆形或长卵圆形，全缘。花成对生于叶腋，初开时为白色，后变黄色，有时带紫斑，很香。花期4～6月。（图73）

生长环境 生于山坡、林边，多缠绕树上，也有栽培于篱笆旁。

采收加工 花供药用。5～6月在晴天早晨露水刚干时，摘取未开放的花蕾，晾干，不可烈日曝晒，要常翻动，否则容易变黑。（茎叶名忍冬藤，亦供药用）。

性味功能 甘，寒。清热解毒。

临床应用 煎服治温病发热，热毒血痢，痈肿疮毒，痔疮，颈淋巴结核。干用3钱～1两。外用：煎水洗湿疹，乳头破裂。

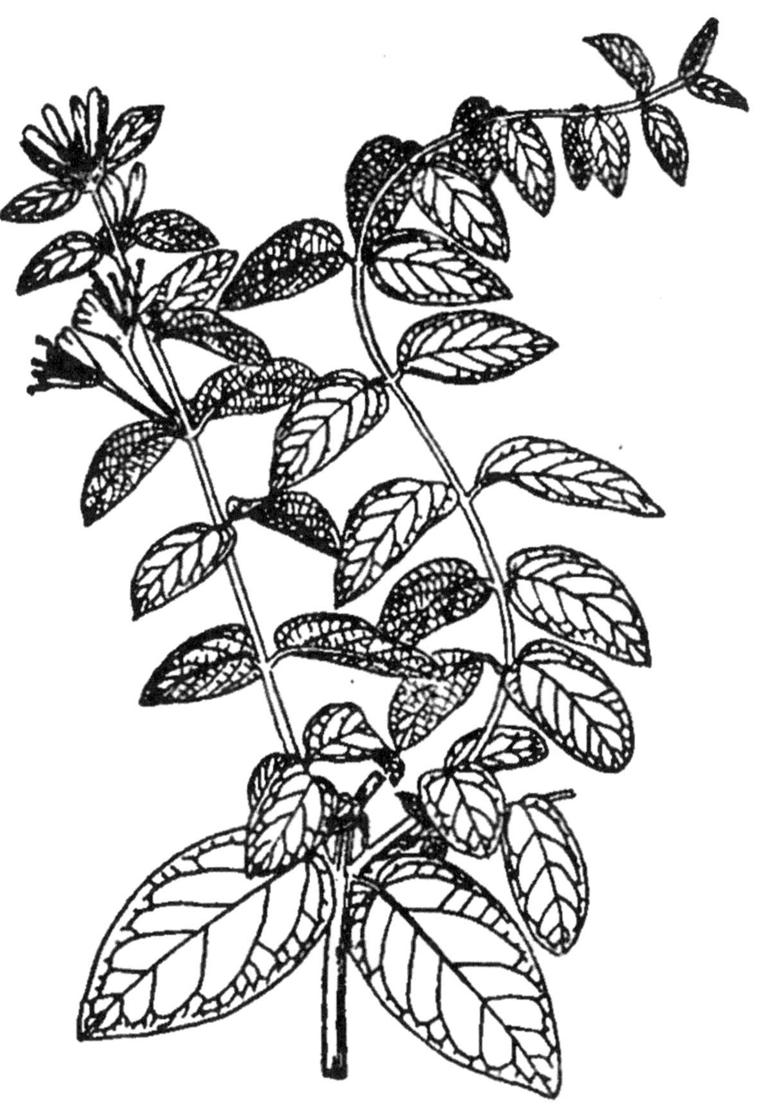

图73　忍　冬（忍冬科）

Lonicera japonica Thunb.

241

金樱子

别名 糖罐子　野石榴　糖桔子　刺梨子

植物形态 常绿攀援灌木。茎红褐色密布细刺。复叶互生，具3小叶，托叶线状披针形；小叶有短柄，椭圆状卵形至卵状披针形，边缘具细锐锯齿。花白色，有香气，单生于新枝顶端。成熟果实桔红色，倒卵形，略似花瓶，外有刚毛。花期5～6月，果期9～10月。（图74）

生长环境 生长于向阳山坡草丛中或山坡路旁。

采收加工 果实及根供药用。10～12月果实成熟变红时采收，晒干，擦去表面针刺。根全年可采收，洗净晒干。

性味功能 果实：酸涩，平。固精涩肠，缩尿止泻。根：性味同果实。止血，杀虫。

临床应用 果实：煎服治滑精，遗尿，小便频数，脾虚泻痢，肺虚咳喘，自汗，盗汗，崩漏，带下。干用1钱5分～3钱。或入丸散，或熬膏。有实火邪热者忌服。根：煎服杀蛲虫，治子宫脱垂。根皮炒用，止便血，滑痢，崩漏，带下。

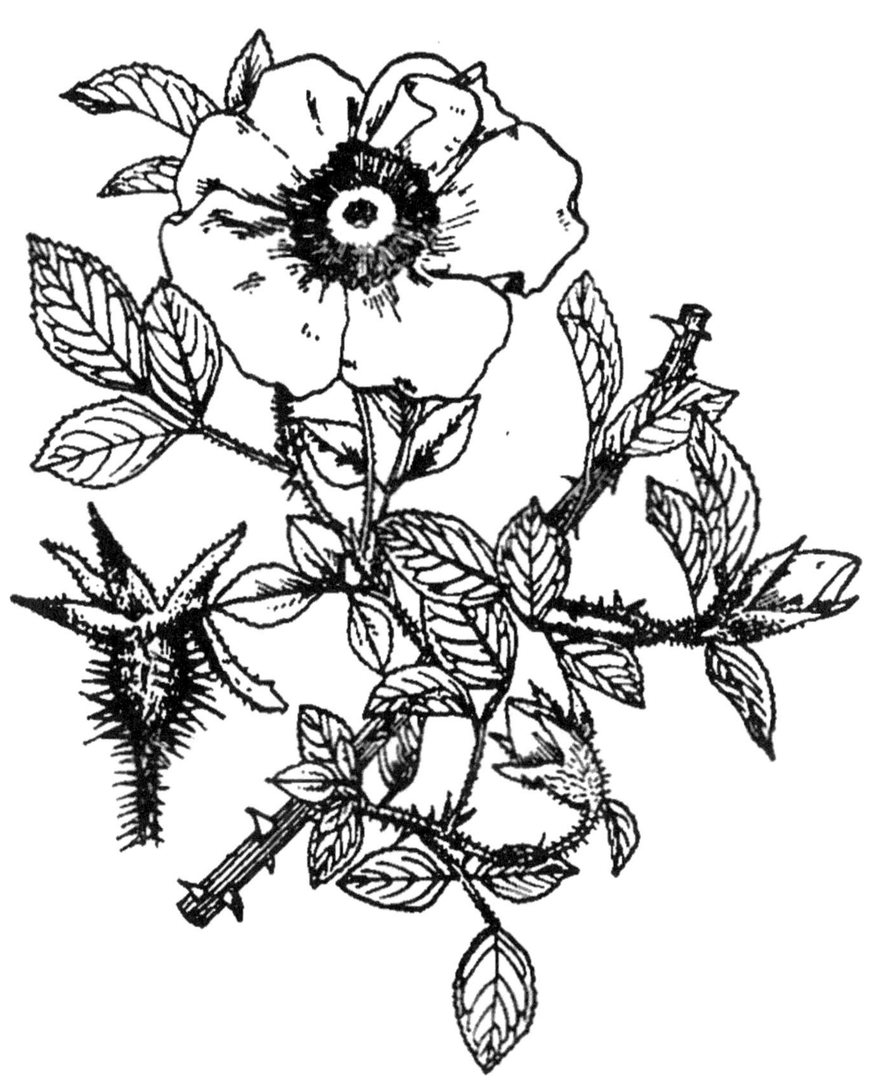

图74　金樱子(蔷薇科)

Rosa laevigata Michaux

243

板蓝根

别名 大青根

植物形态 原植物为菘蓝。二年生草本。主根深长。茎上部多分枝,光滑无毛,多少带白粉状。叶互生,根生叶长椭圆形,具柄;茎生叶披针形,无柄,半抱茎。圆锥花序,花黄色。花期5月。(图75)

生长环境 为栽培植物。

采收加工 根及叶供药用。根名板蓝根,10~11月挖取,洗净晒干。叶名大青叶,1年分5月中旬、6月下旬、8月3次收割,洗净晒干。

性味功能 苦,寒。清热,解毒,凉血,止血。

临床应用 根:煎服或打汁服治热毒发斑,丹毒,大头瘟,咽喉肿痛,痄腮,吐血,鼻血,急性黄疸型肝炎;与羌活同用治流感。干用3~5钱,鲜用1~3两。叶:功用与板蓝根同。

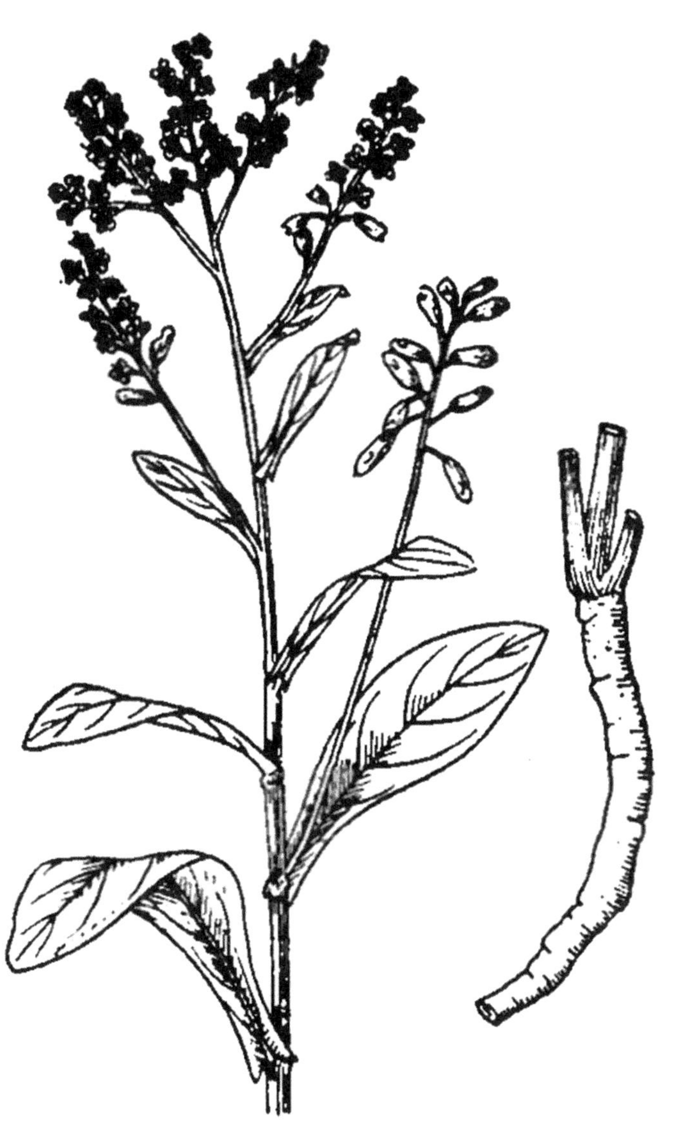

图75 菘 蓝(十字花科)

Isatis tinctoria Linn.

245

河白草

别名 刺犁头 杠板归

植物形态 原植物为贯叶蓼。攀援性草质藤本，全体无毛。茎绿色带红，有棱，棱上有倒生的钩状刺。叶互生，有长柄；叶片三角形，质柔嫩淡绿色，通常叶柄及下面叶脉上都有倒钩刺；托叶鞘呈叶状，圆形或卵形，包茎。短穗状花序，顶生或腋生，花小，白色或淡红紫色。花期6～8月。（图76）

生长环境 生长于山沟、屋旁、路边草丛中。

采收加工 全草供药用。6～8月间采收，晒干。

性味功能 酸苦，平。利水消肿，散瘀解毒。

临床应用 煎服治肾炎水肿，黄疸，痢疾，疟疾，淋病，喉痹，肺痈。干用3～5钱，鲜用7钱～1两5钱。外用：捣敷丹毒，毒蛇咬伤，亦可煎水熏洗水肿。

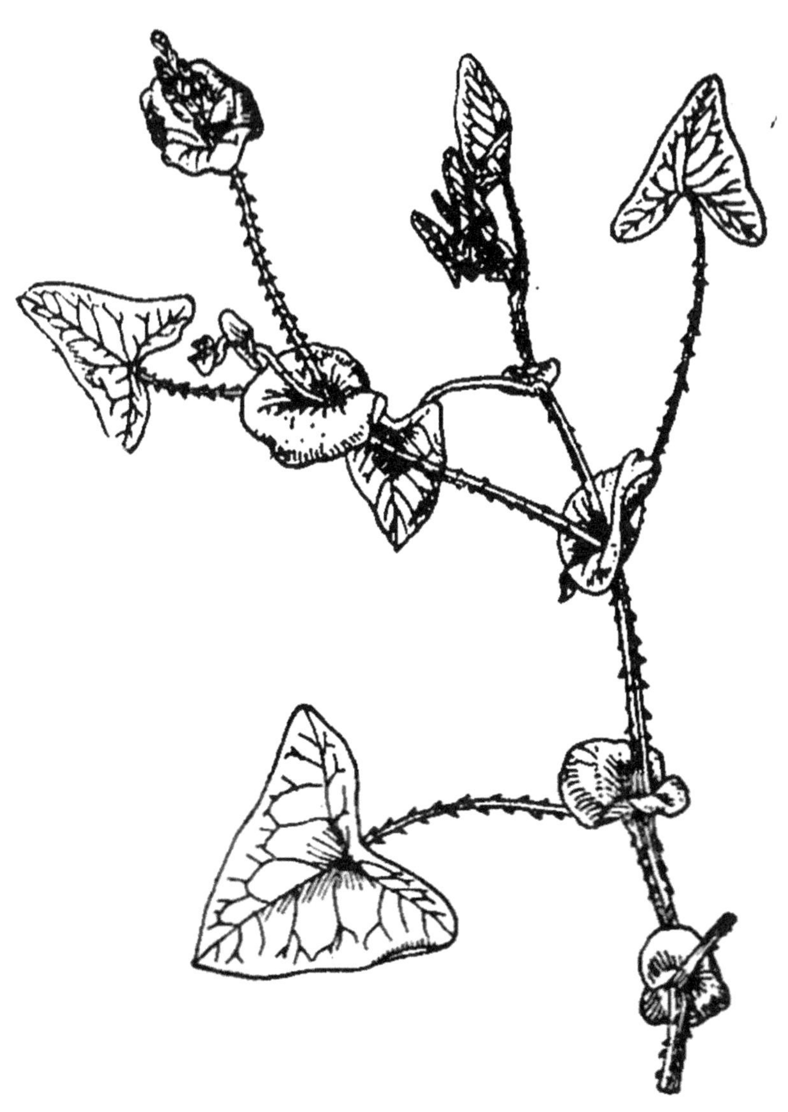

图76　贯叶蓼(蓼科)

Polygonum perfoliatum Linn.

247

鱼腥草

别名 脚臭草

植物形态 原植物为蕺菜。多年生草本，全株有腥臭。3～4月生长的茎叶全为紫色，下部的茎匍匐，节上生须根，上部的茎直立。叶互生，有柄和托叶，叶片心脏形，全缘，下面带紫红色。穗状花序生于茎顶，总苞4片白色；小花密集成圆筒形。花期5～8月。（图77）

生长环境 生于阴湿地区，如山谷、溪沟边缘和林下。

采收加工 带根全草供药用。7～9月采收全草，晒干。

性味功能 辛，微寒。清热解毒，消肿。

临床应用 煎服或捣汁饮，治肺脓肿，咳吐脓血，急性阑尾炎。干用3～5钱，鲜用1～2两。外用：捣敷痈肿；和毛茛同捣敷脉搏处，治急性肾炎；煎水洗湿疹，疥疮。

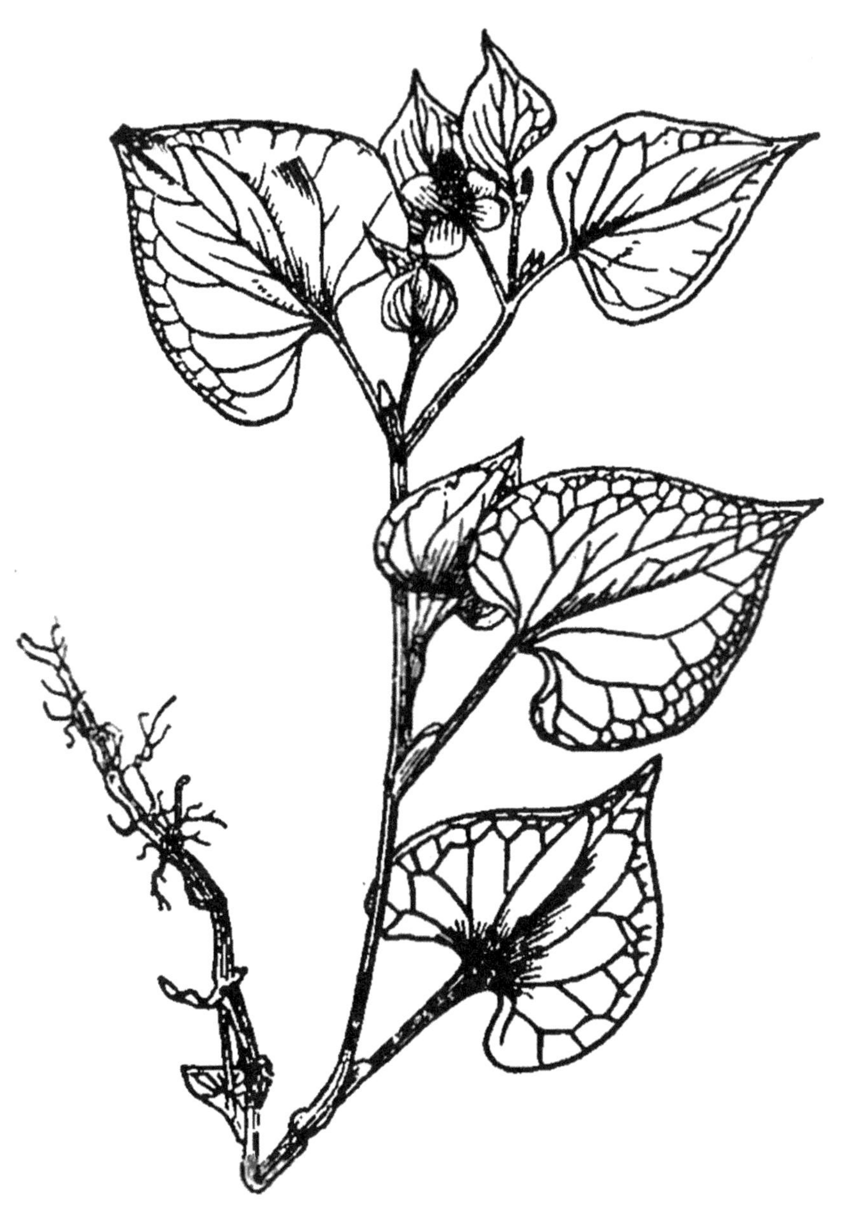

图77 蕺　菜(三白草科)

Houttuynia cordata Thunb.

249

刺果甘草

别名 马狼秸 胡苍耳 马兰杆子

植物形态 多年生草本。基部木质化，茎、枝有棱，全体被鳞片状黄色腺体。叶为奇数羽状复叶，小叶4～6对，阔披针形或卵圆状矩形，中脉突出于叶片顶端，成为短尖。总状花序，较叶短。荚果褐色，表面有刺。花期6～7月。（图78）

生长环境 生长于苏北田边、河边、堤岸上的草丛中。

采收加工 根部供药用。全年可采收，挖起根部，洗净晒干。

临床应用 外用：煎水熏洗治阴道滴虫病。

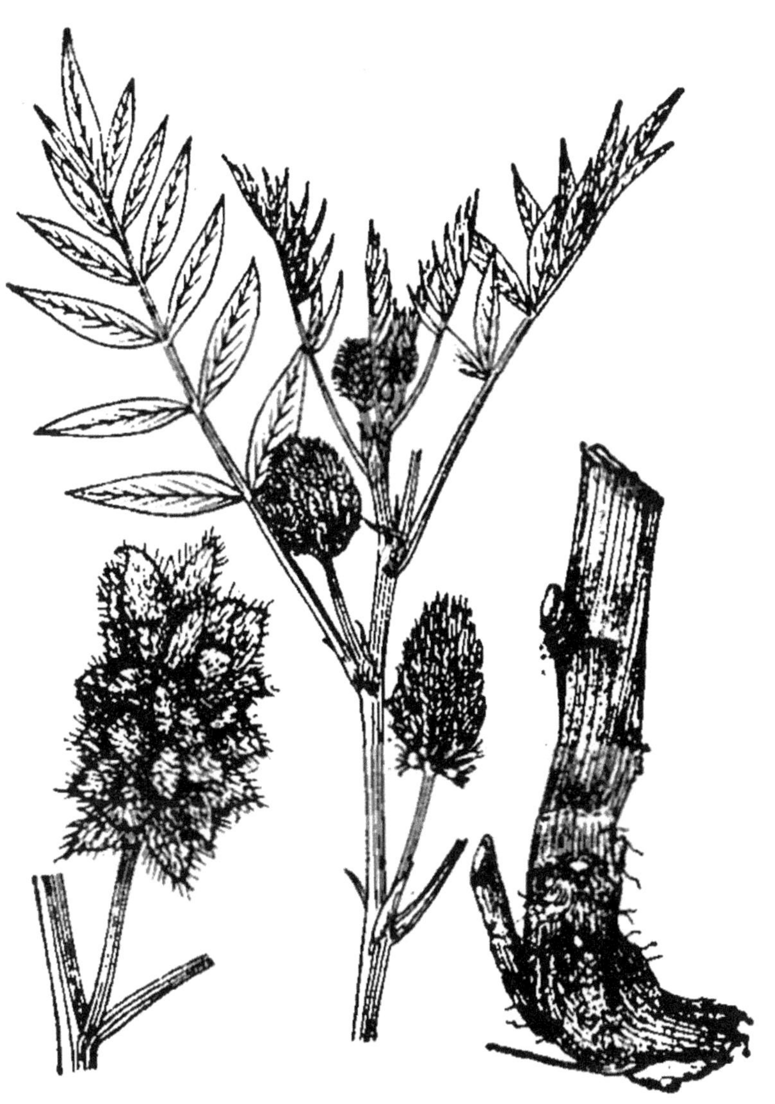

图78 刺果甘草(豆科)

Glycyrrhiza pallidiflora Maxim.

251

香附

别名 三棱草根 香附子 蓑衣草根 沙荸荠

植物形态 原植物为莎草。多年生草本。根茎匍匐，并生有暗褐色膨大的块茎，有香气，块茎的节明显，上有紫棕色毛须。茎三棱形。叶线形，与茎等长，或比茎稍长。（图79）

生长环境 生于田埂、田坎及田间，为田野间常见的杂草。

采收加工 块茎供药用。4～9月采收，以8～9月采挖的较好。将块茎洗净，用微火燎去须毛，晒干。

性味功能 辛苦甘，平。理气解郁，止痛调经。

临床应用 煎服治胸闷腹胀，停食，停痰。干用2～3钱，鲜用5钱～1两。研末服治崩漏，月经不调，产后血晕，乳痈，痈肿，瘰疬，疝气，耳聋，中耳炎。

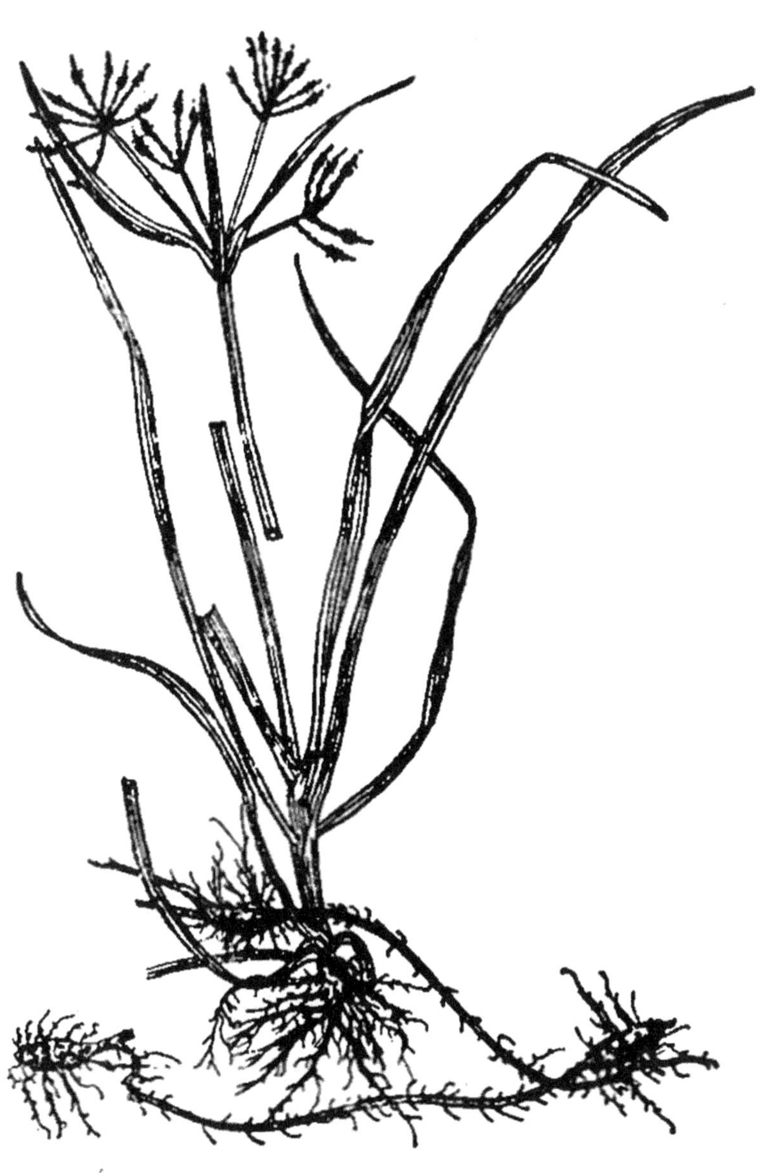

图79　莎　草(莎草科)

Cyperus rotundus Linn.

253

草　乌

别名　小脚乌

植物形态　原植物为乌头。多年生草本。地下有块根，主根倒圆锥形，表面棕黑色，多皱缩。茎直立，无毛。单叶互生，叶片掌状3深裂，每裂片又2～3深裂，下部的叶有柄，上部的叶近于无柄，质稍厚，表面有光泽。总状花序顶生或腋生，花冠鲜蓝色。花期9～10月。（图80）

生长环境　野生于山坡或路旁草丛中。

采收加工　根部供药用。6～8月采收。剪去茎叶和细根，洗净晒干。

性味功能　辛，热。有大毒。搜风，燥湿，祛寒，消痰，通络。

临床应用　煎服或研末服治风寒湿痹，中风瘫痪，心腹冷痰，肠腹疠痛，偏正头痛，破伤风。煎服每用5分～1钱5分。一般炮制后用，煎药时间宜长，生者禁内服。外用：醋磨涂痈肿恶疮。

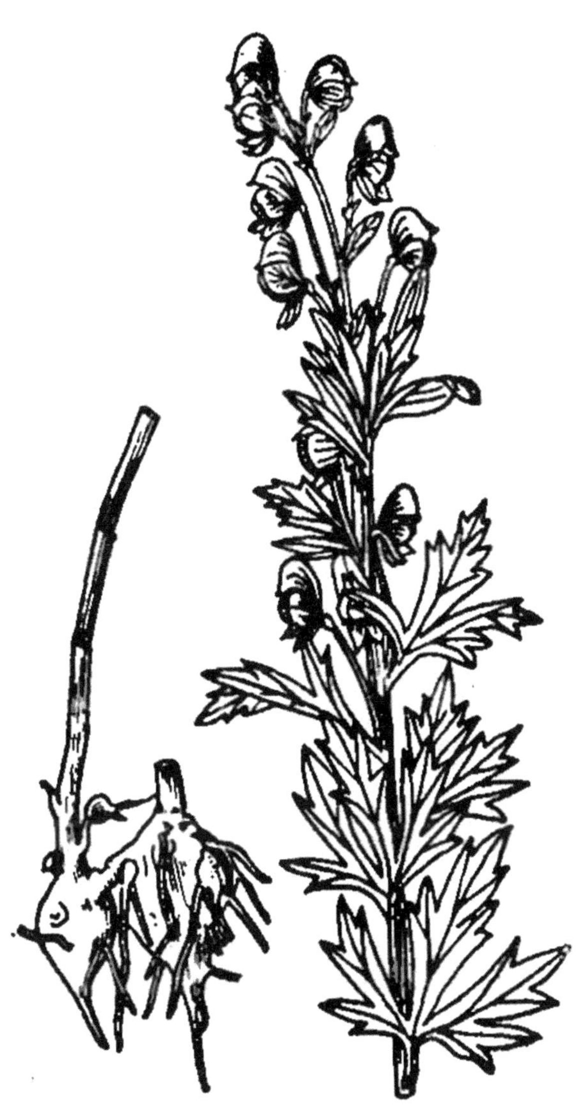

图80　乌　头(毛茛科)

Aconitum chinense Paxt.

茜　草

别名　红茜根　铁血藤　活血草　四轮草

植物形态　多年生草本，茎蔓延攀援生长。根丛生，细长圆柱形，外皮黄赤色，断面红色或淡红色。茎有纵棱，棱上有倒生的刺。叶4片轮生，有长叶柄，叶片三角状卵形，全缘，有主脉3～5条，叶柄和叶背面的主脉上都有倒刺。9～10月开多数淡黄色小花。（图81）

生长环境　野生于山坡岩石旁或沟边草丛中。

采收加工　根供药用。4～5月可开始采收，但以9～12月采收的质量为好。将采挖的根洗净，晒干。

性味功能　苦，寒。行血止血，消炎，通经络。

临床应用　煎服治吐血，衄血，血尿，便血，血崩，经闭。干用3～5钱，鲜用1两5钱。浸酒服治风湿关节疼痛、跌打损伤。

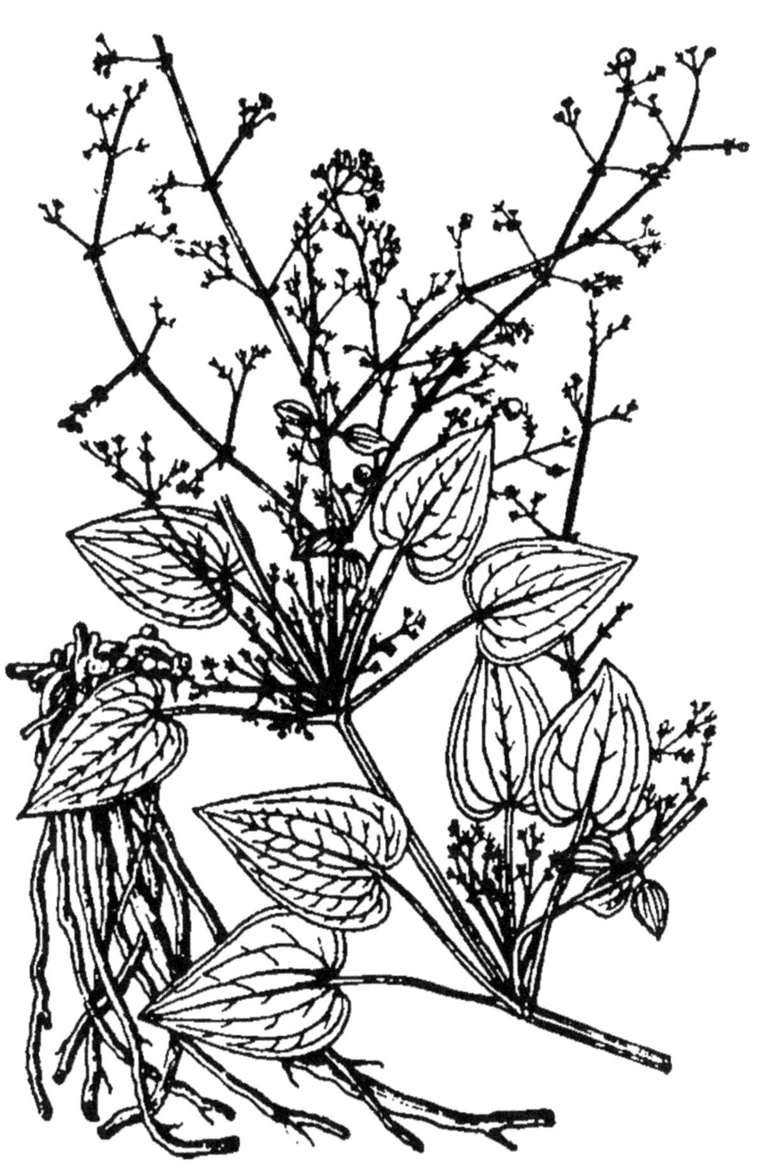

图81　茜　草(茜草科)

Rubia cordifolia Linn.

茵陈蒿

别名 猴子毛 绵茵陈 绒蒿

植物形态 多年生草本。茎直立，幼枝有细软毛，老后脱落。幼枝上的叶有柄，2～3回羽状深裂，小裂片线形，灰绿色，两面密被绵白毛；成熟枝或花枝上的叶，无毛无柄，1～2回羽状分裂，裂片线状，黄绿色，基部抱茎。头状花序黄绿色，形小多数。花期9～11月。（图82）

生长环境 多生于山坡、路边、河岸沙砾地带。

采收加工 幼株供药用，以茎叶为主。3～4月采收幼株，晒干。

性味功能 苦微辛，寒。清湿热，利尿。

临床应用 煎服治黄疸型肝炎，身热小便不利。干用5钱～1两，鲜用2～3两。

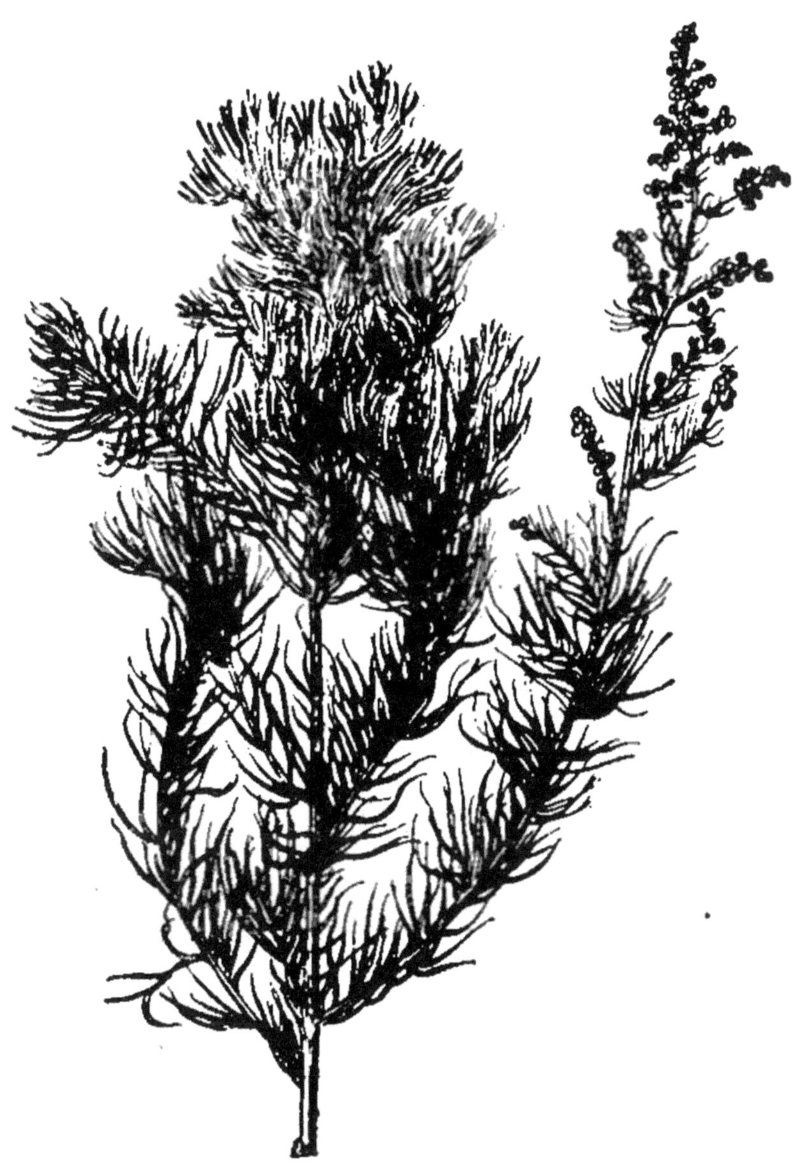

图82　茵陈蒿(菊科)

Artemisia capillaris Thunb.

259

荔枝草

别名 蛤蟆草 癞枯草 沟香薷 雪见草 臌胀草

植物形态 二年生草本。有黄白色须根，头一年只有丛生的根生叶，长椭圆形，叶面有显著皱缩；第二年4月间抽茎，茎方形，有槽，多分枝。茎生叶对生，长卵圆形。花序从叶腋及顶端生出，小花多数，淡紫色，有特殊气味。花期4～5月。（图83）

生长环境 多生长于河边、荒地及路旁。

采收加工 第一年生全草供药用。3～4月未开花前采收全草，鲜用或洗净晒干。

性味功能 辛，凉。凉血，祛瘀，消肿，解毒。

临床应用 捣汁服治咽喉红肿疼痛，扁桃体炎；煎服治膀胱结石，急性肾炎，妇女崩漏。鲜用1～2两。外用：捣敷痈肿，搭背，毒蛇咬伤。

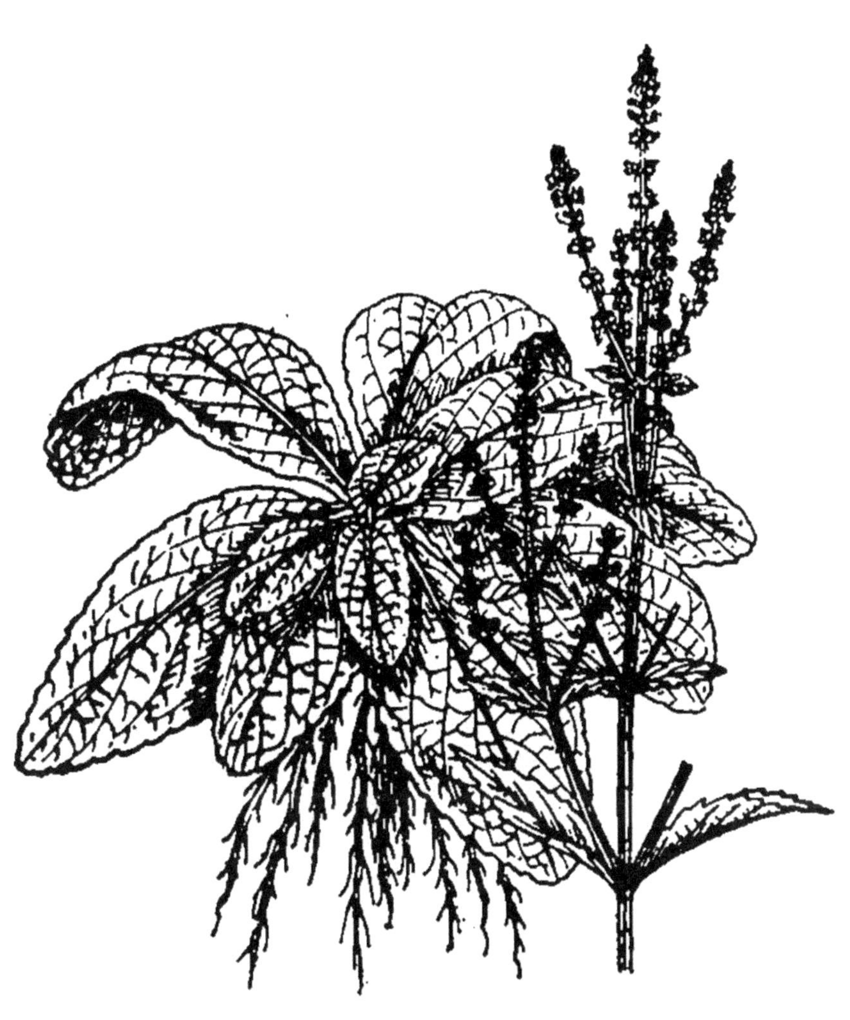

图83 荔枝草(唇形科)

Salvia plebeia R. Br.

261

珍珠菜

别名 红梗草

植物形态 一年生草本。茎直立。单叶互生，卵状椭圆形或阔披针形，边缘稍向下卷，两面具疏毛及黑色斑点。总状花序顶生，花白色。花期4月。（图84）

生长环境 野生在山坡、路旁及溪边草丛中。

采收加工 根或全草供药用。秋季采收，洗净晒干。

性味功能 辛，温。利水消肿，活血调经，解毒。

临床应用 煎服治水肿，跌打扭伤，月经不调，白带，小儿疳积。干用3～5钱。外用：煎水洗脚肿；捣敷蛇咬伤。

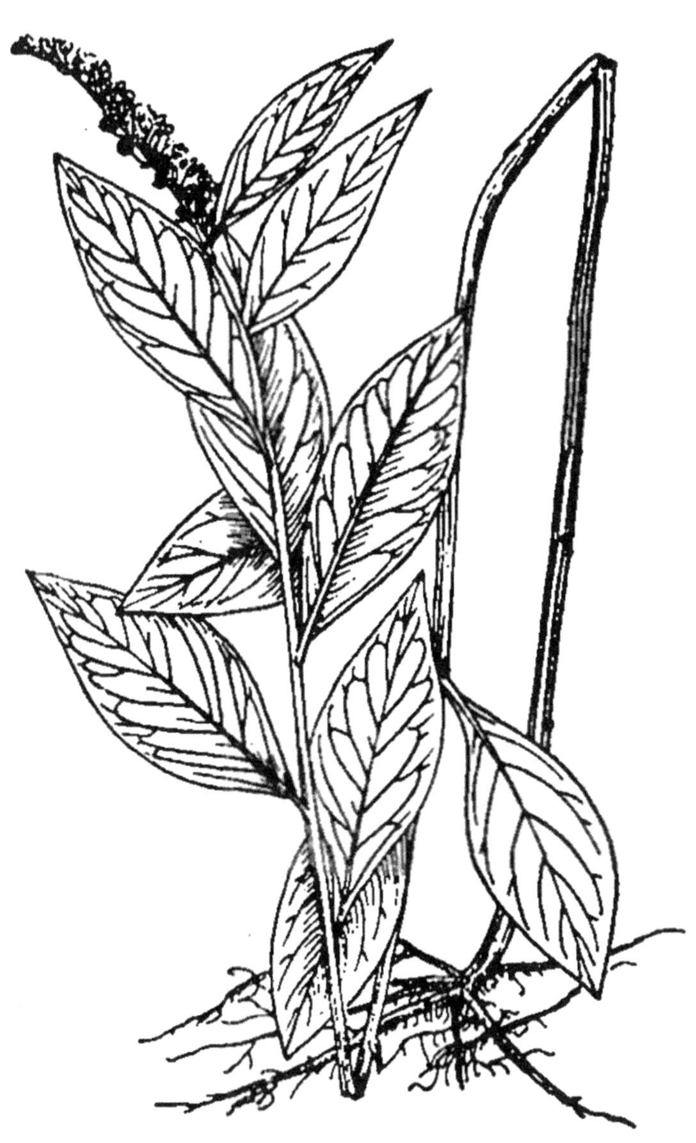

图84 珍珠菜(报春花科)

Lysimachia clethroides Duby.

263

枸 杞 子

别名 狗奶子 枸杞头子

植物形态 原植物为枸杞。落叶灌木。枝弧垂或匍匐，有短刺或无刺。叶互生，有短柄，叶片近倒卵形至卵状披针形，全缘。花簇生于叶腋，花冠紫色。浆果鲜红色，卵形或长卵形。花期9月，果熟期10月。（图85）

生长环境 野生于路旁或山石缝中。

采收加工 果实及根皮供药用。果实名枸杞子，成熟后采收晒干。根皮名地骨皮，常年可采，将鲜根洗净，用刀割裂后剥下根皮，晒干。

性味功能 果实：甘，平。滋肾，润肺，补肝，明目。根皮：苦，寒。凉血，泻火，清肺，除骨蒸。

临床应用 果实：煎服治肝肾阴亏，腰膝酸软，头晕目眩，目昏多泪，虚劳咳嗽，消渴，遗精，血虚经闭。干用2～4钱。亦可熬膏，浸酒。根皮：煎服治咳血，烦热消渴，虚痨骨蒸多汗，口舌糜烂，小便出血。干用3～8钱。外用：煎水加食盐少许洗火眼；醋煎含漱治虫牙痛；煎水熏洗妇女阴肿或生疮。

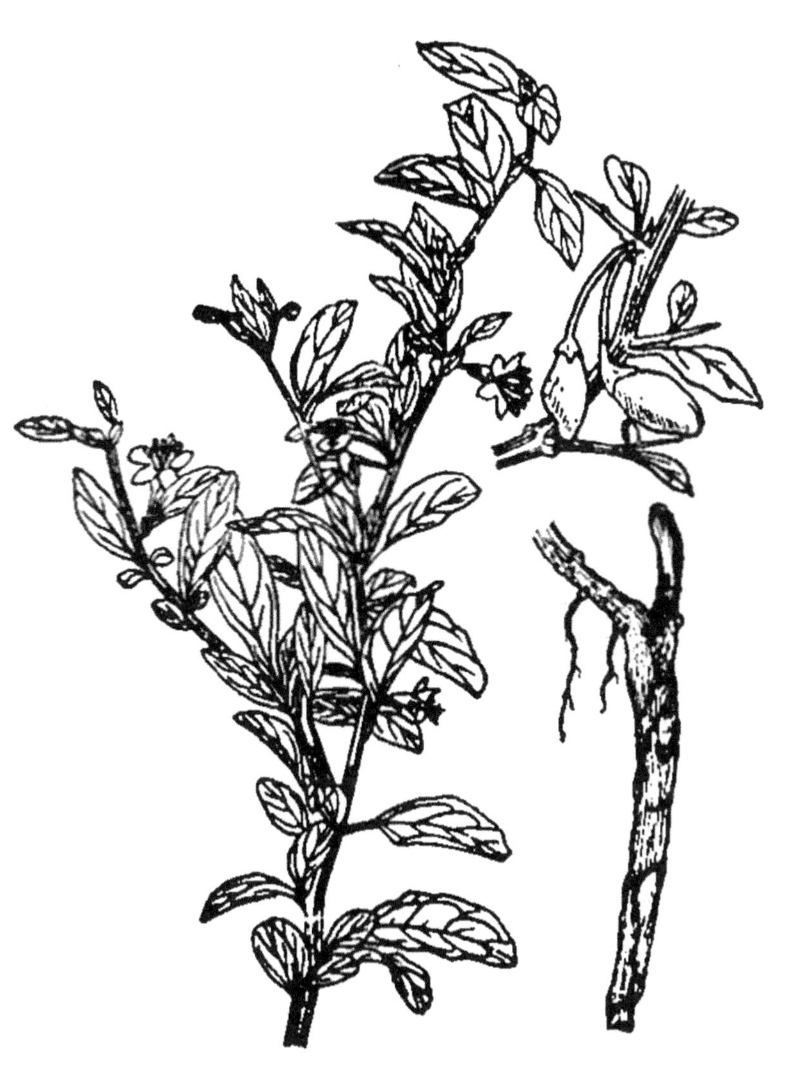

图85　枸　杞(茄科)

Lycium chineuse Miller

核　桃

别名　山核桃

植物形态　原植物为胡桃。落叶乔木，高达25米。树皮灰色，小枝光滑，具明显的叶痕和皮孔。奇数羽状复叶，小叶5～13片，椭圆形或椭圆状卵形，幼时有波状锯齿，长成后全缘。果实近球形，外果皮绿色，光滑，内果皮坚硬，具不规则的浅沟。花期5月，果期10月。（图86）

生长环境　多栽培于平原和丘陵地区。

采收加工　果实和叶供药用。10月果皮变黄时采收，采后堆积5～7天，把外果皮脱掉，晒干。叶5～10月均可采收。

性味功能　果肉：甘，微温。敛肺定喘，补肾涩精。

临床应用　果肉和他药为丸，治老年喘咳，腰痛足膝无力；炒研酒服，治功能性子宫出血。每用3～5钱。外用：捣取油滴耳治中耳炎。叶与鸡蛋煮食治象皮肿。

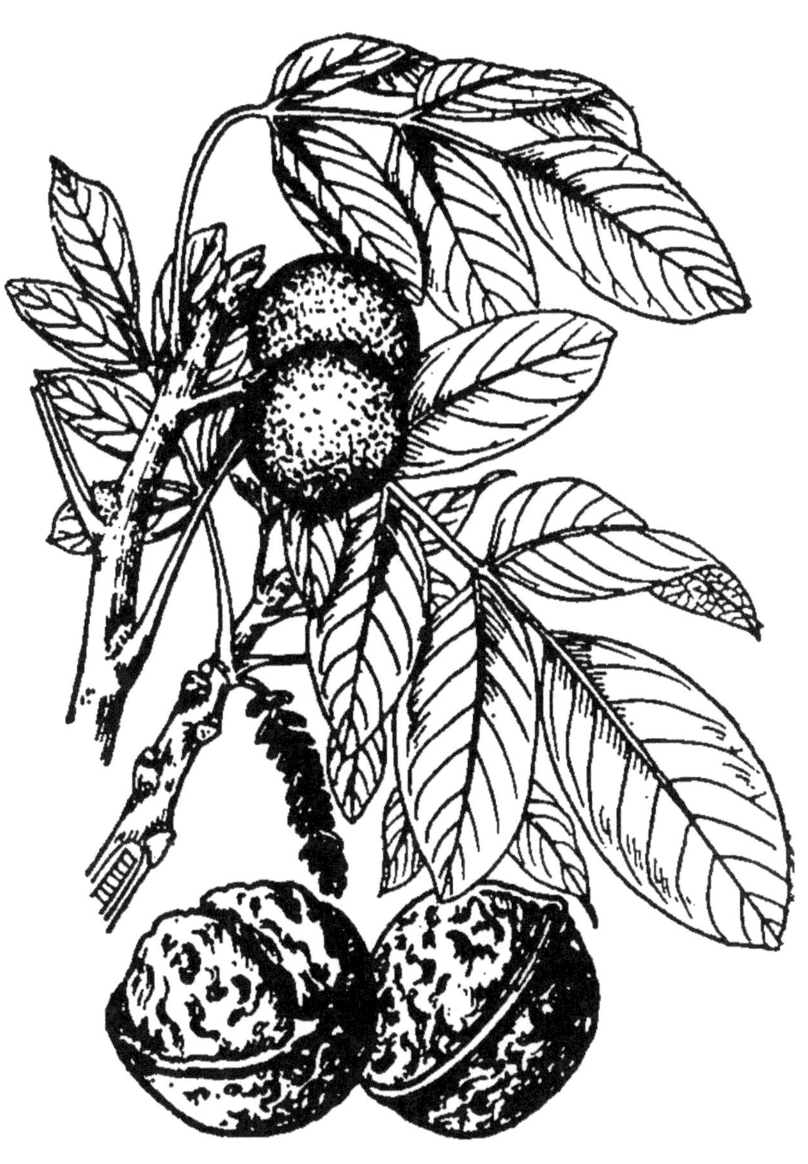

图86　胡　桃(胡桃科)

Juglans regia Linn.

267

桔　梗

别名　白药　大药　梗草　土人参

植物形态　多年生草本，全株光滑无毛。根肉质圆锥形，外皮淡黄褐色。茎直立，很少分枝。下面的叶3～4片轮生或两片对生，上面的叶对生或互生，叶片卵圆形至广披针形，边缘有尖锐的锯齿。花钟形，蓝紫色。花期8～9月。（图87）

生长环境　多生于丘陵、山坡草丛中。

采收加工　根供药用。春秋两季采收，以秋季为好，将挖出的根洗净，用竹片或碗片刮去外皮，晒干。

性味功能　苦辛，平。开肺，祛痰，止咳，排脓。

临床应用　煎汤或研末服，治感冒咳嗽，咽喉红肿疼痛，肺脓疡咳吐脓血，胸满胁痛，痢疾腹痛。干用2～5钱。

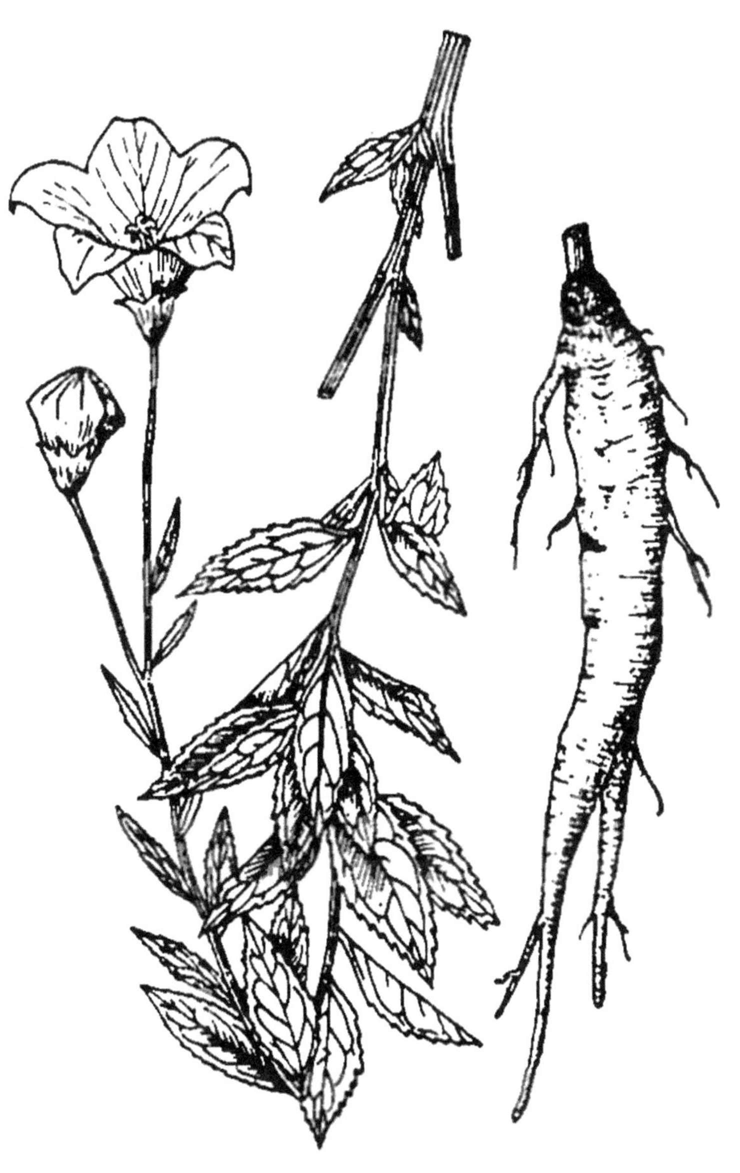

图87 桔 梗(桔梗科)

Platycodon grandiflorus A. DC.

269

柴　胡

别名　芽胡　小柴胡　扁叶胡　小药

植物形态　原植物为狭叶柴胡。多年生草本。根直生，圆锥形。茎上部有分枝，基部有许多棕色纤维状的叶柄残基。根生叶及茎下部叶有长柄，叶片线形或狭线形，背面有5～7条凸出的平行脉。复伞形花序有较多的小花序，花黄色。花期7～9月。（图88）

生长环境　生于山坡草丛中。

采收加工　全草供药用。3月中旬～4月上旬连根挖起，洗净泥土，晒干。

性味功能　苦，微寒。和解表里，疏肝理气。

临床应用　煎服治寒热往来，胸满胁痛，口苦耳聋，头晕呕吐，疟疾，下利脱肛，子宫脱垂，月经不调。每用8分～3钱。真阴亏损，肝阳上升者忌服。

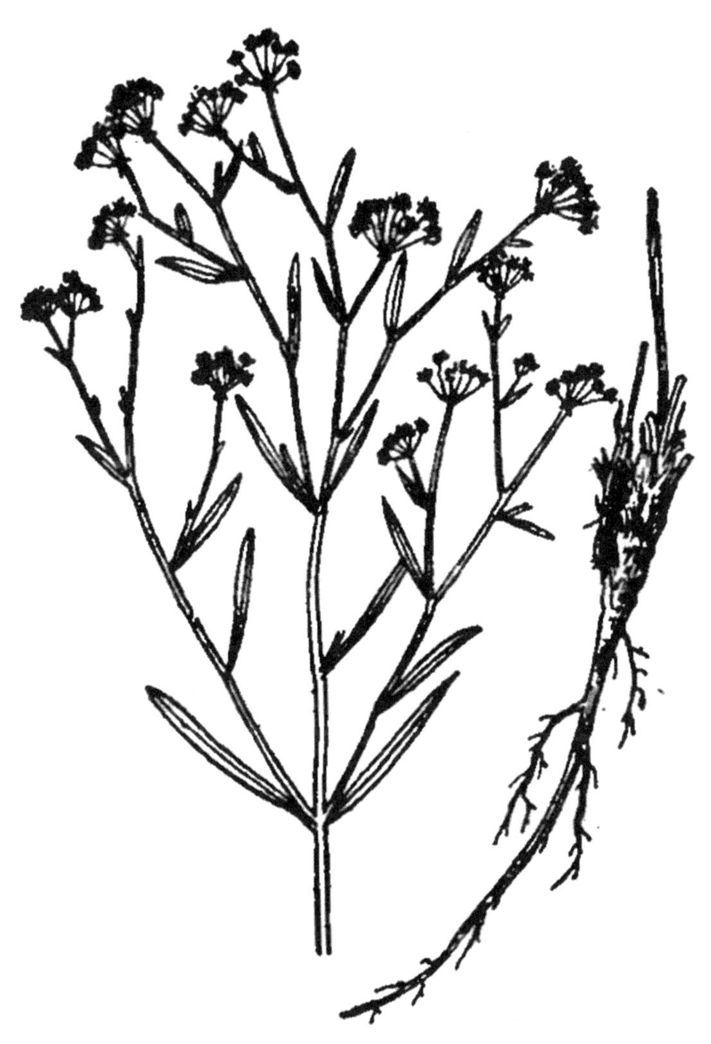

图88 柴 胡(伞形科)

Bupleurum scorzoneraefolium Willd.

271

臭椿

别名 凤眼树

植物形态 落叶乔木，高10～20米。奇数羽状复叶，互生，小叶13～25片，有柄，卵状披针形，叶缘微波状，近基部具大锯齿，齿尖背面有1腺体，表面无毛或被柔毛。花小，排成顶生圆锥花序。翅果长椭圆形，中央具扁形种子1粒。花期6～7月，果期9月。（图89）

生长环境 生长于山坡杂木林中，亦有栽培于屋旁、路边。

采收加工 根皮及果实供药用。根皮名椿根皮，四季可采收，将根皮剥下，刮去外面黑皮，晒干。果实名凤眼草，在成熟后采收，晒干。

性味功能 根皮：苦涩，寒。除热，燥湿，涩肠，杀虫。果实：苦，凉。活血祛风，利湿。

临床应用 根皮：煎服治久痢，久泻，肠风，便血，崩漏，带下，遗精，白浊，蛔虫。干用2～4钱，重剂可用至2两。果实：煎服治经闭劳热，风湿痹痛，便血，带、浊、遗精等。每用8分～1钱。

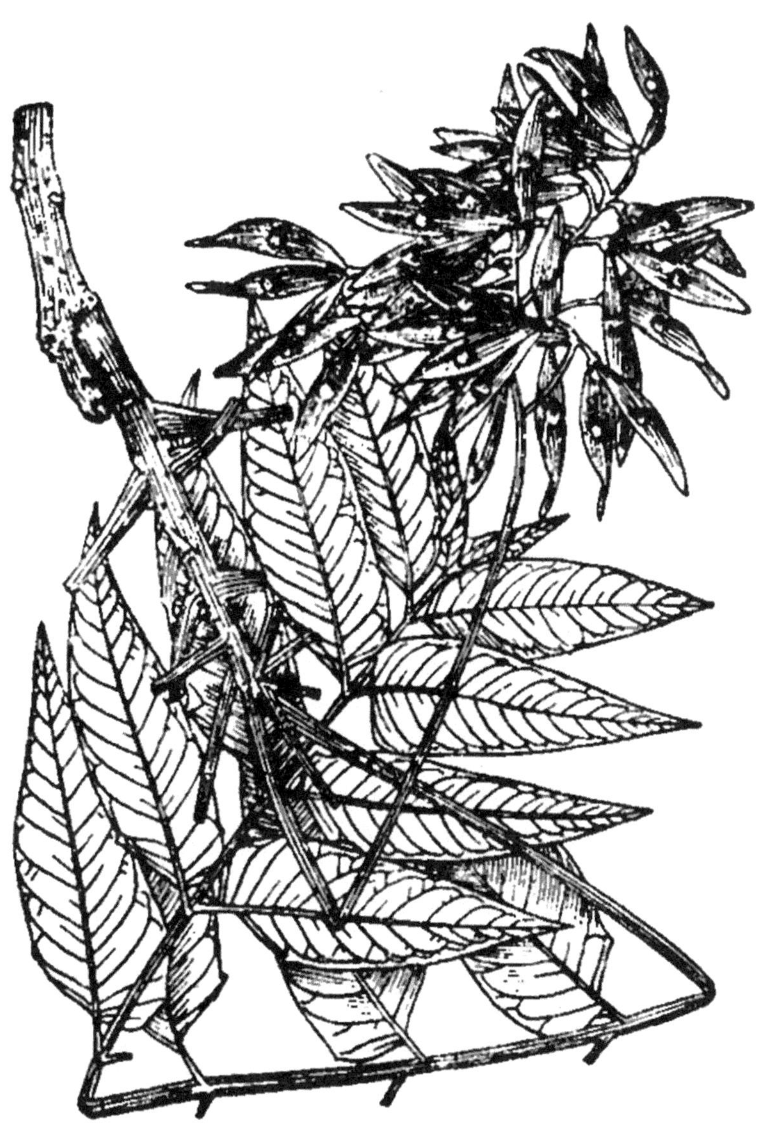

图89 臭 椿(黄楝树科)

Ailanthus altissima Swingle

273

徐长卿

别名 一枝香 独脚虎 牙蛀消

植物形态 多年生草本。根茎短而斜生，由根茎上生出多数须状根，土黄色，有香气。茎细而直，节间长，少分枝。叶对生，叶片线状披针形，全缘，边缘稍反卷，上面有短毛，下面无毛，主脉隆起。花序顶生及腋生，花冠淡黄绿色。花期7～8月。（图90）

生长环境 野生于山坡、丘陵杂草中。

采收加工 根及全草供药用。多在秋季采收全草，晒干。

性味功能 辛，温。行气，消食，活血，祛风，解毒。

临床应用 根：煎服治痧症腹痛，胃气痛，小儿腹胀，风湿痛，月经不调，蛇虫咬伤。干用1～3钱，鲜用5钱～1两。苗：浸酒漱口治牙痛。

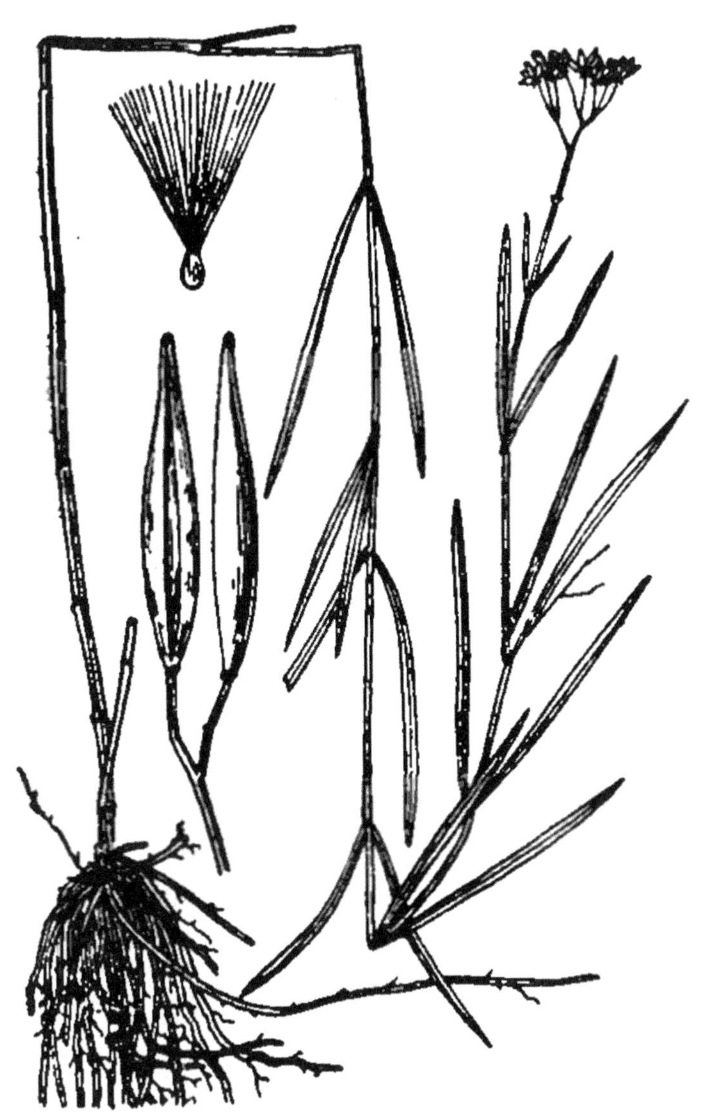

图90 徐长卿(萝摩科)

Pycnostelma paniculatum (Bunge) Schum.

275

益母草

别名　苦草　小暑草　田芝麻棵

植物形态　一年或二年生草本。茎方形，单一或有分枝，全株有倒生细毛。叶对生，根生叶圆形，5～9浅裂；茎生叶通常3全裂，两侧裂片常再1～2裂；上部叶羽状3深裂，裂片狭长圆形；最上部的叶不分裂，线形，近于无柄。花轮生于叶腋；花冠唇形，红紫色或淡红色。小坚果褐色三棱形。花期6～8月，果期7～9月。（图91）

生长环境　野生于路旁、荒地。

采收加工　全草供药用。6～7月间花初开时采收，晒干。果实名茺蔚子，在成熟后采收晒干。

性味功能　茎叶：苦微辛，微寒。祛瘀生新，活血调经。果实：辛甘，微温。活血调经，明目利水。

临床应用　茎叶：煎服治妇女月经不调及胎产诸疾。干用3～5钱，鲜用1～2两。捣汁饮治尿血。外用：捣敷痈肿疮毒。果实：煎服治月经不调，产后瘀血不行，目疾，水肿等。每用2～4钱。

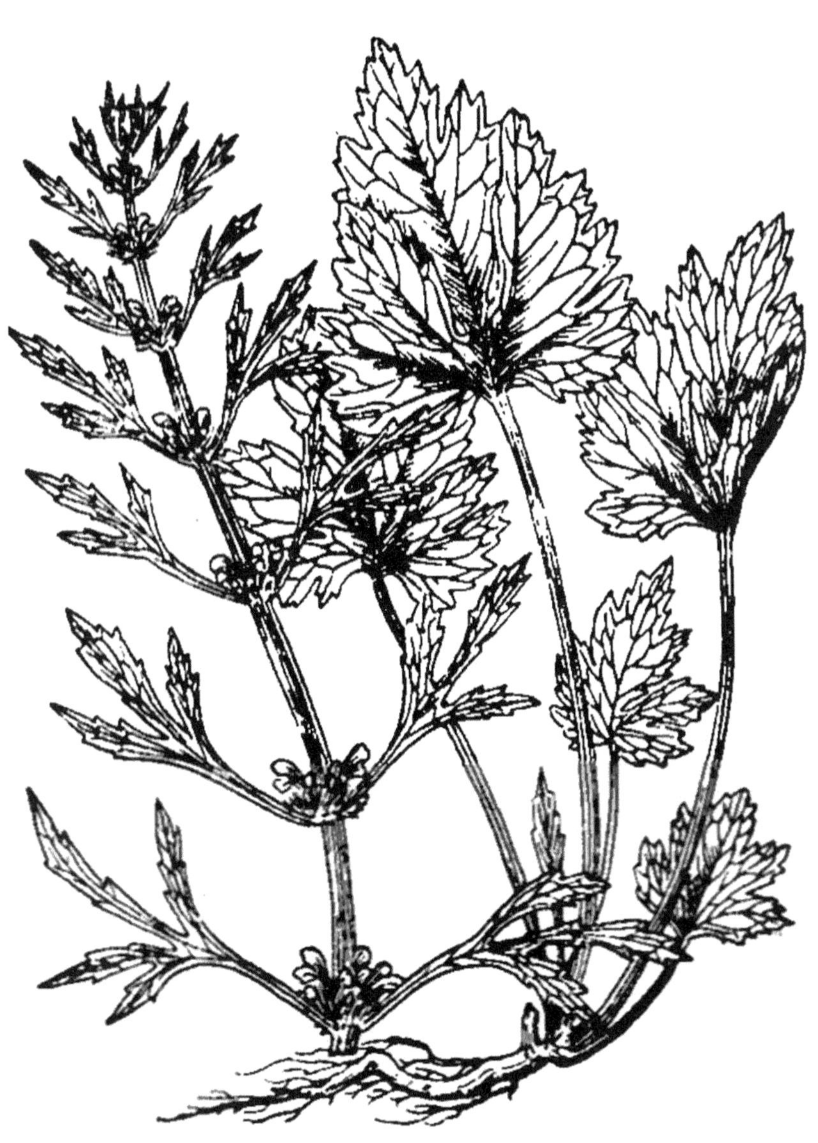

图91 益母草(唇形科)

Leonurus heterophyllus Linn.

277

鬼针草

别名 鬼叉叉 鬼蒺藜

植物形态 一年生草本。茎有四棱。下部和中部叶对生，通常3深裂或羽状分裂，裂片边缘有锯齿；上部叶对生或互生，3裂或不裂，线状披针形。头状花序生于茎枝顶端，花冠黄色或白色。果实线形，略扁，具四棱，上部有针状物3～4根，上有小刺，能攀附于人、畜的衣、体上。（图92）

生长环境 多生于荒地、山坡、路边。

采收加工 全草供药用。7～8月开花前采收全草，晒干。

〔附注〕 婆婆针形态与鬼针草相似，通常也称为鬼针草，全草也可供药用。

性味功能 苦，平。清热，散瘀，消肿。

临床应用 煎服治疟疾，痢疾，黄疸型肝炎，急性阑尾炎，咽喉肿痛。干用5钱～1两。外用：煎水熏洗足部，治小儿腹泻。

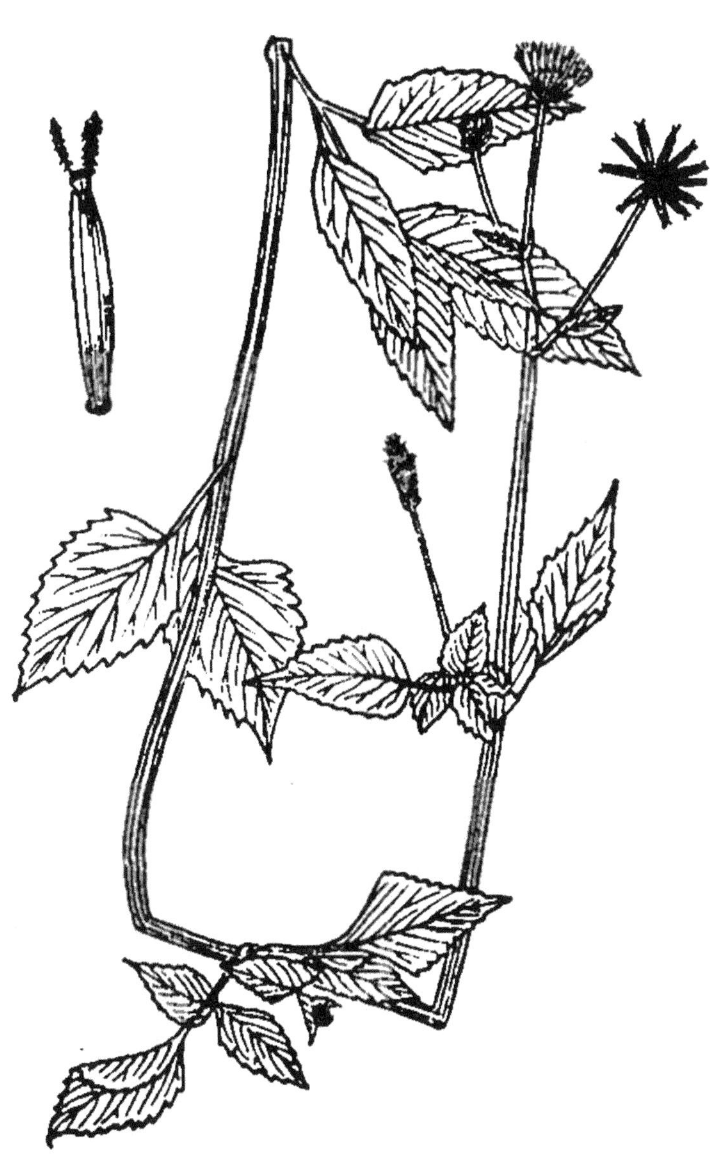

图92　鬼针草(菊科)

Bidens pilosa Linn.

夏枯草

别名 棒头草 灯笼头

植物形态 多年生草本。有贴近地面生长的匍匐茎和方形的直立茎，通常淡红色，长有向上的细毛。叶对生，叶片两面都有毛；下部的叶有长柄，上部的叶柄渐渐变短。花穗圆筒形，花紫色。5～6月份开花，夏天地上部分枯死。（图93）

生长环境 生于路边、丘陵、山坡草丛中。

采收加工 全草供药用，以果穗为主。6～7月采摘果穗，春秋季采全草，洗净晒干。

性味功能 苦辛，寒。清肝，散结。

临床应用 煎服或熬膏治瘰疬；与蒲公英酒煎服治急性乳腺炎；加冰糖、白蜜煎服治羊痫风，高血压。干用3～5钱，鲜用2～3两。研末服治血崩，赤白带下；与香附同研末服治目疼流泪羞明；鲜夏枯草捣汁饮治产后血晕。外用：捣敷外伤出血。

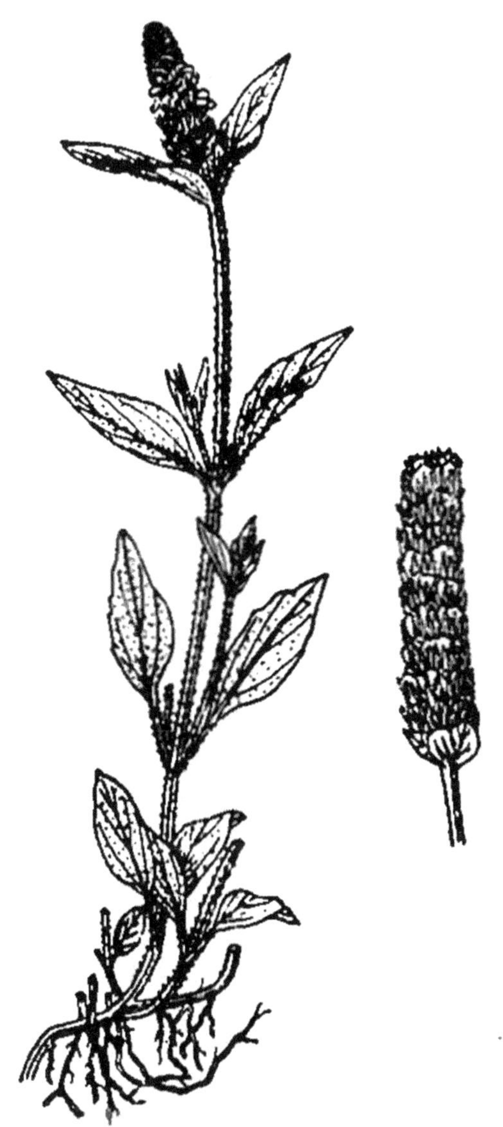

图93　夏枯草(唇形科)

Brunella vulgaris Linn.

281

鸭跖草

别名 萤火虫草 蓝花姑娘 蓝花草 鸭抓菜 淡竹叶

植物形态 一年生草本。全体近无毛，或在叶鞘边缘上有毛。茎下部匍匐，节上常生根。叶互生，披针形，全缘，基部下延成膜质的鞘。花蓝色，佛焰苞折合状，两边不相连。花期8～9月。(图94)

生长环境 生于阴湿地区或林下。

采收加工 全草供药用。在生长期随时可采鲜植株应用。或晒干。

性味功能 苦，大寒。利小便，清热解毒。

临床应用 煎汤治水肿，小便不利，小儿腹泻热痢，咽喉肿痛，疟疾，关节疼痛。干用5钱～1两，鲜用2～3两。外用：捣敷痈肿、丹毒。

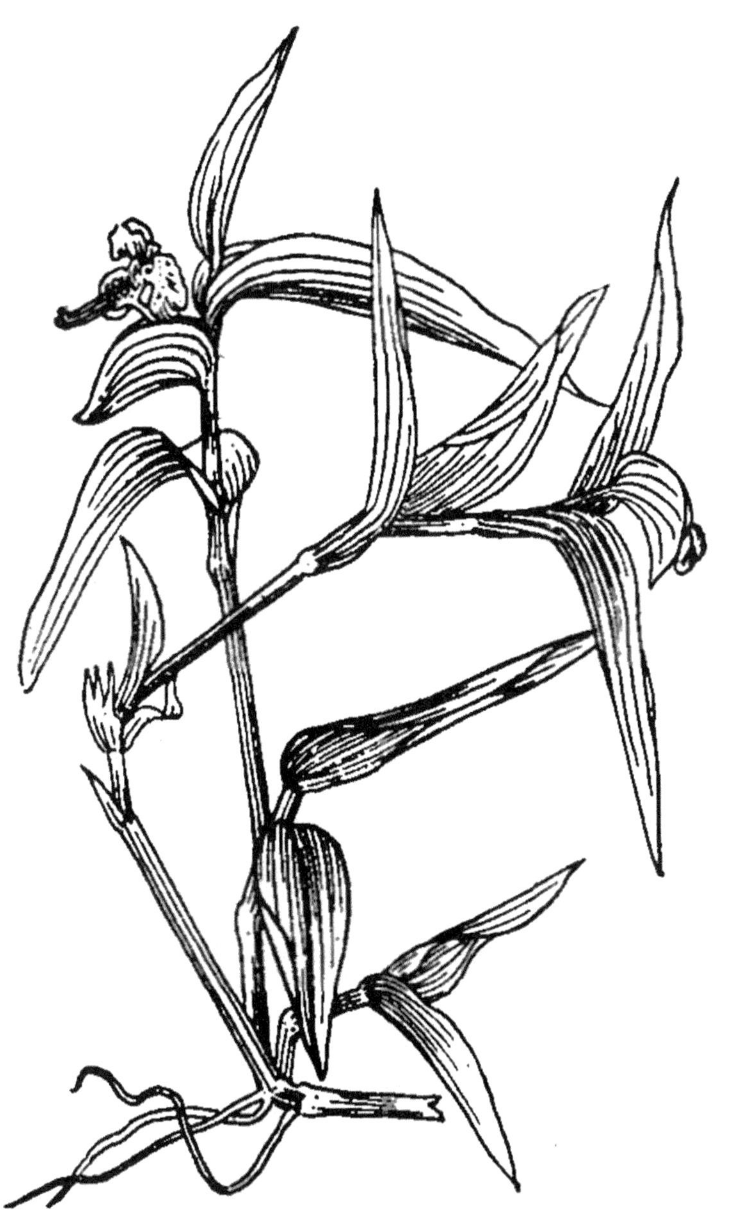

图94　鸭跖草(鸭跖草科)

Commelina communis Linn.

283

菟丝子

别名 萝丝种子 无根草子 金黄丝子 豆寄生子

植物形态 一年生寄生草本，全体无毛。茎蔓性，丝状，多分枝，橙黄色，随处生吸盘附着寄生。叶鳞片状，不显著。花簇生于茎侧，花冠短钟形，白色。果实卵圆形，内含种子2～4粒，类球形或卵形，略扁，淡黄色或淡褐色。花期8～9月，果熟期10～11月。（图95）

生长环境 常寄生于豆科、菊科、藜科的植物上。

采收加工 种子供药用。在种子成熟后采收果枝，晒干，用木棒轻打，簸去枝壳。

性味功能 辛甘，平。补肝肾，明目。

临床应用 煎服治肾虚精冷，腰膝酸痛，阳萎遗精，先兆流产，目暗，消渴，尿有余沥。每用3～5钱。或入丸散。

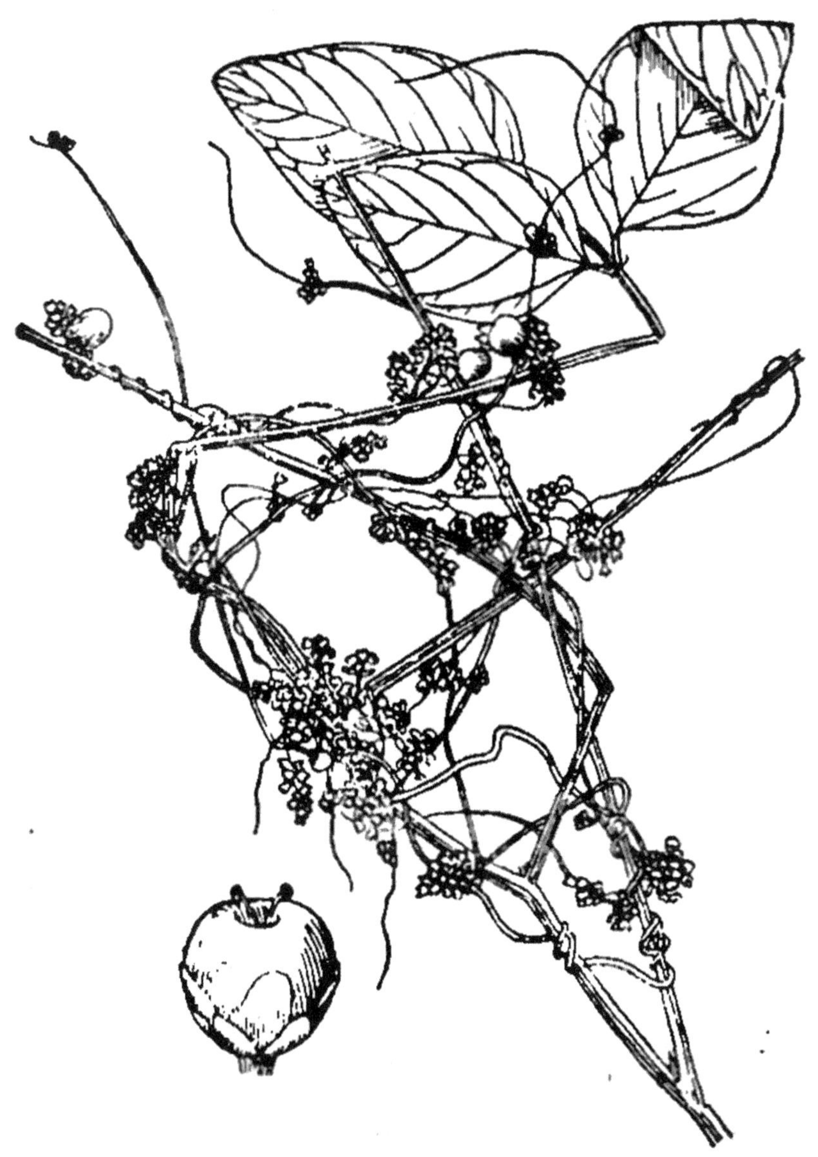

图95　菟丝子(旋花科)

Cuscuta chinensis Lam.

285

海 金 沙

别名 吐丝草

植物形态 多年生缠绕草本。地下茎细而匍匐，具有成节的毛。茎干草色，具有白色微毛。叶为2～3回羽状复叶，小叶卵状披针形，边缘有锯齿或不规则分裂，上部小叶无柄，下部的有长柄。孢子囊生于叶背面，两行，边缘着生。孢子囊多在秋季成熟。(图96)

生长环境 野生于山坡草丛中，缠绕于其它植物上。

采收加工 孢子供药用。8～9月孢子成熟后割取茎叶，在避风处晒干，拍下孢子，筛去杂质。

性味功能 甘，寒。清热，利湿，通淋。

临床应用 煎服治热淋，膏淋，石淋，小便不通，湿热肿满。每用2～4钱。

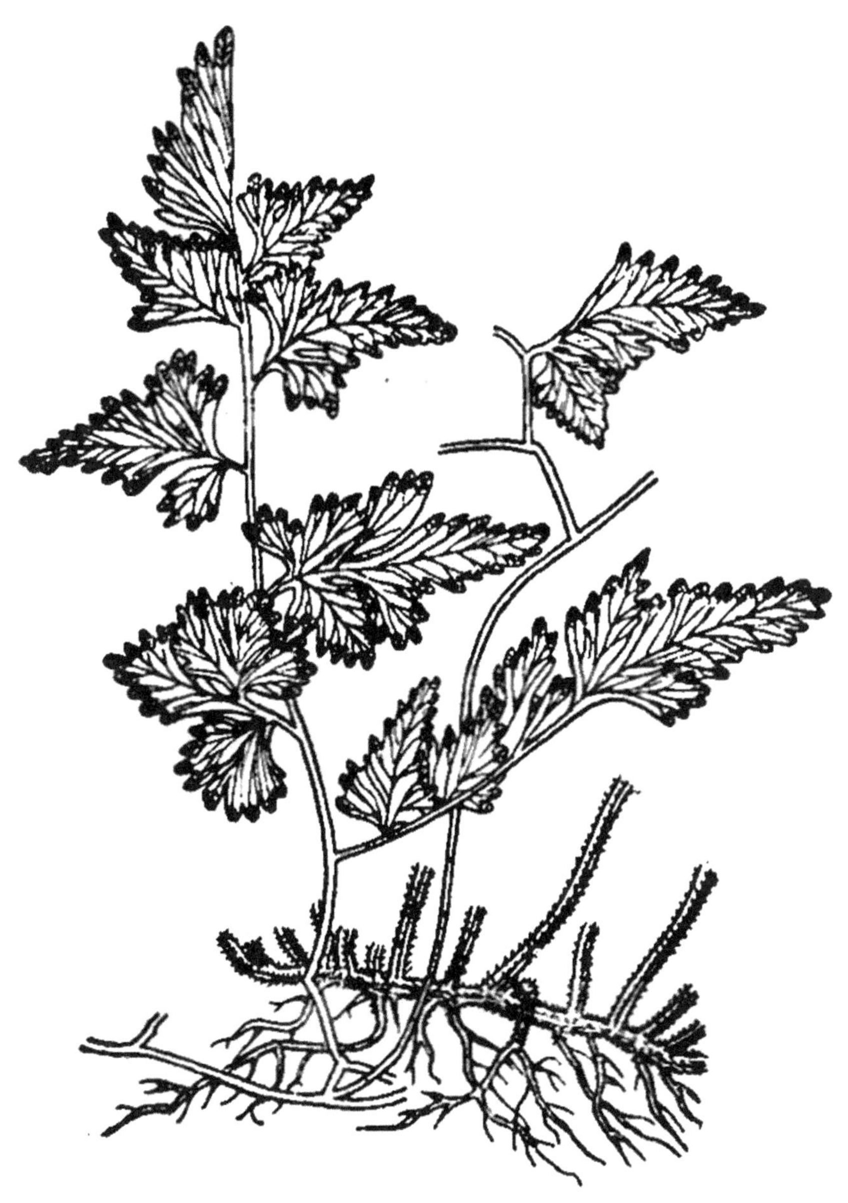

图96　海金沙(海金沙科)

Lygodium japonicum (Thunb.) Sw.

287

桑寄生

别名 桑上寄生

植物形态 小灌木，寄生它树上。老枝无毛，有凸起皮孔，小枝略被暗灰色短毛。叶互生或近对生，有叶柄，光滑无毛，叶片革质，卵圆形或长方卵形，两面均无毛，或幼时有极短星状毛，叶脉稀疏而不显。聚伞花序腋生，花冠狭筒状，紫红色。花期6～8月。(图97)

生长环境 寄生于桑、构、槐、榆、八角枫等树上。

采收加工 全株供药用。6～7月采收，洗净晒干。

性味功能 苦，平。驱风湿，健筋骨，益血，安胎。

临床应用 煎服治腰痛背强，风湿痹痛，筋骨痿弱，崩漏，胎动腹痛，乳汁不下。每用3～5钱。

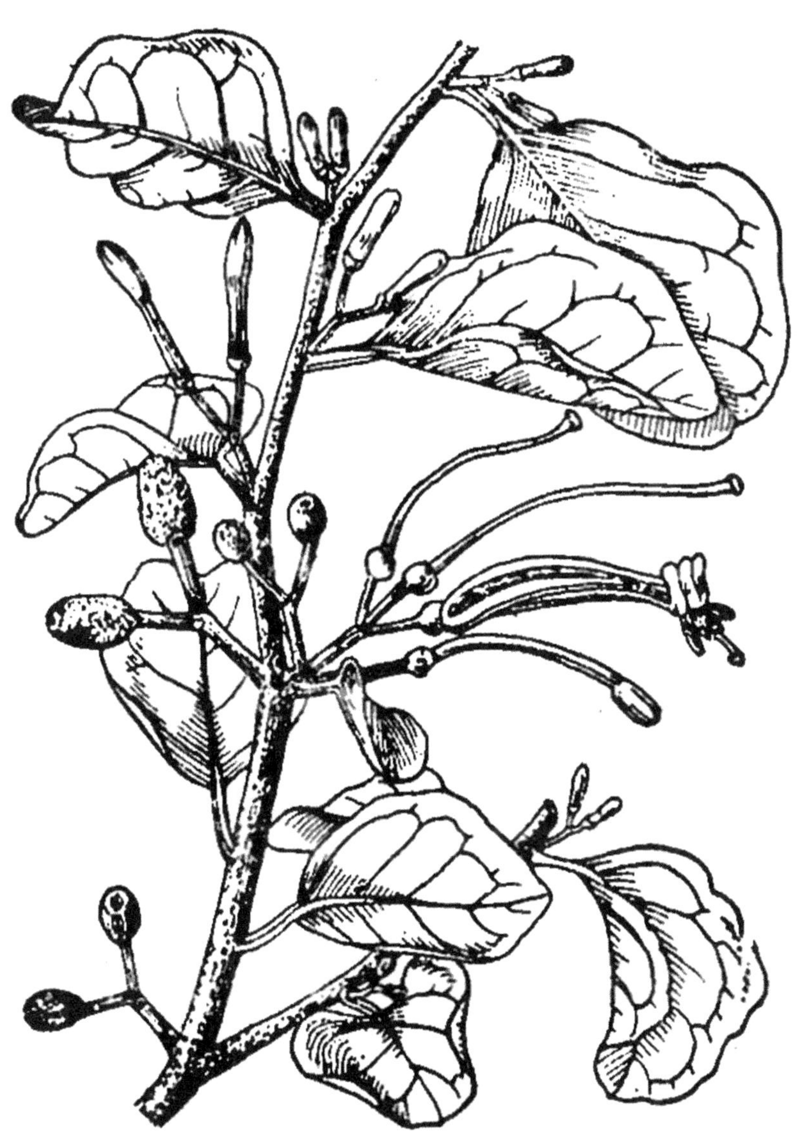

图97　桑寄生(桑寄生科)

Loranthus parasiticus (L.) Merr.

289

野　菊

别名　野菊花　野黄菊花　山黄菊　甘菊花

植物形态　多年生草本。茎基部通常呈匍匐状，上部多分枝，顶部的枝条常有白色短柔毛，全株有香气。单叶互生，叶片卵状椭圆形，羽状分裂，顶端裂片稍大，裂片边缘有尖锐锯齿，两面均有细柔毛；茎上部的叶片逐渐变小。头状花序，生于茎顶，花冠黄色。花期9～10月。（图98）

生长环境　生于山野路边、丘陵荒地及丛林边缘。

采收加工　花、茎叶及根供药用。9～10月开花时采摘花朵，晒干。茎叶5～10月均可采收。根随采随用。

性味功能　苦辛，寒。清热，明目，解毒。

临床应用　根：煎服或捣汁治头目昏眩，痈疽疔毒，淋巴结核，毒蛇咬伤。干用2～4钱，鲜用1～2两。根与枣木煎水洗带状疱疹；研末敷臁疮及蜈蚣咬伤。花及茎叶可治痈肿疔毒，鲜用1～2两。

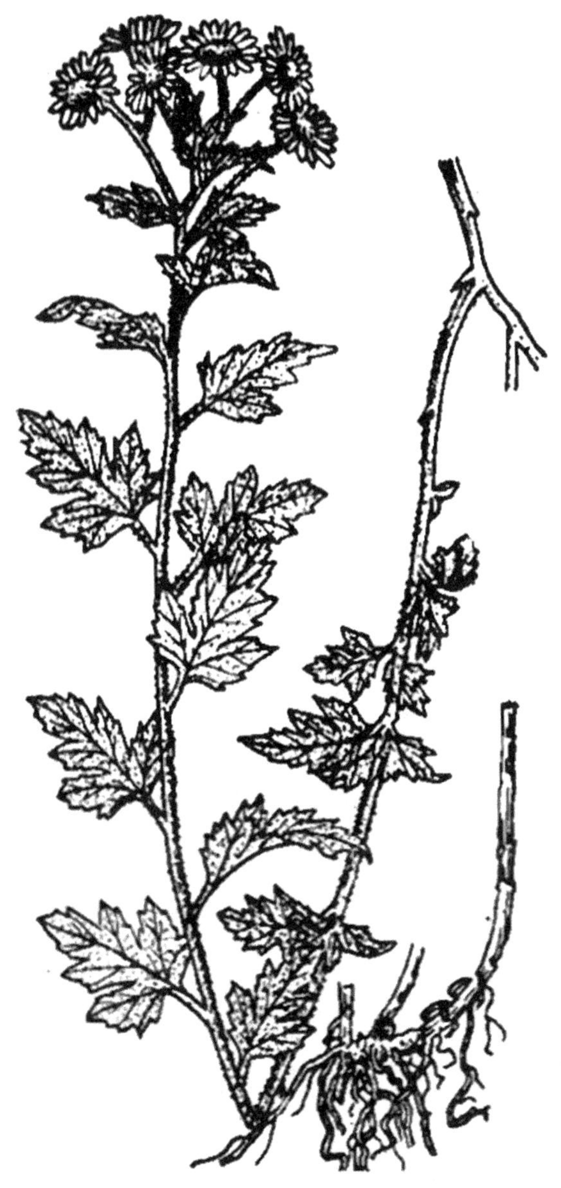

图98 野 菊(菊科)

Chrysanthemum indicum Linn.

栀　子

别名　黄栀子　红栀　山栀

植物形态　常绿灌木，高50～150厘米。叶对生，革质，广披针形，有时呈卵状披针形，全缘，表面光滑；托叶通常连合包围小枝。花单生，白色，有浓香气。果实倒卵圆形，有棱6条。花期7月，果期9～10月。(图99)

生长环境　野生于山地，或栽培于庭园。

采收加工　果实供药用。10～11月果实成熟后择晴天采收，晒至足干。

性味功能　苦，寒。清热，泻火，凉血。

临床应用　煎服治热病虚烦不眠，黄疸，淋病，消渴，目赤，咽痛，吐血，鼻血，尿血，热毒疮疡。每用2～4钱。外用：研末水调敷治丹毒；鸡蛋清调涂烫伤；烧灰吹鼻治鼻出血。

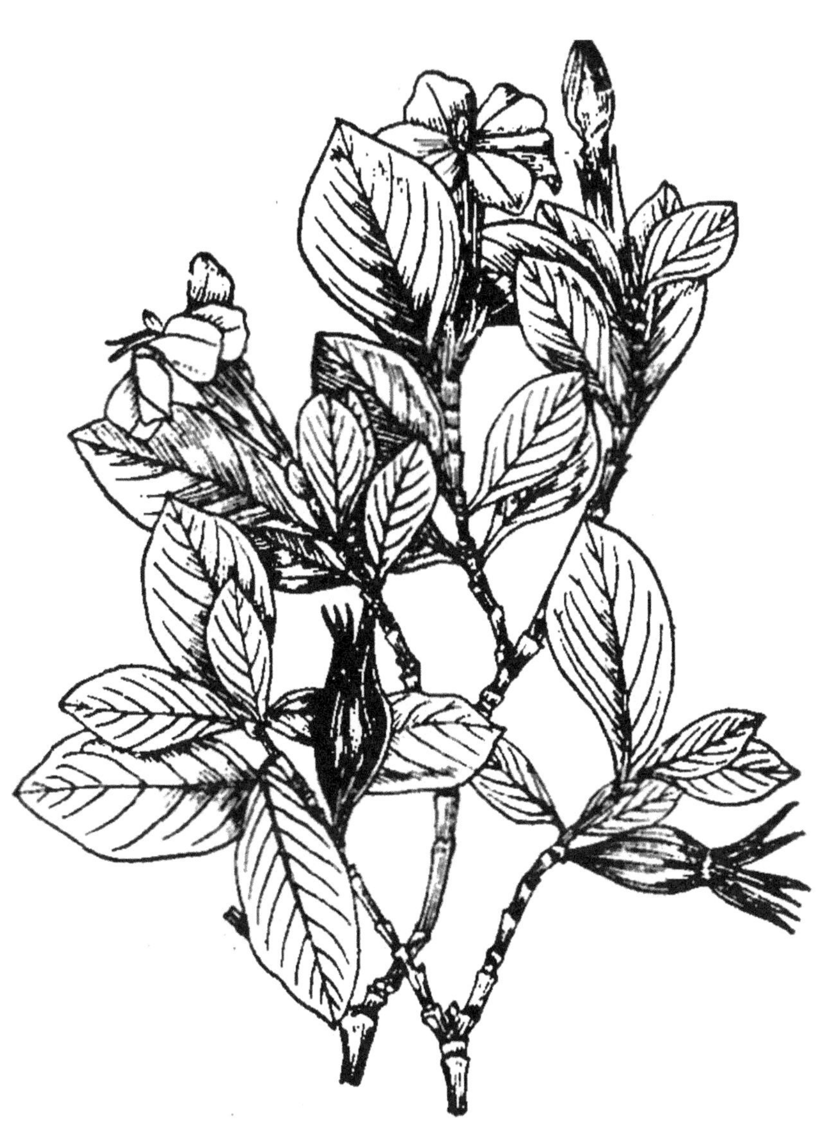

图99 栀 子(茜草科)

Gardenia jasminoides Ellis.

293

梗通草

别名 合萌 梗通 野皂角杆 锯没子草

植物形态 原植物为田皂角。一年生草本。茎直立，圆柱形，无毛。偶数羽状复叶，互生；小叶8～35对，线状长圆形，全缘无毛，晚间闭合；托叶披针形，膜质。总状花序腋生，花黄色。荚果线形而扁。花期8～9月。（图100）

生长环境 多生于水田路旁湿地。

采收加工 茎供药用。7～9月间将全株拔起，除去枝叶及根和茎的顶端部分，剥去外皮晒干。

性味功能 甘淡，凉。利小便，下乳汁。

临床应用 煎服治小便不利，淋病，水肿，产妇乳汁不通。每用8分～1钱5分。

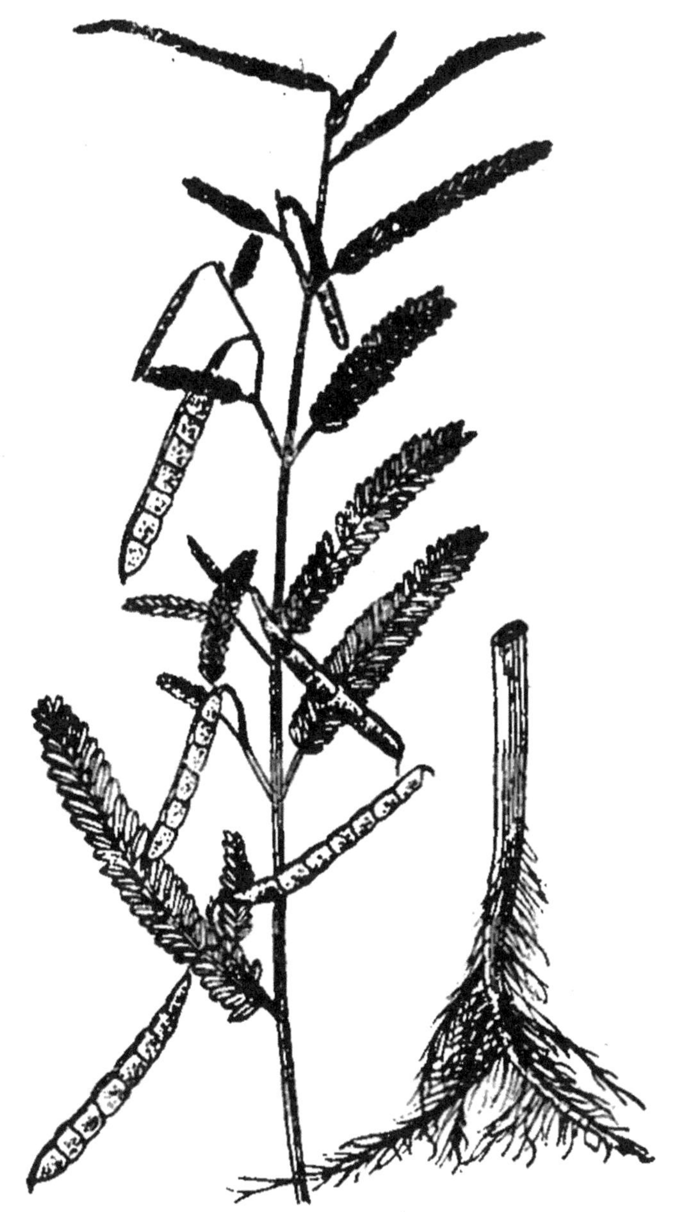

图100　田皂角（豆科）

Aeschynomene indica Linn.

295

蛇床子

别名 蛇狼草子 野葫萝卜子 吸床子

植物形态 原植物为蛇床。一年生草本。茎直立，圆筒状。根生叶有柄，基部阔而呈鞘状；叶片卵形，2～3回羽状分裂。复伞形花序，顶生或腋生，花白色。果实椭圆形，光滑。花期4～7月，果期6～8月。（图101）

生长环境 生长于路旁田野。

采收加工 果实供药用。7～8月间，果实成熟后将果穗摘下，微晒，用手揉搓，使壳脱离，扬去杂质，晒干。

性味功能 辛苦，温。温肾阳，祛风燥湿，杀虫。

临床应用 煎服或作丸剂治阳萎，带下，子宫寒冷不孕，风湿痹痛。每用1钱5分～3钱。阴虚有火忌用。外用：研末掺治湿疮，猪油调涂擦治癣疮；煎水熏洗阴道滴虫病；和乌梅煎水熏洗子宫脱垂。

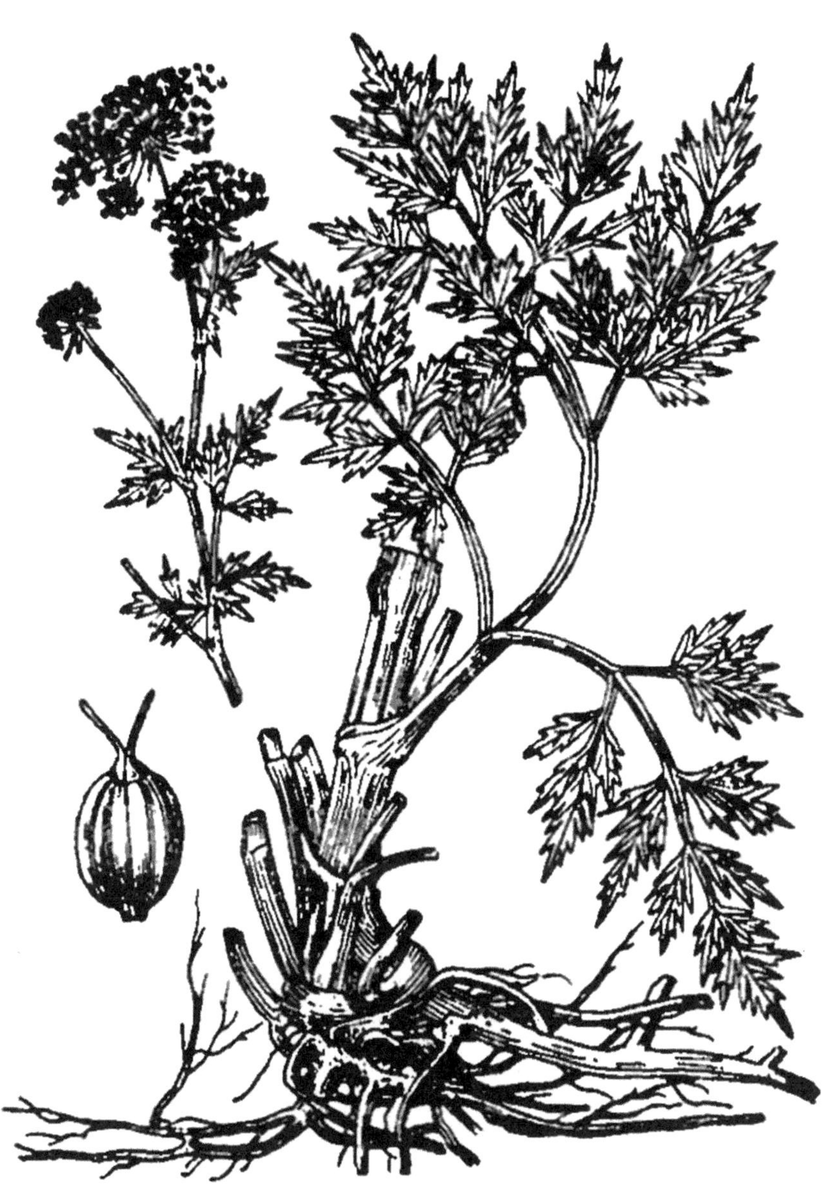

图101 蛇 床(伞形科)

Cnidium monnieri (L.) Cuss.

297

菝葜

别名 金刚刺 筋骨柱子

植物形态 落叶攀援灌木。根茎坚硬，弯曲，凹凸不平。地上茎较硬，有疏刺。叶互生，革质，有光泽，叶片卵圆形或椭圆形，全缘，有主脉3～5条；叶柄中部有2条卷须，下半部呈鞘状，幼时合抱小枝，后逐渐张开。伞形花序，生于叶腋，小花黄绿色。浆果球形，熟时红色。花期5月。（图102）

生长环境 多生于较湿的山坡向阳处、灌木丛中或疏林下。

采收加工 根茎供药用。在霜降后至次年清明前挖取根茎，洗净，趁新鲜时切成薄片，晒干。

性味功能 甘，温。祛风湿，利水。

临床应用 煎服治赤白痢疾，子宫出血，赤白带下。干用3～4钱，鲜用1～2两。浸酒饮治风湿关节疼痛；研末服治膀胱结石；煎水洗治冻疮。

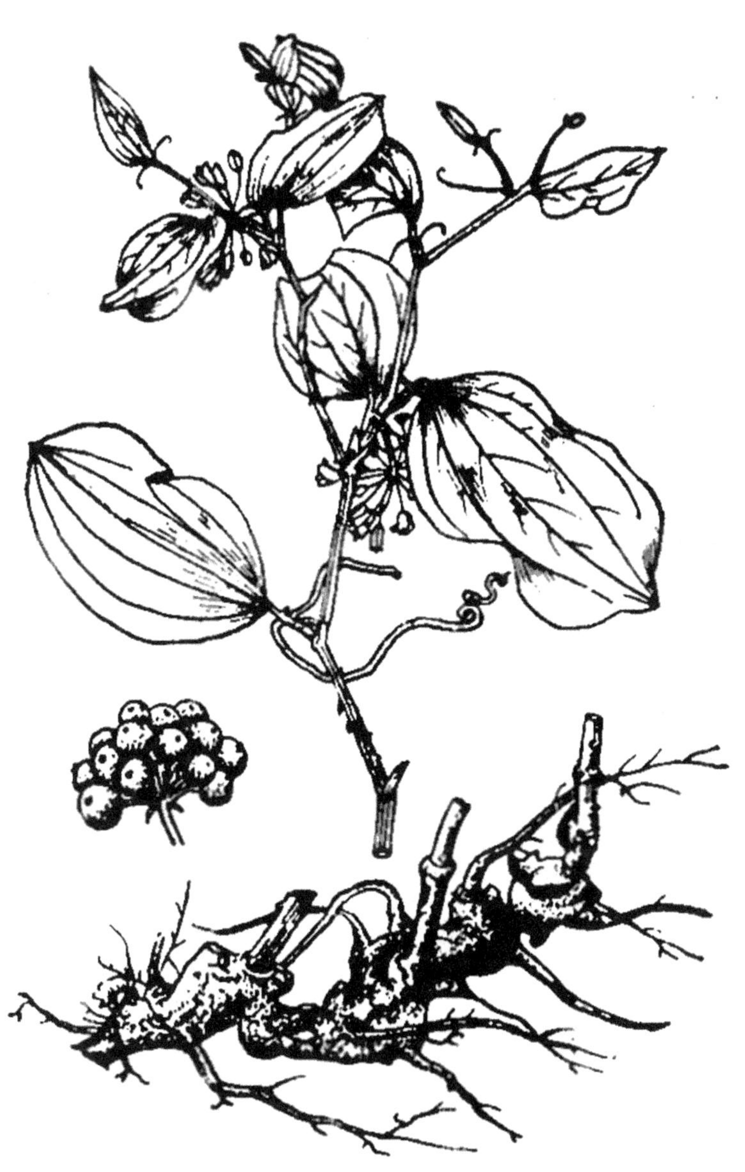

图102　菝　葜(百合科)

Smilax japonica (Kunth) A. Gray

299

甜 地 丁

别名 猫耳朵草 奶膏草

植物形态 原植物为米口袋。多年生草本，全体有柔毛。根圆锥形，茎极短。奇数羽状复叶，丛生，有长柄；小叶11～21片，椭圆形至广椭圆形，全缘，两面有白色长毛。花梗由叶丛中生出，开紫红色花，蝶形。花期4月。（图103）

生长环境 野生于山坡、田埂、路旁。

采收加工 全草供药用。3～5月采收全草，晒干。

性味功能 微甘，平。清热解毒。

临床应用 煎服治痈疽、疔疮及一切急性化脓性炎症。鲜用1～2两。或入丸剂。

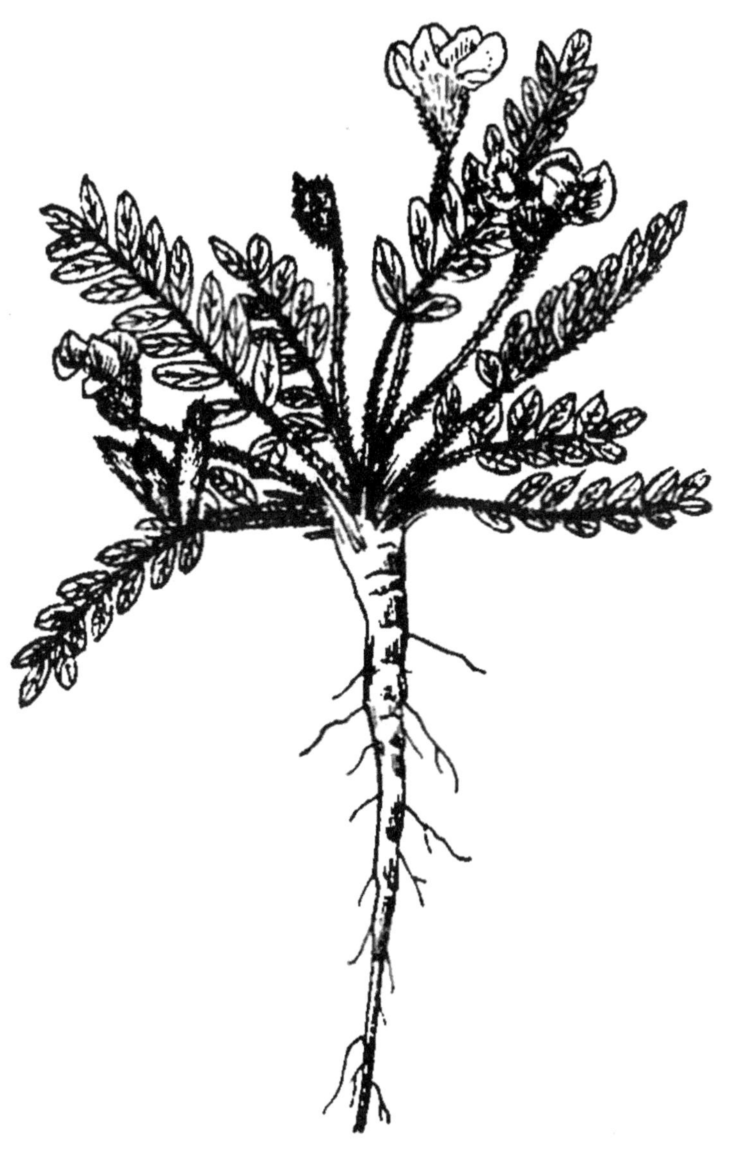

图103　米口袋(豆科)

Gueldenstaedtia multiflora Bge.

301

旋覆花

别名　金沸草

植物形态　多年生草本，全体有毛。茎有纵棱，有时微带紫色。叶互生，无柄，茎下部的叶开花以后就凋落；中部叶片长椭圆形或卵状披针形，基部心形抱茎，全缘或有微小锯齿；上部叶较中部叶为小。头状花序生在茎的顶端，花黄色。花期7～10月。（图104）

生长环境　生长于溪沟旁、田坎、路边。

采收加工　花、叶、根均供药用，以花为主。7～10月花开放时摘取花序，晒干。

性味功能　咸，温。消痰，下气，软坚，行水。

临床应用　花及全草煎服治胸胁胀满，咳喘，呃逆，嗳气，水肿。花干用2～3钱，全草酌加。外用：全草和乌桕树叶、鸡蛋清同捣敷毒蛇咬伤。

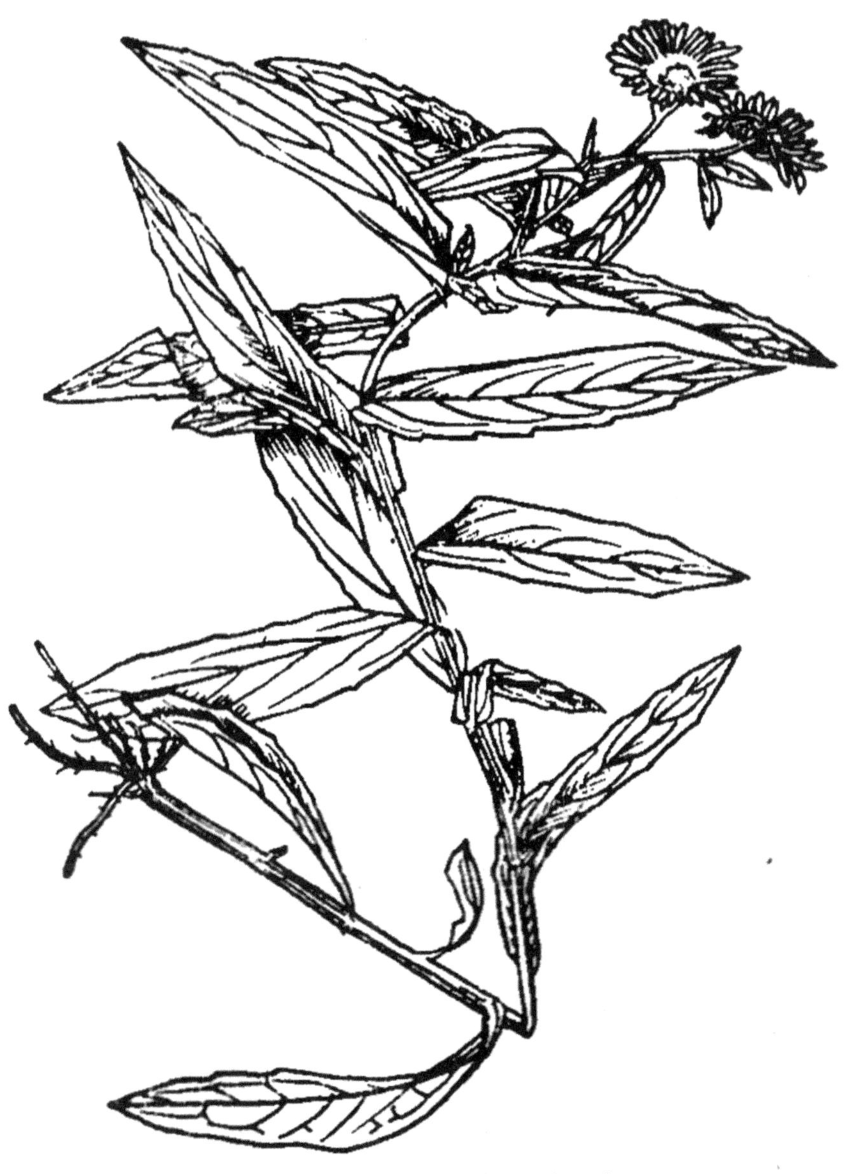

图104 旋覆花（菊科）

Inuia britannica L.
var chinensis (Rupr.) Reg.

303

望江南

别名 羊角豆 黄豇豆 金豆角

植物形态 一年生草本，植物体近乎无毛。茎圆柱形，下部木质化，上部多分枝。偶数羽状复叶，互生，叶柄上面近基部有一个腺体，小叶4～8对，卵形或卵状披针形，全缘，边缘有细柔毛。花黄色，蝶形。果实扁圆柱形，有横隔膜，内有种子10～30个，种子扁平，近中央微凹。花期8～9月，果期10月。（图105）

生长环境 野生于荒野杂草丛中，也有栽培的。

采收加工 种子供药用。10～11月间采成熟果实，晒干。（全草亦可供药用）

性味功能 甘苦，凉。清肝明目，健胃利肠，解毒。

临床应用 煎服治小儿惊风，痢疾腹痛，慢性便秘，目赤肿痛。干用5钱～1两。研末服治消化性溃疡；陈酒冲服治乳腺癌。

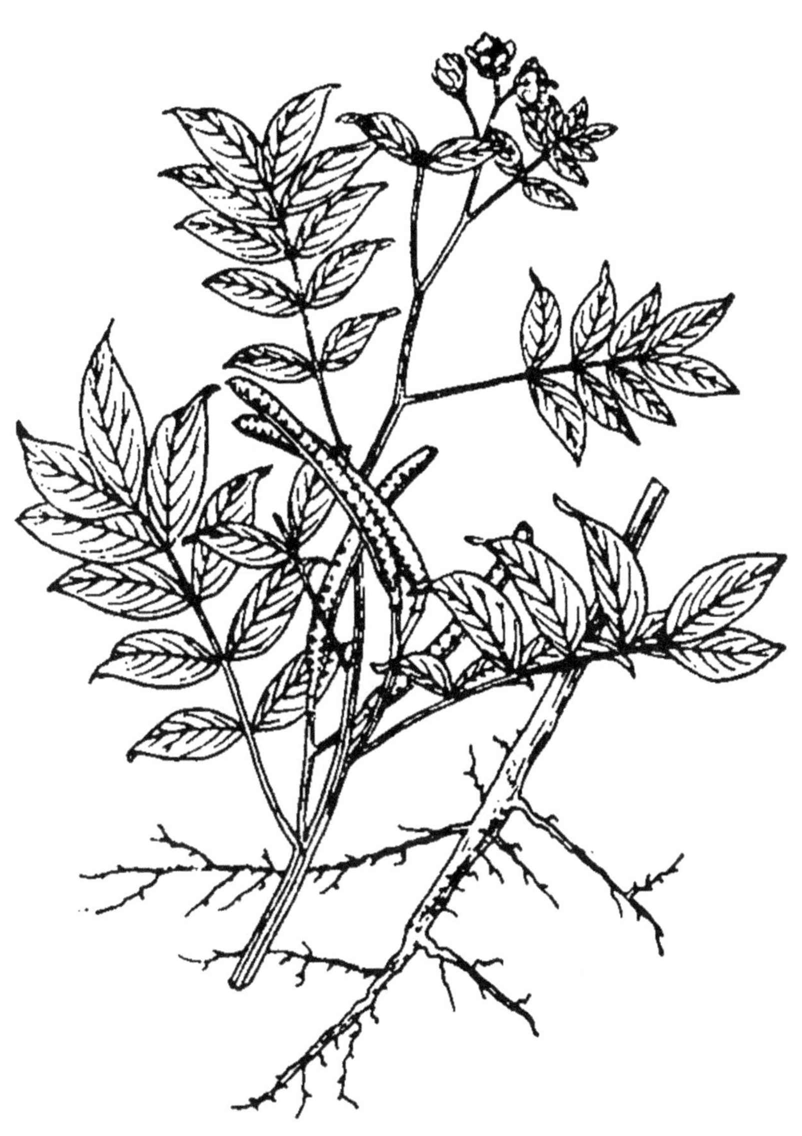

图105 望江南(豆科)

Cassia occidentalis Linn.

305

葛　根

别名　粉葛根

植物形态　原植物为粉葛。多年生草质藤本，遍体具褐色粗毛。地下具有肥大纺锤状的块根，表面淡黄褐色，富含淀粉。茎粗壮，木质化，上部多分枝，攀缘于他树或铺于地上，嫩枝密生棕色长柔毛。3出复叶，互生，顶生小叶片菱状广卵形，侧生小叶斜广卵形，两边不对称。总状花序生于新枝叶腋，花冠紫红色。花期8～9月。（图106）

生长环境　生于山坡、林边、路边。

采收加工　根、花、茎、叶均供药用，以根为主。10月至次年2月，掘取块根，洗净，纵剖成片条状，清水漂去黄浆，反复晒干。

性味功能　甘辛，平。解肌退热，生津止渴。

临床应用　根：煎服治温病发热，头痛项强，烦渴，泻痢，斑疹不透。干用3～5钱，鲜用2～3两。捣汁饮治吐血，衄血，便血。外用：叶捣敷外伤出血。

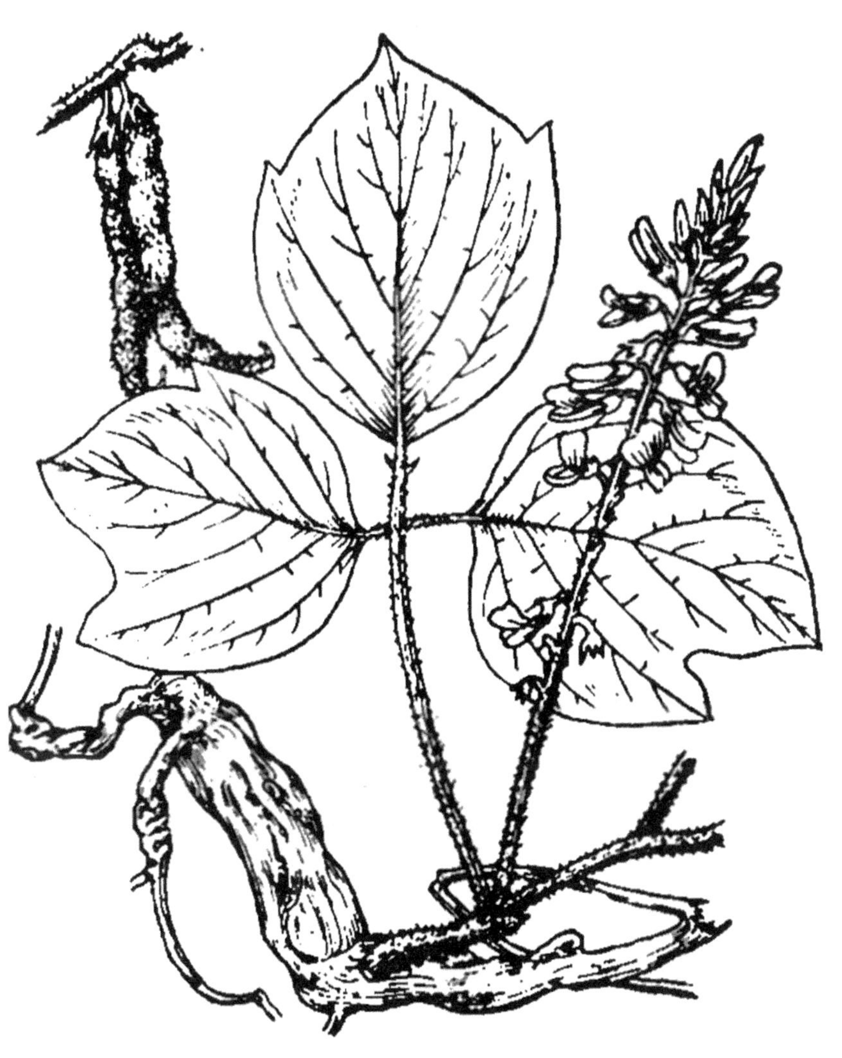

图106 粉 葛(豆科)

Pueraria pseudo-hirsuta Tang et Wang

307

黑白丑

别名 牵牛子 二丑

植物形态 原植物为牵牛。一年生缠绕草本。茎细长,有倒生短毛,常缠绕在它物上。叶互生,有长柄,叶片通常3裂,中间的裂片卵圆形,先端长而尖,两侧裂片斜卵形,叶基心脏形,两面都有稀短毛。花1～3朵,腋生,花冠喇叭状,蓝色或淡紫色。果实球形,成熟裂开,种子卵圆形,侧扁,光滑无毛,土黄色(白丑)或棕黑色(黑丑)。花期7～9月,果期8～10月。(图107)

生长环境 生丛林中、墙脚下、屋旁或路边。

采收加工 种子供药用。8～10月果实成熟尚未开裂时连茎割下,晒干,打下种子。

性味功能 苦辛,寒。有毒。逐痰消饮,利大小便,杀虫。

临床应用 煎服治水肿喘满,痰饮,食滞,便秘。干用1钱5分～3钱。和槟榔、大黄研末服治胆道蛔虫。

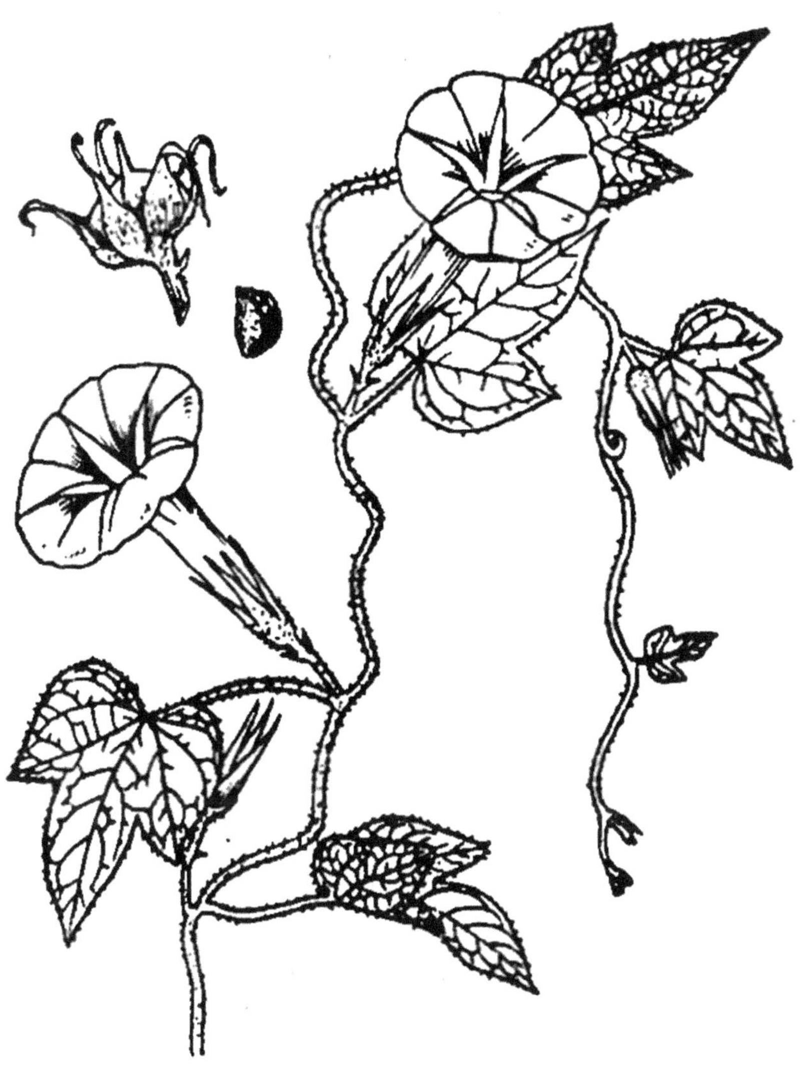

图107　牵　牛（旋花科）

Pharbitis nil Choisy

309

葎　草

别名　割人藤　拉拉藤

植物形态　多年生缠绕草本。枝和叶柄均具有倒生的刺。下部叶通常对生，上部叶互生，有长柄，叶片圆形，5～7掌状深裂，裂片卵状椭圆形，边缘具粗锯齿，两面均具粗糙刺毛，下面具小黄点。花单性，雌雄异株，花冠白色。花期8～9月。（图108）

生长环境　生长于荒野、路旁及瓦砾堆中，常成片蔓生。

采收加工　全草供药用。8～9月采收，洗净，晒干。

性味功能　甘苦，寒。清热消肿，利水通淋。

临床应用　煎服治肾及膀胱结石，瘰疬，小肠疝气。干用3～6钱，鲜用1～2两。亦可取汁服，每次1小杯。

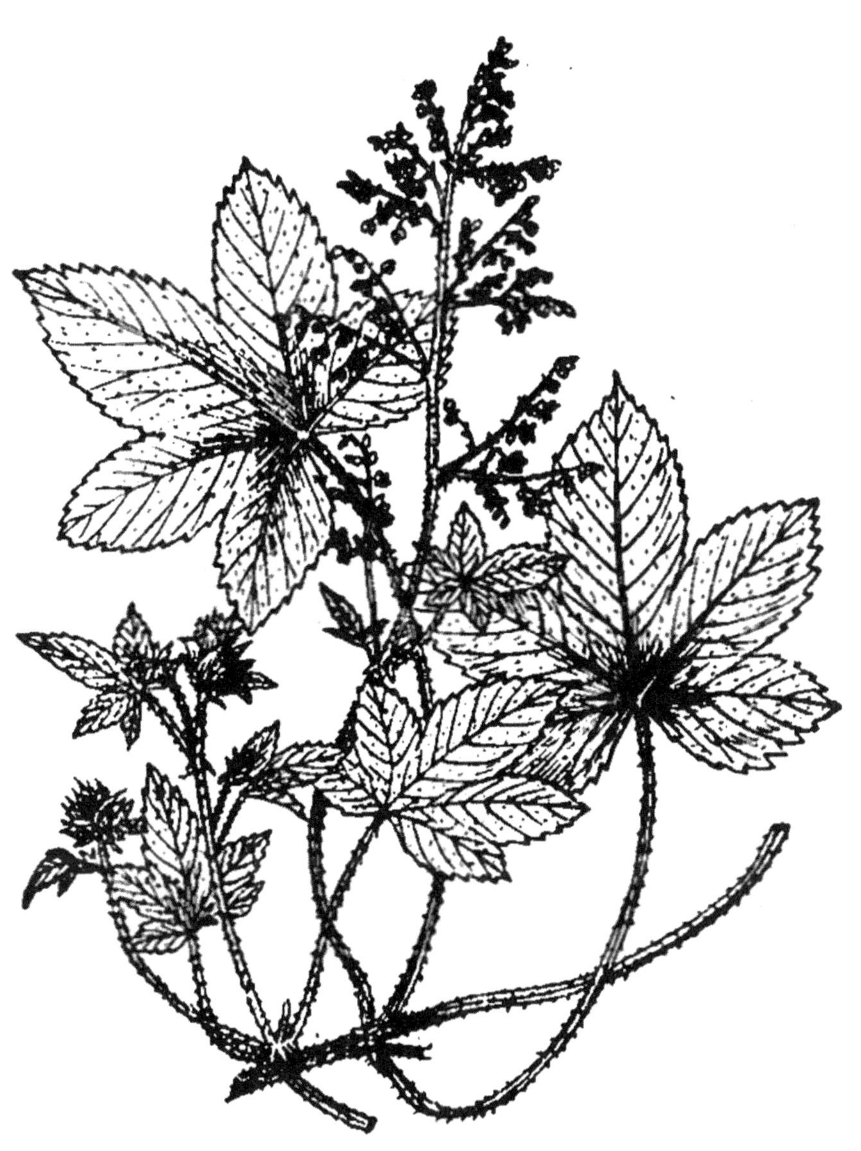

图108 葎 草（桑科）

Humulus scandens (Loureiro) Merr.

311

鹅不食草

别名 球子草 野园荽

植物形态 原植物为石胡荽。一年生草本。茎纤细，丛生，基部匍匐，着土处易生须根。叶互生，叶片倒卵状椭圆形，上部边缘有3～5个锯齿，无柄。头状花序细小，生于叶腋，扁球形，花冠黄色。果实有4棱，绿色，圆球形。花期7～9月。（图109）

生长环境 生长于路旁、荒野阴湿地。

采收加工 全草供药用。7月开花后采收全草，晒干。

性味功能 辛，温。散风，利窍，明目。

临床应用 煎服治伤风感冒，寒痰喘促，副鼻窦炎。干用1钱5分～3钱，鲜用5钱～1两。外用：捣烂塞鼻治疟疾（亦可捣汁饮），鼻瘜肉，痔疮肿痛；研末嗅鼻治目翳，牙痛。

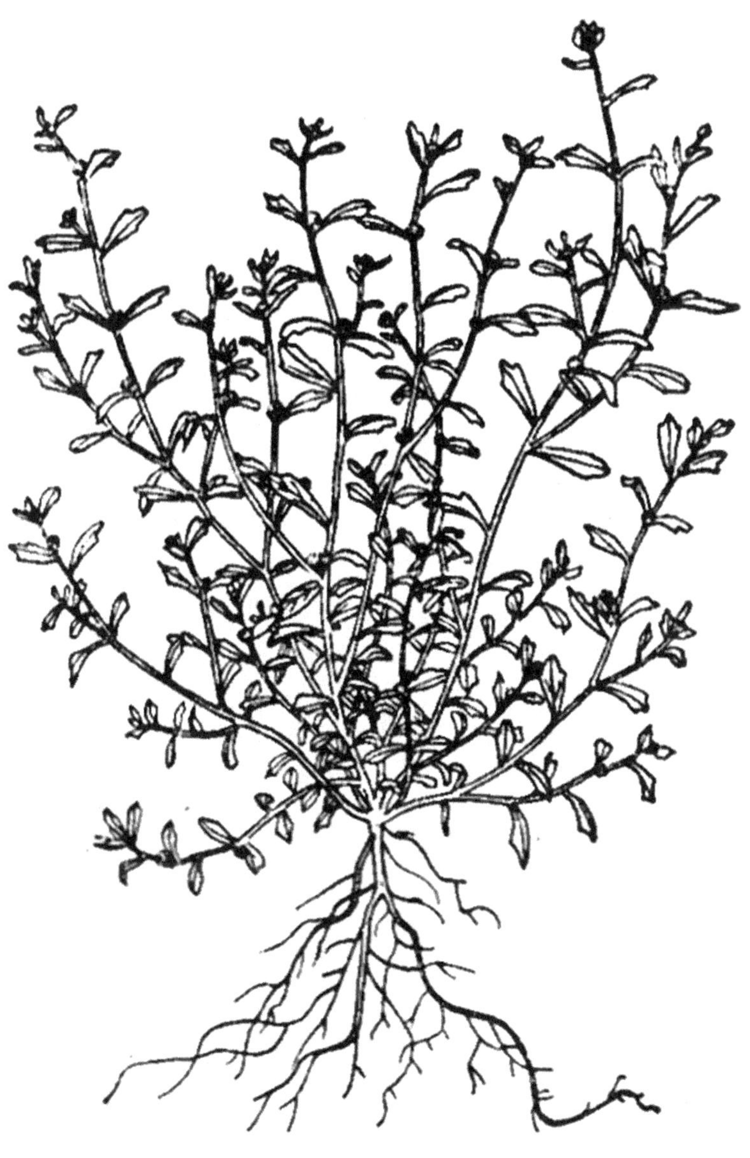

图109 石胡荽(菊科)

Gentipeda minima (Linn.) A. Braunet Aschers.

紫　苏

别名　黑苏　红苏　红紫苏

植物形态　一年生草本。茎方形，有沟，紫色或绿紫色，基部稍木质。叶对生，卵形或卵圆形，叶缘有钝锯齿，叶片两面紫色或上绿下紫，均有稀毛，下面有油腺点。总状花序生于茎顶和叶腋，花冠唇形，红色或淡红色。果实卵圆形，灰棕色，种子黄白色，富含油质。（图 110）

生长环境　一般为家种，也有野生于山坡路旁。

采收加工　茎、叶及果实均供药用。6～8 月割取茎叶、晒干；或鲜时将主干及嫩枝叶分开。9～10 月间采收果实，同时割下老茎，刮去表面粗皮晒干。

性味功能　叶：辛，温。发表散寒，理气宽中。梗：辛甘，微温。顺气，消食，止痛，安胎。子：辛，温。下气消痰，润肺宽肠。

临床应用　叶：煎服治感冒风寒，恶寒发热，咳嗽气喘，腹胀满，胎气不安，解蟹毒。干用 2～3 钱。外用：捣敷疯犬咬伤，外伤出血。梗：煎服治气郁胸闷，脘腹胀痛。干用 2～3 钱。子：煎服治咳逆气喘，气滞便秘。每用 1 钱 5 分～3 钱。

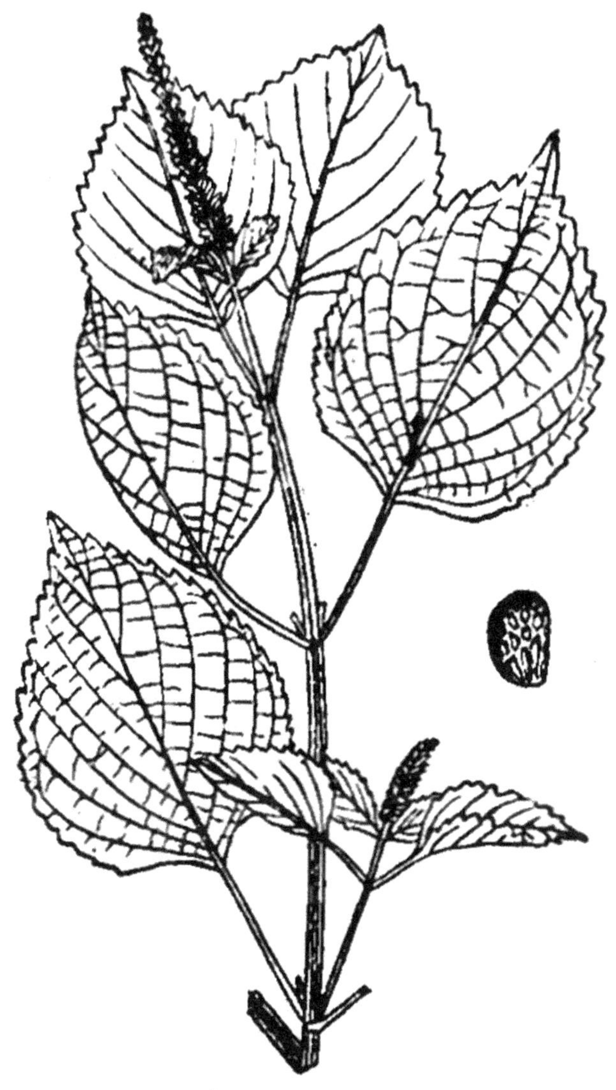

图110 紫 苏(唇形科)

Perilla frutescens (L.) Brcit.
var. crispa Decne.

315

紫花地丁

别名 地丁草 蓝花菜

植物形态 多年生草本。全株密被白色短毛。根白色。叶由根部丛生，有长叶柄，叶片长椭圆形或广披针形，先端钝，基部截形或稍呈心形，边缘具波状钝锯齿。花腋生，紫色，状如飞燕，花梗长。花期4～7月。（图111）

生长环境 生于山坡、田埂、沟边和野外草地。

采收加工 全草供药用。花期或果熟后采收，洗净晒干。

〔附注〕 1.白花地丁，形状与紫花地丁极相象，但花为白色。2.犁头草，花为紫色，但叶的形状如犁头。两种都可作紫花地丁用。

性味功能 苦，寒。清热，解毒，利湿，消肿。

临床应用 煎服治痈肿，乳腺炎，肺脓肿，肾盂肾炎，黄疸性肝炎。干用3～5钱，鲜用1～2两。外用：捣敷痈肿，疔疮，外伤出血，颈淋巴结核。

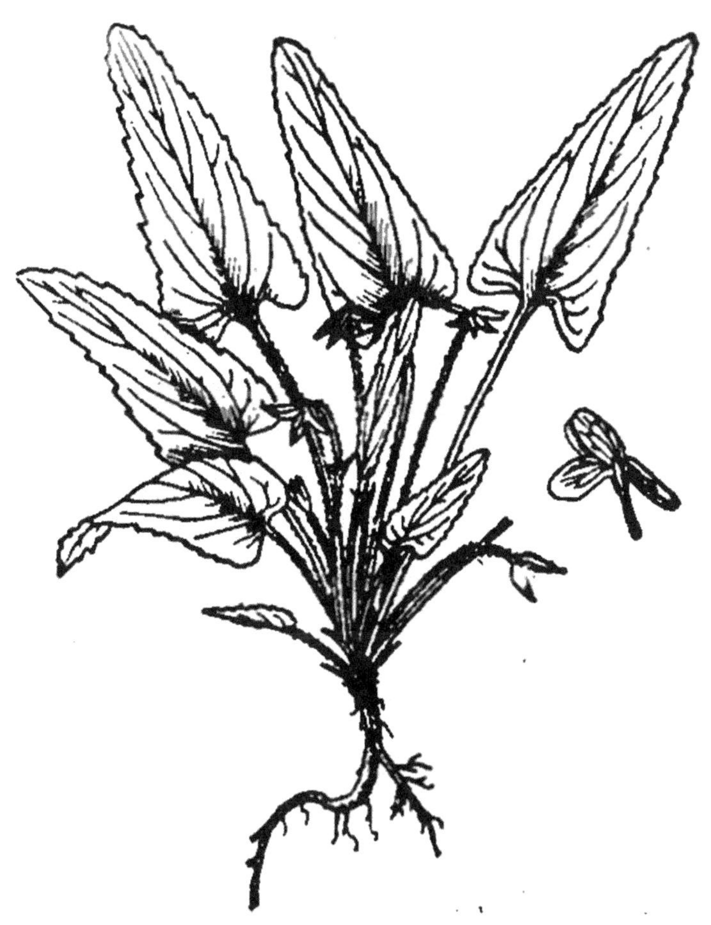

图111　紫花地丁（堇菜科）

Viola yedoensis Mak.

辣　蓼

植物形态　原植物为水蓼。一年生草本。主根常横生，支根成须状，黄褐色。茎基部稍斜卧，上部直立，深红色，有膨大的节，近地面处常生须根。叶互生，披针形或椭圆状披针形，两面都有小点和毛，主脉及叶缘上有小刺状毛；托叶鞘膜质，筒状，边缘有短毛。花序穗状向下垂，小花淡红色。花期9～10月。（图112）

生长环境　生于湿地及水边。

采收加工　全草供药用。5～10月采取地上部分鲜用或洗净晒干。

性味功能　辛，温。清热解毒，消肿止痛。

临床应用　煎服治细菌性痢疾，急性肠炎，急性阑尾炎。鲜用1两。外用：捣敷蛇虫咬伤。

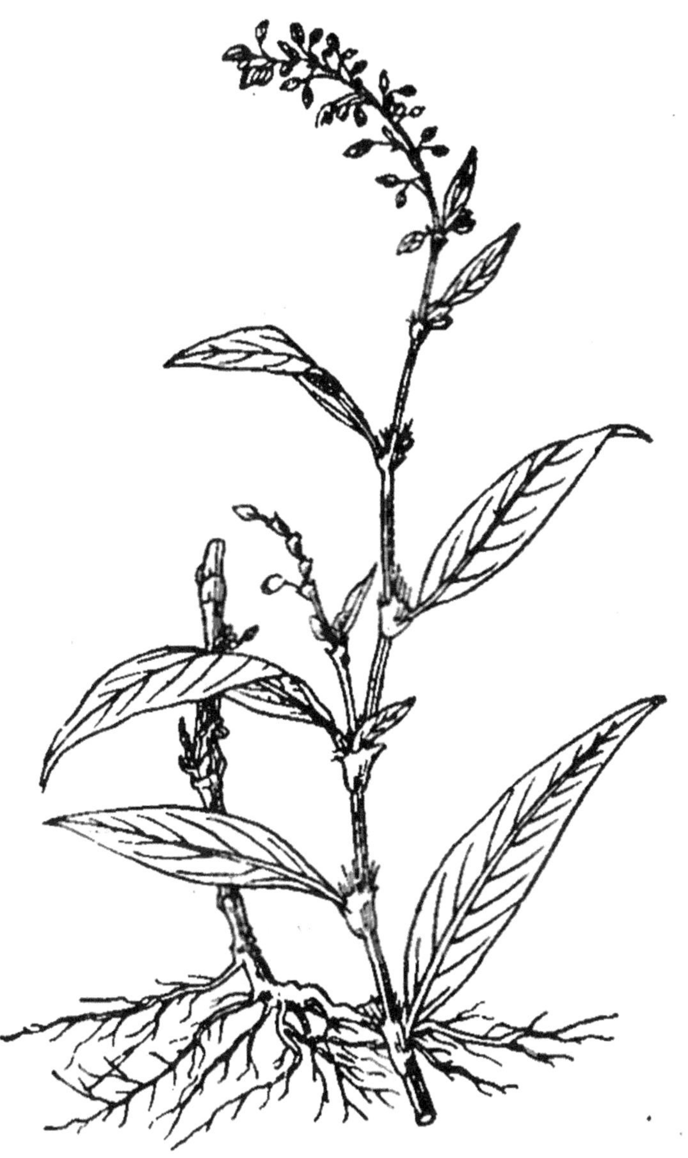

图112 水 蓼(蓼科)

Polygonum hydropiper Linn.

319

蒲　黄

别名　蒲草　鬼蜡烛

植物形态　原植物为水烛。多年生水生草本。匍匐茎生在泥土中，有很多须状根；茎直立出水面。叶狭长线形，下部鞘状。花序细长圆柱状，形如蜡烛；雄花生於花序上部，花被鳞片状或成毛茸，花粉黄色；雌花生于下部，绿褐色。雌雄花之间有2～15厘米不生花的柄隔开。花期6～7月。（图113）

生长环境　生於池沼边或浅水塘中。

采收加工　花粉供药用。花刚开放时，剪下花序顶部的雄花部分，晒干，碾碎，除去花茎等杂质。

性味功能　甘，平。凉血，活血，消瘀，止血。

临床应用　作散剂或煎服。生用：治经闭腹痛，产后瘀阻作痛，跌扑皮内出血，疮疖肿毒。炒黑用：止吐血，鼻血，牙龈出血，崩漏，便血，尿血，血痢。每用1钱5分～3钱。孕妇慎用。外用：研末掺治重舌，口疮，耳中出脓或出血，阴下湿痒。

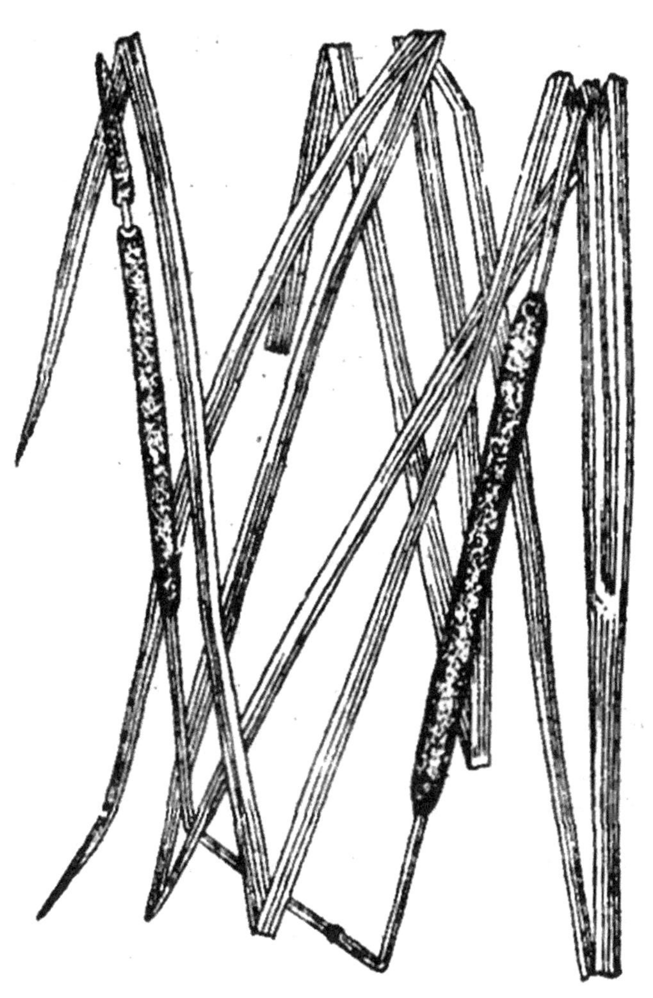

图113 水 烛(香蒲科)

Typha angustifolia Linn.

蒲 公 英

别名 黄花地丁 婆补丁 黄花草 古古丁 黄花郎 白婆婆丁

植物形态 多年生草本，全草都含有白浆。根肥厚，圆锥形。叶由根部生出，没有叶柄，叶片倒卵状披针形，边缘有大小不等的缺刻。花序生於花梗顶端，黄色。果实上部丛生白毛，外形如伞。花期4～5月。（图114）

生长环境 生於山野、田间、路旁。

采收加工 带根全草供药用。4～5月或9～10月采收全草晒干。

性味功能 苦甘，寒。清热解毒，散结。

临床应用 煎服治急、慢性肝炎，胆囊炎，急性阑尾炎，热淋，小便不利。鲜用2～3两。外用：捣敷痈疮肿毒，急性乳腺炎，颈淋巴结核，疔疮，带状疱疹。

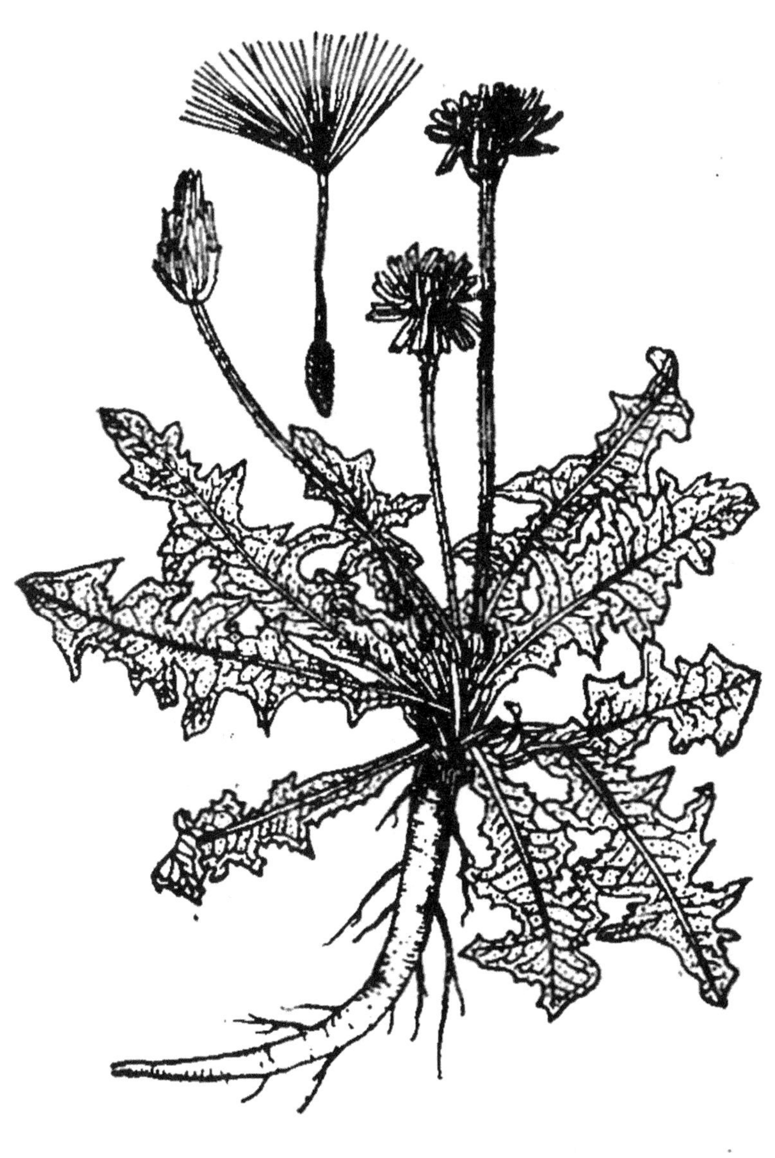

图114　蒲公英(菊科)

Taraxacum mongolicum Hand.-Mazt.

323

墓头回

别名　稀须菜

植物形态　原植物为苦荬菜。一年生草本，无毛。茎直立，带紫红色。基部叶卵圆形、长圆形或披针形，边缘作波状齿裂、提琴状羽裂或羽状分裂，裂片复作细齿状，基部渐窄成柄；茎生叶长卵形，无柄，基部抱茎，边缘具大小深浅不等的齿裂，很少全缘。头状花序排列成伞房状，花黄色。花期4～6月。(图 115)

生长环境　生长于路旁田野　。

采收加工　全草供药用。5～7 月间连根拔起，除去须根，洗净，晒干。

性味功能　苦，微酸涩，微寒。清热，燥湿，止血，止带。

临床应用　煎服治崩、漏，赤白带下。干用3～5 钱，鲜用 1 两。外用：煎水熏洗阴道滴虫病。

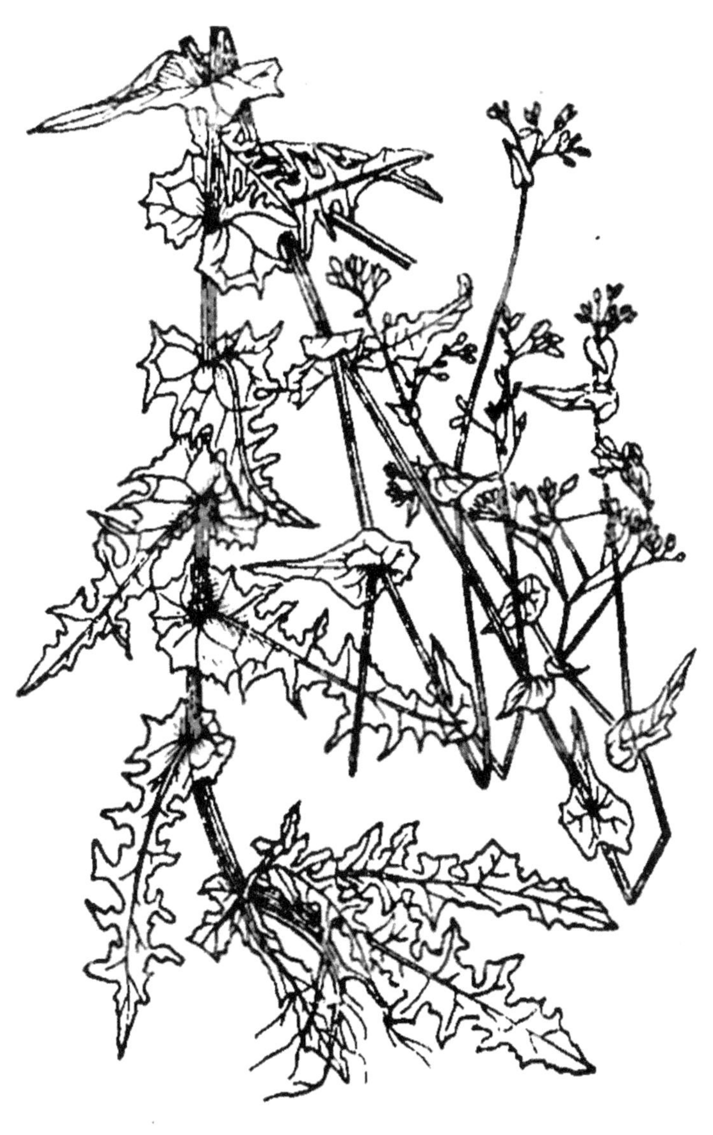

图115 苦荬菜(菊科)

Ixeris denticulata (Houtt.) Steb.

325

锦 鸡 儿

别名 土黄耆

植物形态 落叶灌木，高达2米左右。枝条多丛生，茎皮上有黄色斑点，呈片状剥落；小枝细长，有棱角。偶数羽状复叶在短枝上簇生，托叶顶端渐尖，常硬化而成针刺；小叶两对，倒卵形，顶端一对常较下部一对为大。花单生于叶腋，花冠蝶形，黄色至深黄色，凋谢时变褐红色。花期4～5月。（图116）

生长环境 多野生于山坡疏林下和林缘路旁，也有生于荒地灌木丛中，或栽种于村庄附近作围篱用。

采收加工 根供药用。10月（霜降前后）挖取，洗净晒干。

性味功能 甘淡，平。活血，调经，健脾，止带。

临床应用 煎服治气虚白带，头晕腰酸，乳痈，跌扑损伤。干用3～5钱，鲜用2～3两。浸酒服治痹痛。

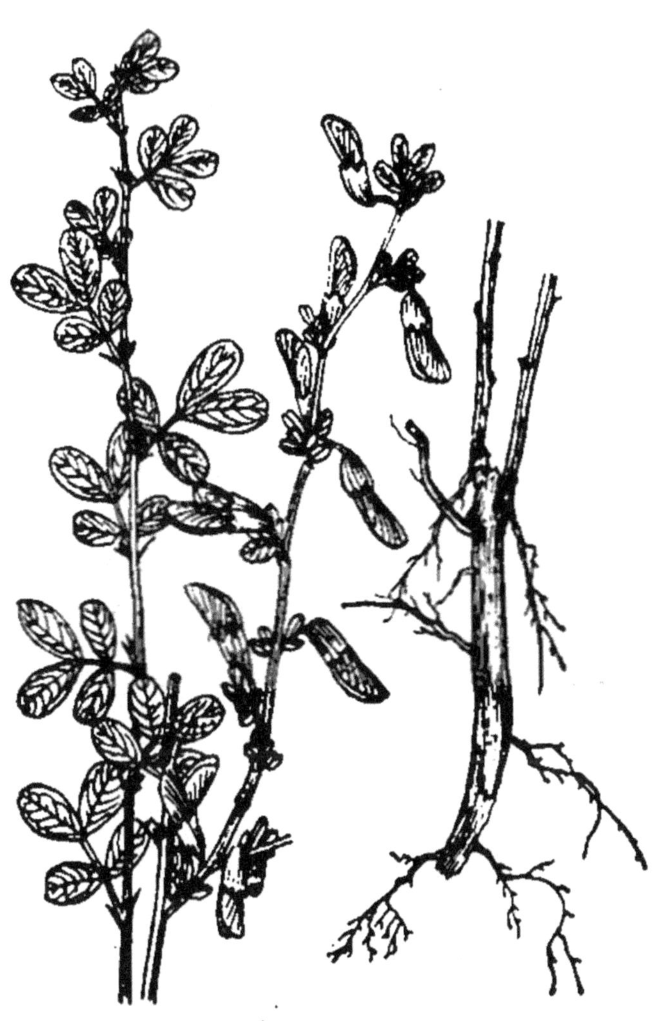

图116 锦鸡儿(豆科)

Caragana sinica (Buchoz) Rehd.

327

算盘珠

别名　算盘子　馒头果

植物形态　落叶小灌木，高可达1.5米。根较粗壮，外皮褐色。茎多分枝，小枝有细柔毛。叶互生，叶片通常椭圆形，背面有短柔毛；有些叶入秋变红色。5～6月开黄绿色小花，生于叶腋。果实扁圆形，表面有槽，顶部向内凹入，成熟后变红色，形状象算盘珠子。（图117）

生长环境　生长于山坡丛林杂草中。

采收加工　根供药用。9～10月挖取根部，洗净晒干。

性味功能　苦，平。清热、利湿、活血、解毒。

临床应用　煎服治痢疾，疟疾，劳伤咳嗽，喉痛，牙痛，急性乳腺炎，颈淋巴结核，跌打损伤。鲜用1两5钱～2两。

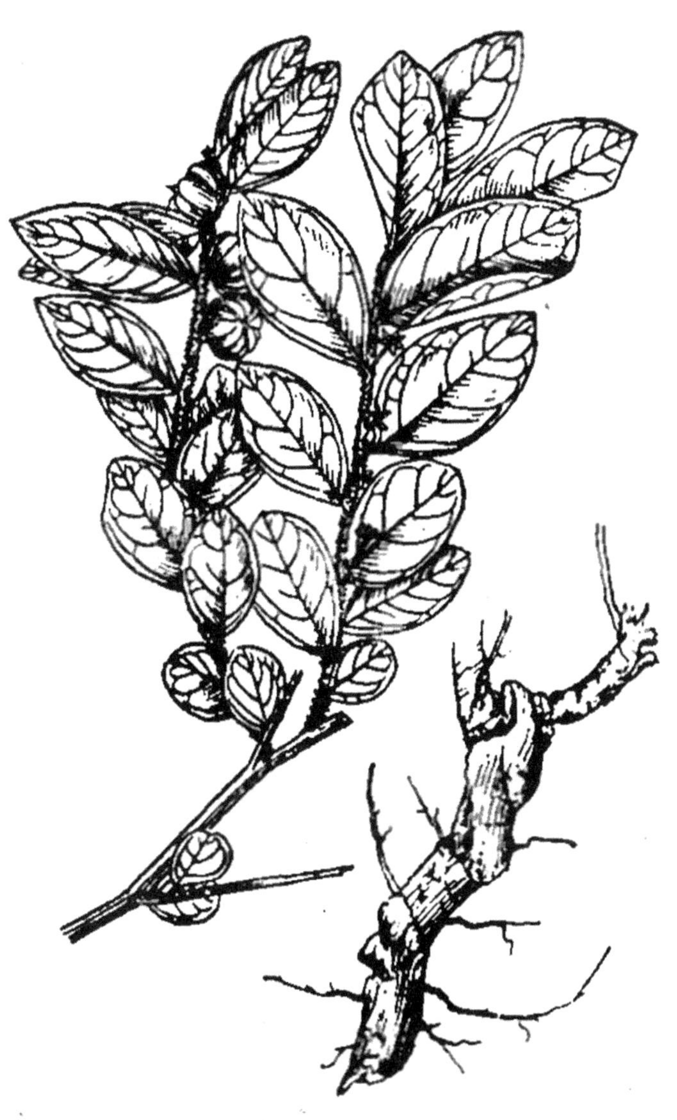

图117　算盘珠(大戟科)

Glochidion puberum (L.) Hutch.

329

墨旱莲

别名　旱莲草　墨烟草　山凤仙草

植物形态　原植物为鳢肠。一年生草本。茎直立或匍匐状，全体被有粗糙的毛，着地的节上生有白色须根。叶对生，叶片披针形或椭圆状披针形，全缘或有细锯齿。头状花序生在茎枝的顶端和叶腋，花白色。花期8～9月。（图118）

生长环境　多生于湿地、溪沟边缘或路旁。

采收加工　全草供药用。秋季采收全草，晒干。

性味功能　甘酸，凉。补肾益阴，止血。

临床应用　煎服治吐血，咳血，便血，淋病，白带。干用3～5钱，鲜用1～2两。捣汁饮治衄血，尿血，须发早白。外用：捣敷跌打损伤，敷"寸口"穴发泡治疟疾。

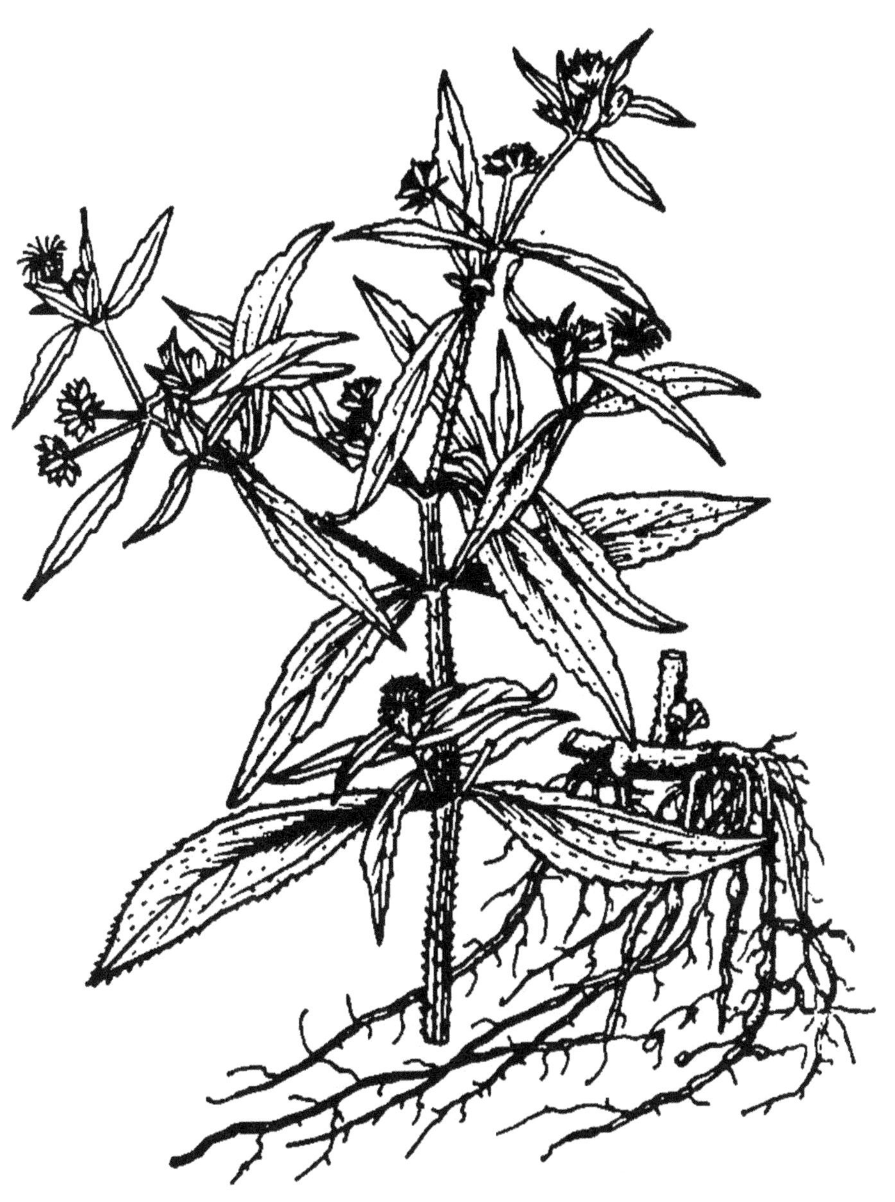

图118 鳢 肠(菊科)

Eclipta pYostrata Linn.

331

薄　荷

别名　苏薄荷　土薄荷　野薄荷　仁丹草

植物形态　多年生芳香草本。有匍匐的根状茎，地上茎直立，方形，上有倒生的细毛和腺点。单叶，对生，叶片卵形、长圆形或披针形，边缘有细锯齿，两面都有黄色腺点。花细密轮生于叶腋，花冠淡红色或紫红色。花期8～10月。(图119)

生长环境　栽培植物，亦有野生于田坎、路边、沟边。

采收加工　全草供药用。6～9月割取地上部分晒干。鲜用生长期随用随取。

性味功能　辛，凉。发汗，散风热。

临床应用　煎服治外感发热，头痛，咽喉肿痛，脑漏，鼻流臭涕。干用5分～1钱5分。阴虚血燥，肝阳偏亢者忌用。外用：捣汁滴鼻治鼻衄；煎汁涂火毒生疮。

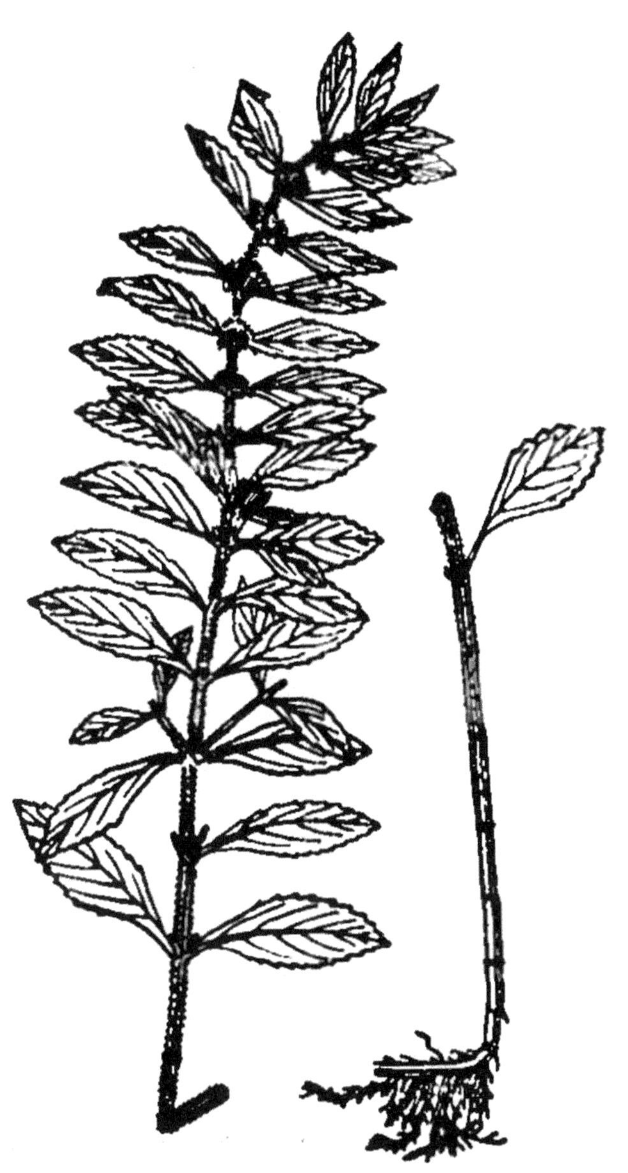

图119 薄　荷(唇形科)

Mentha arvensis Linn.

333

瞿　麦

别名　野麦　鬼麦　大石竹

植物形态　多年生草本。茎丛生，直立，圆而细长，节部稍膨大。叶对生，线形至线状披针形，全缘，基部成短鞘围抱节上。花粉红色，一朵或几朵生于茎的顶端；花瓣先端深裂成丝条状，基部有一圈紫红色的须状毛。花期8～9月。（图120）

生长环境　生于山坡、林下杂草中。

采收加工　带花全草供药用。7～9月花未开放或已开放时采收。割取地上部分，晒干，扎成小把。

性味功能　苦，寒。清热利水，破血通经。

临床应用　煎服治小便不通，水肿，淋病血尿，子宫出血，经闭。干用3～5钱，鲜用1～2两。

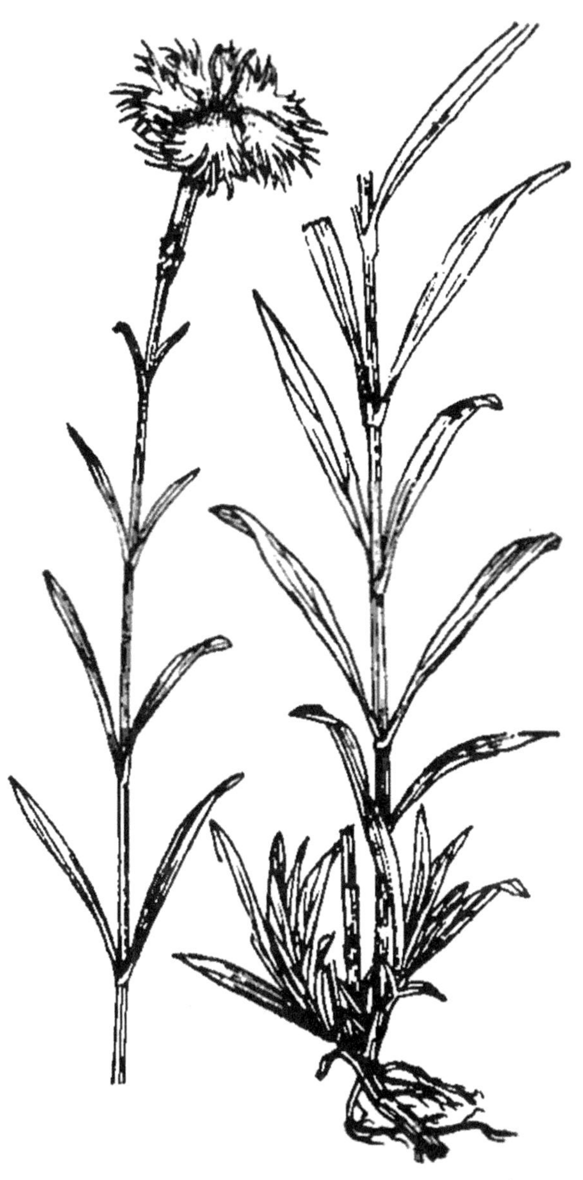

图120 瞿 麦(石竹科)

Dianthus superbus Linn.

335

附　　录

植物常用名词术语解释

1.一年生植物　在一年内开花结果后即行枯死的植物。大多为草本。

2.二年生植物　在第一年仅生长根出叶，第二年才开花结果，然后枯死的植物。大多为草本。

3.多年生植物　有两类：一是地上部分每年枯死而地下部分不死，第二年再抽新苗。二是整个植株每年开花结果后都不枯死，不断生长。

4.乔木　多年生，木质多，具有高大粗直的主干，通常茎的上部才有分枝。如臭椿等。

5.灌木　比乔木矮小，没有高大明显的主干，仅有丛生的枝干。如六月雪、栀子等。若近地面部分的茎为木质茎，而上部枝条为草质，每年枯死的，称为半灌木。如虎杖。

6.藤本　具备特有的附着器官，缠绕或攀援于它物上。茎草质的称草质藤本。(见图122—1)

茎木质的称木质藤本。（参见图 46）

7.草本　植物体木质少，质较软，植株大多矮小，通常全株或地上部分冬季枯死。如大蓟、马齿苋等。

8.直根　主根明显，垂直向地心生长，旁边有多数支根的称直根。（见图 121—1，参见图1）

9.块根　主根或支根肉质肥大，呈块状。（见图 121—2，参见图 29）

10.圆锥根　主根肥大，肉质，上部较粗，下部渐细，呈圆锥状。（见图 121—3，参见图 87）

11.须根或纤维状根　主根不发达，由茎的基部生出多数纤细的根，呈须状或纤维状。（见图 121—4）

12.直立茎　茎干直立于地上，垂直于地面生长。（参见图 19）

13.缠绕茎　茎枝直接围绕它物向上生长。（见图 122—1）

14.匍匐茎　茎柔软，匍匐地面生长，节上生不定根。（见图 122—2，参见图 60）

15.攀援茎　茎上的某些枝或叶变态成为卷须或吸盘等附着物，用以缠绕或吸附周围物体而向上生长。（见图 122—3）

16.鳞茎　地下茎缩短呈扁圆盘状，称鳞茎盘，鳞茎盘上紧密着生多数鳞叶，鳞叶肥厚肉质，但包在鳞茎外面的薄而干燥。（见图123—1）

17.球茎　地下茎缩短呈球状，有明显的节和节间，节上有膜质鳞叶，并具有顶芽。（见图123—2）

18.根茎　斜生或横生在地面之下，有节和节间，并有鳞片状叶。（见图123—3，参见图65）

19.块茎　地下茎短而肥厚，呈块状，节和鳞叶往往不明显。（见图123—4，参见图28）

20.叶片　是叶的最重要部分，有各种形状。如：

(1)披针形　叶的长度约为宽度的3～4倍，中部以下最阔，渐上渐狭。（见图124—1，参见图112）

(2)倒披针形　叶的长度约为宽度的3～4倍，但中部以上最阔，渐下渐狭。（见图124—2，参见图60）

(3)椭圆形　叶的长度约为宽度的1倍，叶片的中央最宽阔，两端较狭。（见图124—3，参见图117）

(4)卵圆形　叶的长度约为宽度的1倍，叶片的中部以下最宽阔，上端渐狭。(见图124—4，参见图73)比卵圆形稍阔的称阔卵圆形。(参见图65)

(5)倒卵圆形　叶的长度约为宽度的1倍，叶片的中部以上最宽阔，下端渐狭。(见图124—5，参见图68)

(6)心形　叶片中部以下宽阔，基部中央凹入。(见图124—6，参见图77)

(7)圆形　叶片长度与宽度几乎相等，近浑圆。(见图124—7，参见图66)

(8)肾形　叶片的宽度超过长度，外形如肾状。(见图124—8)

(9)戟形　叶先端尖，基部两侧向外。(见图124—9，参见图72)

21.叶缘　指叶片的边缘。有各种形态。如：

(1)全缘　边缘平整，不具任何齿缺。(见图125—1，参见图11)

(2)锯齿　叶缘有尖锐的突起如锯齿，齿端向前。(见图125—2，参见图92)大锯齿上再分裂成小锯齿的称重锯齿。(见图125—3)

(3)圆锯齿　叶缘有钝圆的锯齿。(见图125

—4，参见图16）

（4）齿牙状 叶缘有尖锐的突起，齿端直而向上。（见图125—5）

（5）波状 叶缘起伏如波浪。浅的称浅波状，深的称深波状。（见图125—6，参见图102）

（6）分裂 叶片边缘有裂口。深度小于叶片宽度4分之1的称浅裂（见图125—7，参见图55）。深度大于叶片宽度4分之1的称深裂（见图125—9，参见图17）。如裂到主脉，形成几个小裂片的称全裂。（见图125—10，参见图69）

（7）缺刻 叶片边缘有大小不规则的凹凸，不整齐。（见图125—8，参见图29）

22.叶脉 即叶片上的筋（输导组织）。在叶片中部较粗的称主脉，主脉向两侧分出较细的叶脉称为侧脉，侧脉的分枝称为细脉。

23.托叶 通常生于叶柄基部，有两片，形态多种，有叶状的，如鱼腥草的托叶（参见图77）；有鞘状的，如金荞麦的托叶（参见图72）；有卷须状的，如菝葜的托叶（参见图102）。

24.丛生叶 多数叶片在茎枝上密集簇生（见图126—1，参见图13）。

25.轮生叶　茎枝每节生叶3片以上，排列成轮状(见图126—2，参见图81)。

26.互生叶　茎枝每节只生叶1片，螺旋状排列在茎枝上(见图126—3，参见图104)。

27.对生叶　茎枝每节生叶2片，前后或左右相对排列(见图126—4，参见图39)。

28.复叶　在一个叶柄上生有几个或更多小叶片的称复叶。小叶3片，集生于叶柄顶端的称3出复叶(见图127—1，参见图37)。小叶3片以上，集生在叶柄顶端，展开如掌状的称掌状复叶(见图127—2，参见图26)。小叶排列在叶轴的两侧，形如羽毛状称羽状复叶，如地榆(参见图47)。小叶片为单数的称奇数羽状复叶(见图127—4，参见图61)。小叶片为双数的称偶数羽状复叶(见图127—3，参见图105)。叶轴分枝一次，分枝上着生小叶片的称二回羽状复叶(见图127—5)。

29.花序　花排列在花枝上的形式，种类很多。如：

(1)总状花序　花梗长，旁边着生许多有梗的小花，小花梗等长(见图128—1 1’，参见图112)。

(2)圆锥花序　总状花序的小花梗再分枝，分枝顶端再生花，形成圆锥花序(见图129—7 7'，参见图7)。

(3)伞房花序　分枝如总状花序，但小花梗不等长，在下面的长，在上面的短，所有的花排在一个水平线上，形成伞房花序(见图129—8 8'，参见图8)。

(4)穗状花序　花梗较长，旁边着生许多无柄的小花(见图128—2 2'，参见图24)。

(5)葇荑花序　花梗下垂，其上着生小花(见图128—3 3'，参见图86)

(6)肉穗花序　花梗多肉质肥厚，上生小花，肉穗花序基部常有一片大形的总苞，称为佛焰苞，有佛焰苞的花序称佛焰花序(见图128—4 4'，参见图37、20)。

(7)伞形花序　总花梗的顶端生出许多略等长的小花梗，花着生于小花梗上，排成伞状(见图128—5 5'，参见图102)。

(8)复伞形花序　伞形花序小花梗顶端不着生花而再生分枝，分枝顶端再生花形成复伞形花序(见图129—10 10'，参见图101)。

(9)头状花序　花梗特别短，变成扁盘形或半球形，梗顶密生多数无梗小花，花序外面具有一层或多层苞片组成的总苞（见图128—66'，参见图114）。

（10）聚伞花序　花序轴顶端先开一花，花序轴不再继续生长，两侧生分枝，分枝顶端再生花，称聚伞花序，如花序轴四周生多数侧枝，每一侧枝上再生小聚伞花序称多歧聚伞花序（见图129—99'，参见图1）。

30.花冠　由花瓣组成，呈各种颜色，是花的最显著部分。

31.孢子　蕨类等植物用以繁殖的细胞，大都为细小的圆球形，如海金砂、石韦、贯众等均以孢子繁殖。产生孢子的器官称孢子囊。（参见图96、32）

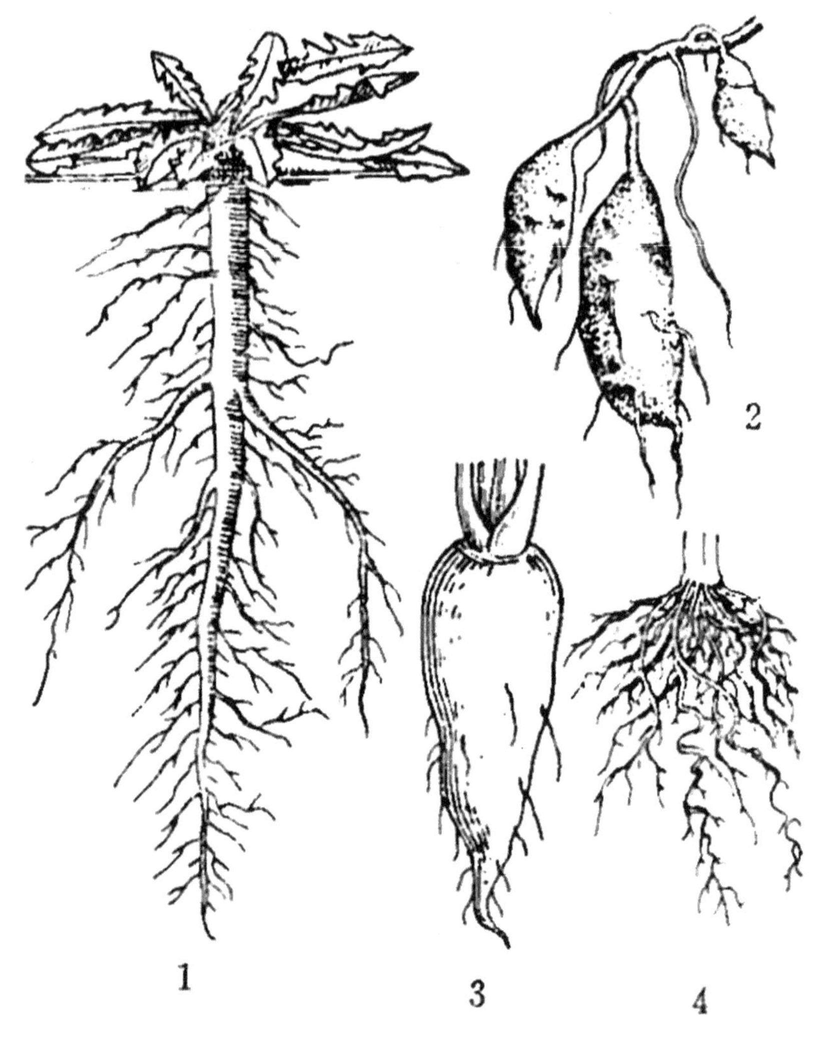

图121 根的形态

1.直根 2.块根 3.圆锥根 4.须根

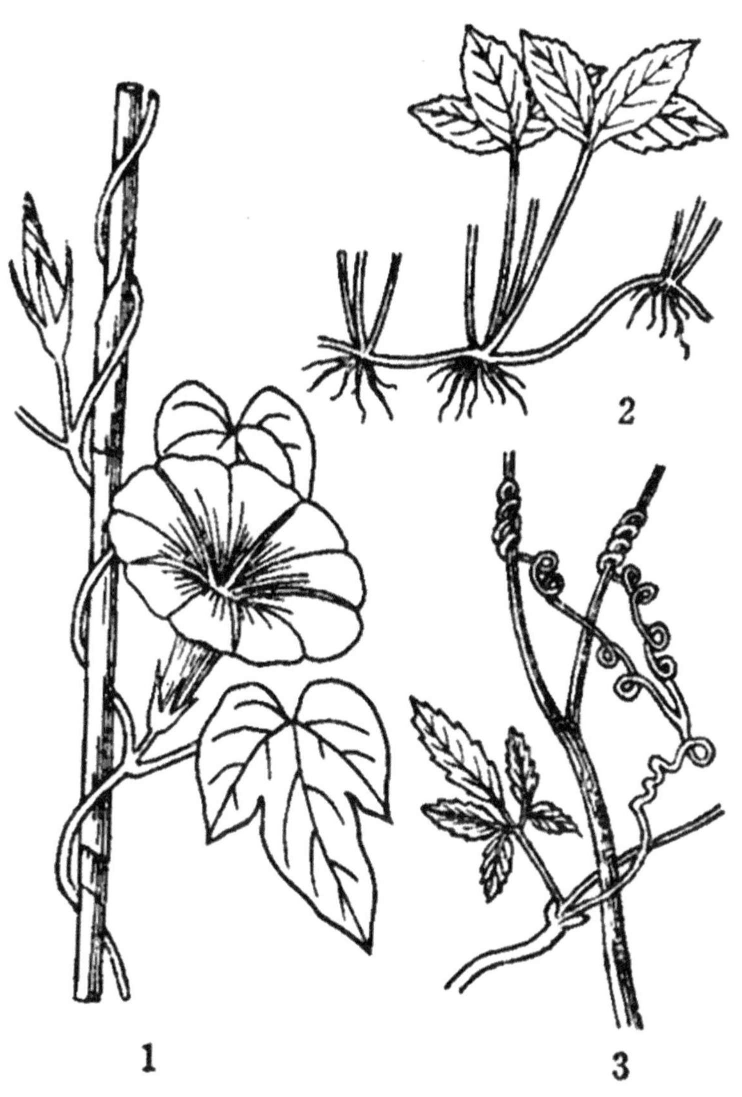

图122　茎的形态(一)

1.绕缠茎　2.匍匐茎　3.攀援茎

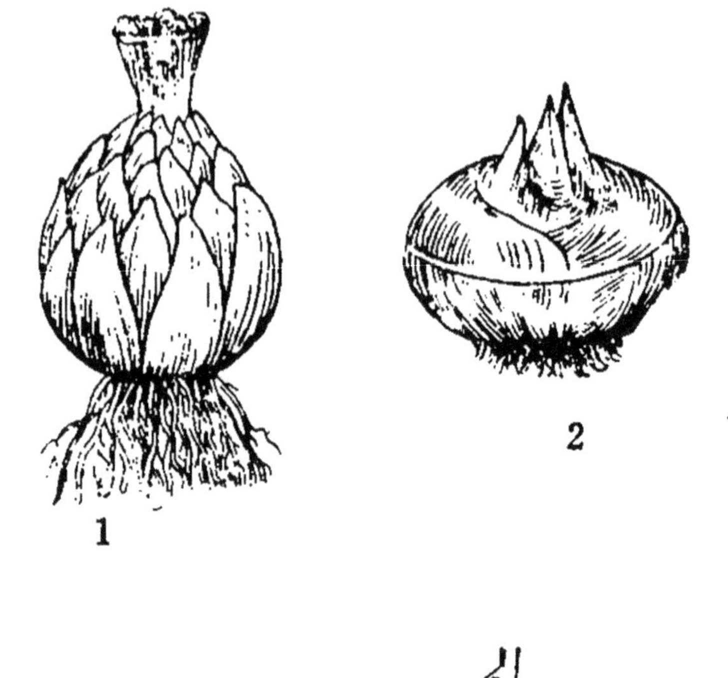

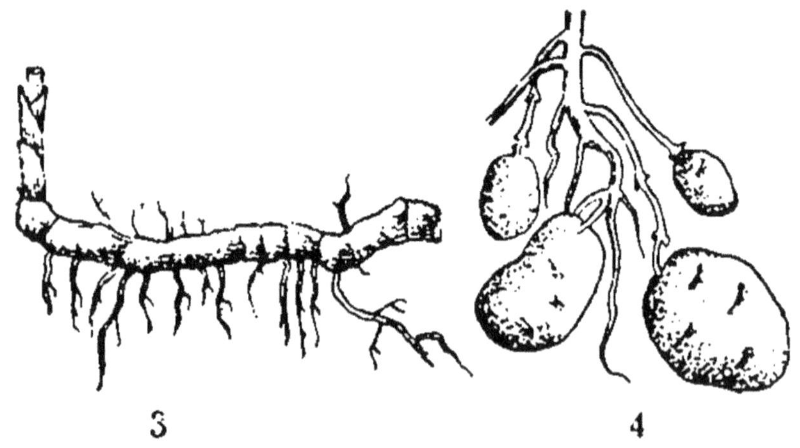

图123 茎的形态(二)

1.鳞茎 2.球茎 3.根茎 4.块茎

346

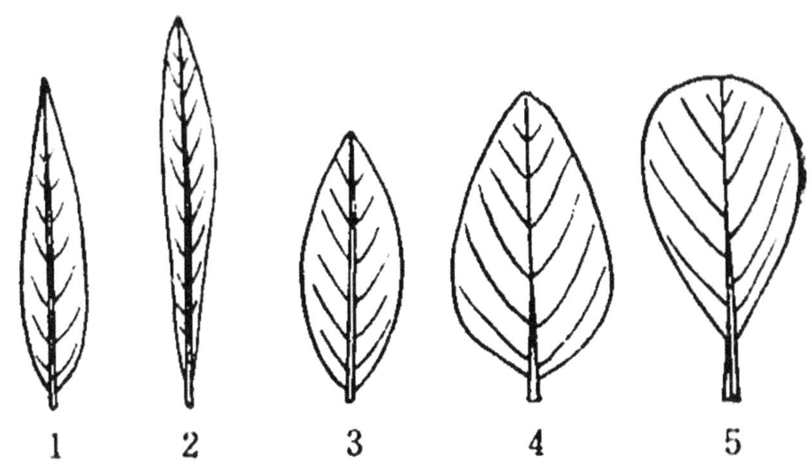

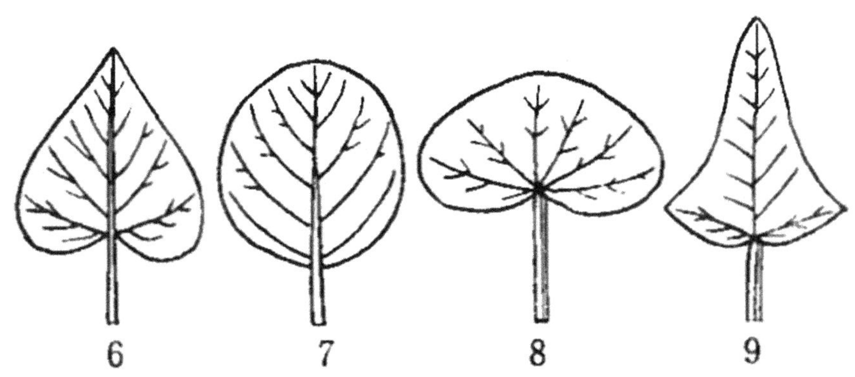

图124　叶片的形状

1.披针形　2.倒披针形　3.椭圆形　4.卵圆形
5.倒卵圆形　6.心形　7.圆形　8.肾形　9.戟形

347

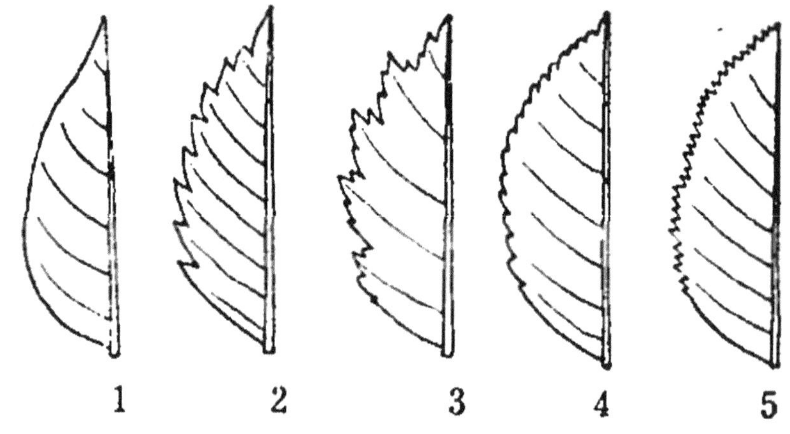

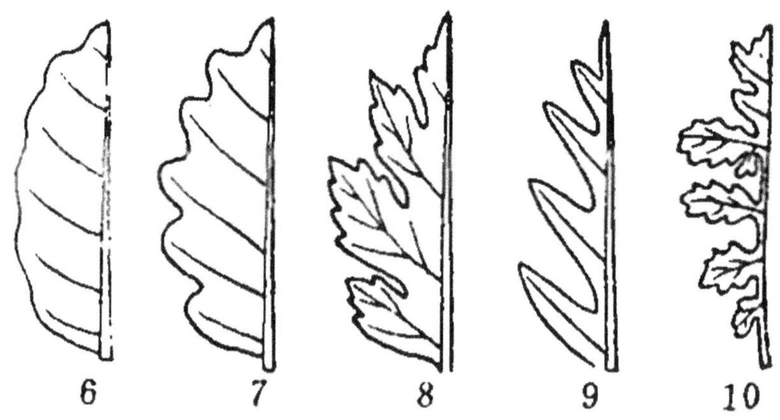

图125 叶缘的形态

1.全缘 2.锯齿 3.重锯齿 4.圆锯齿 5.齿牙状 6.波状 7.浅裂 8.缺刻 9.深裂 10.全裂

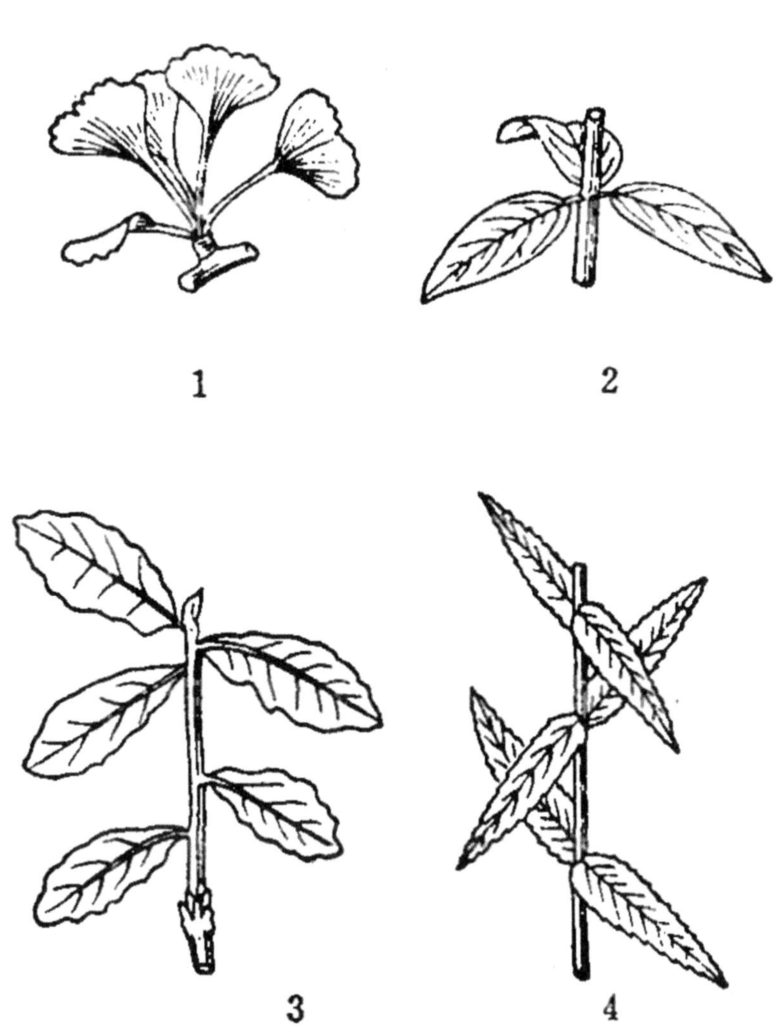

图126 叶的排列

1.丛生叶 2.轮生叶 3.互生叶 4.对生叶

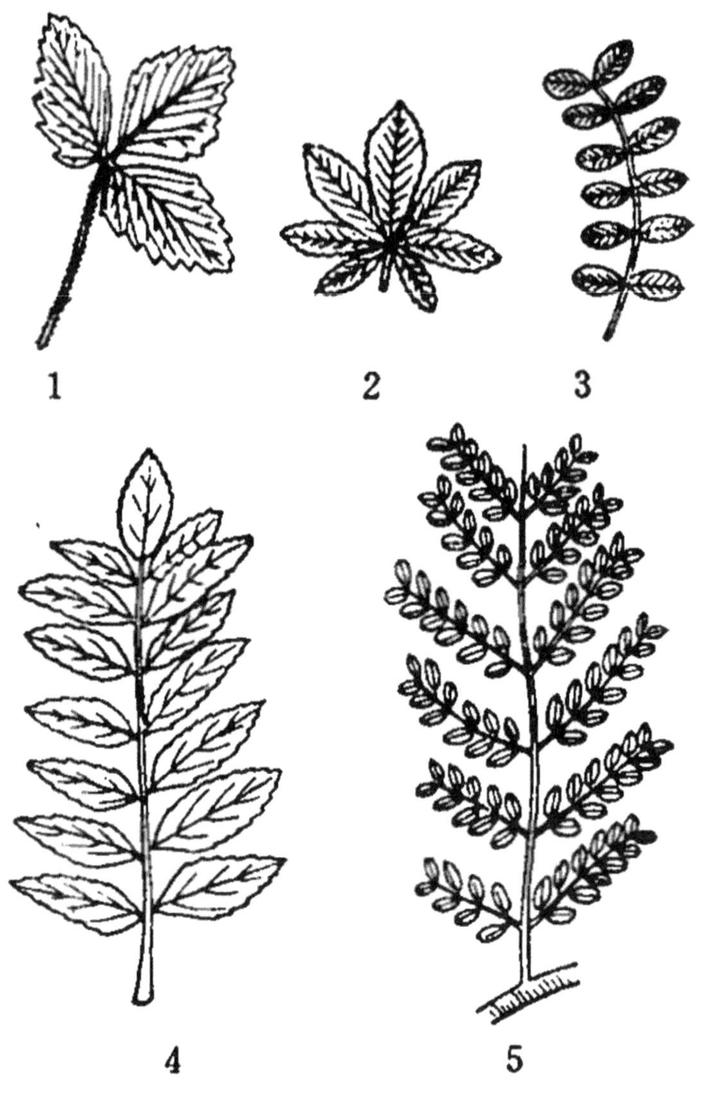

图127　复叶的种类

1.三出复叶　2.掌状复叶　3.偶数羽状复叶

4.奇数羽状复叶　5.二回羽状复叶

350

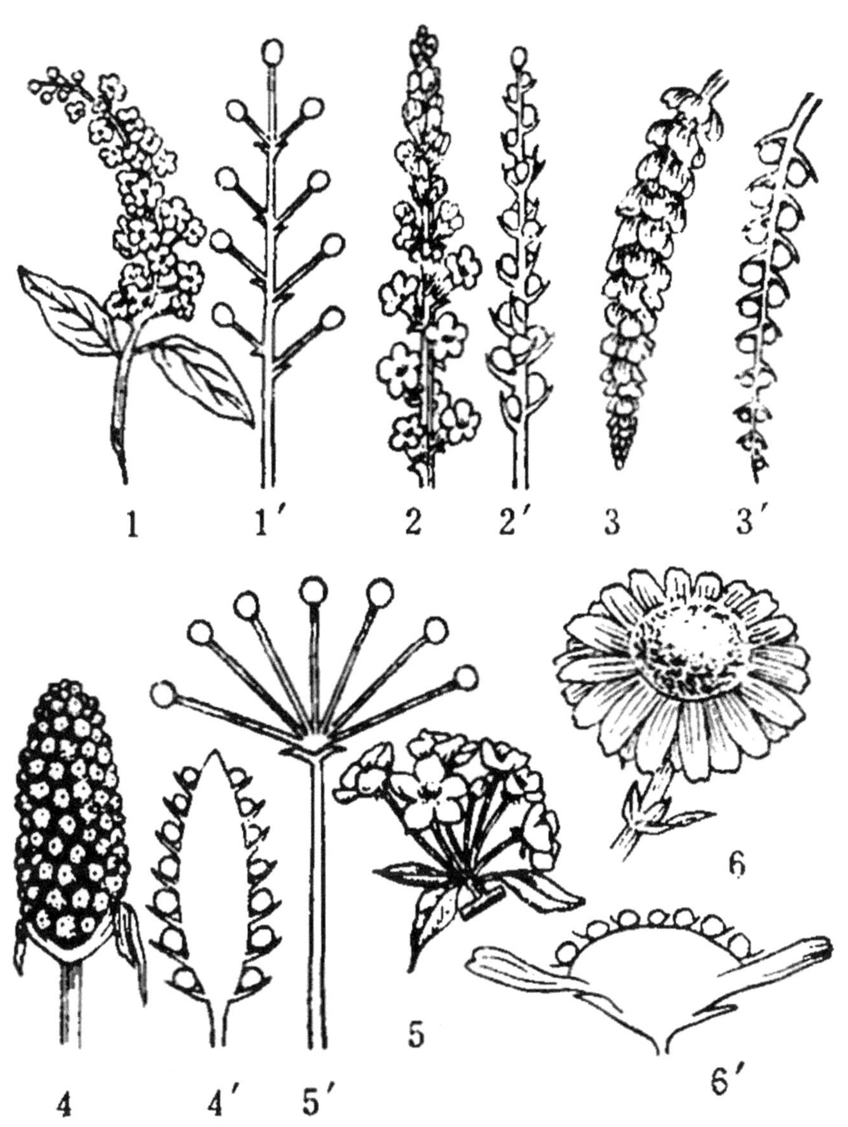

图128　花序的种类

1 1′总状花序　2 2′穗状花序　3 3′葇荑花序

4 4′肉穗花序　5 5′伞形花序　6 6′头状花序

351

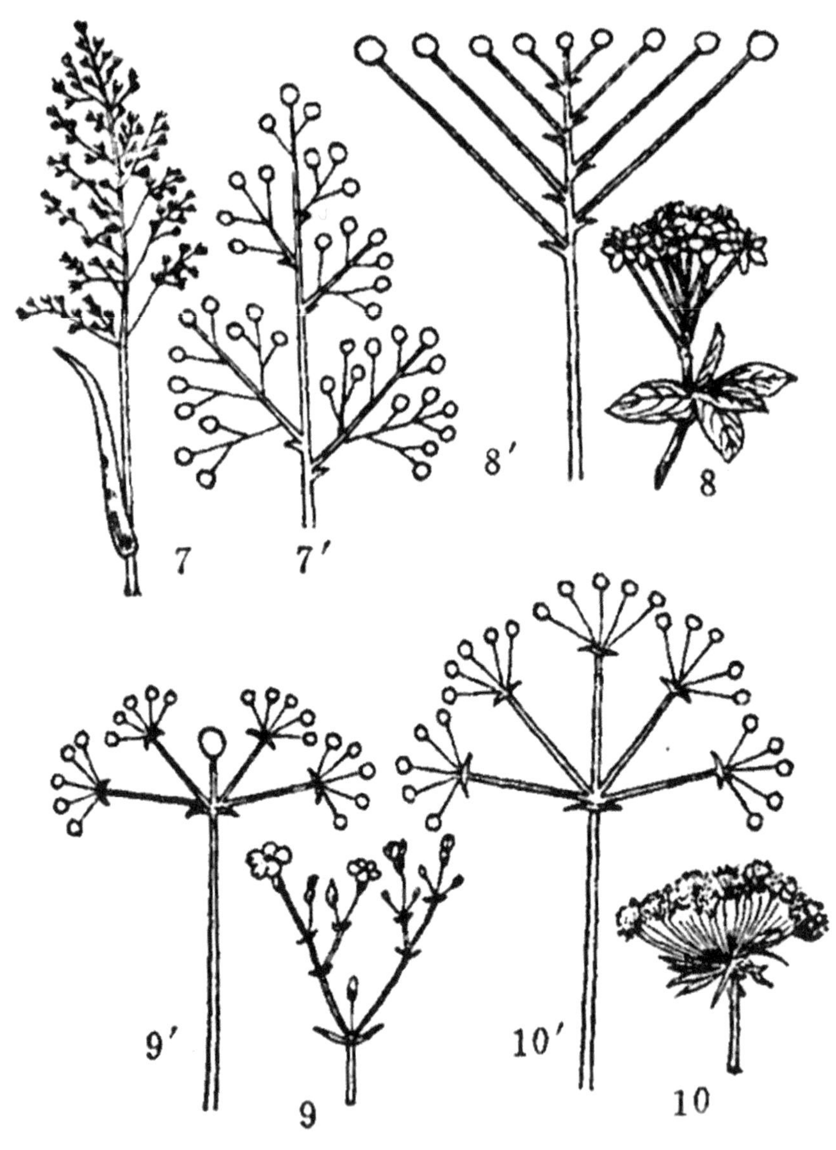

图129 花序的种类

7 7'圆锥花序 8 8'伞房花序
9 9'聚伞花序 10 10'复伞形花序

352

单方验方　新医疗法（选编）

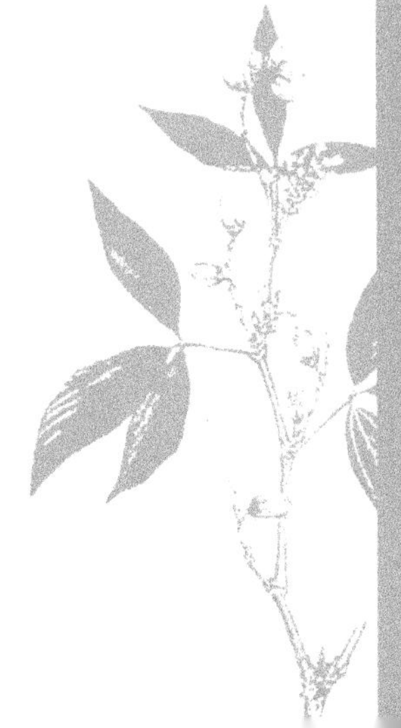

提 要

江苏省徐州市中草药新医疗法展览会编。

64 开本。1.7 万字。共 107 页，其中前言、目录共 10 页，正文 83 页，附录 10 页，插页 4 页。平装本。

作者将徐州市经过初步临床证实的部分有效的单方、验方与新医疗法选编成册，以供互相学习、交流经验。

本书介绍了常用除害灭病方及治疗 10 种传染病、21 种内科疾病、21 种外科疾病、5 种妇科疾病、3 种儿科疾病、5 种五官科疾病的单验方。每种疾病下有处方若干，每方包括处方（组成）、用法、效果、来源等内容。

书中还介绍了新医疗法的内容，包括新针疗法和穴位注射。此部分共介绍了 18 种疾病，按取穴、针法、疗效进行简要说明。

书末附有徐州市常用中草药注射液的配制方法、徐州市常用中草药注射液的含量及用法主治简表，以供查用。

单方驗方　新医疗法

（选編）

江苏省徐州市中草药新医疗法展览会

目　　录

除害灭病

传染病

內 科

外　科

妇 科

小儿科

五官科

新医疗法

· 白页 ·

除害灭病

一、灭孑孓

处方：鲜泽漆（猫儿眼草） 鲜臭麻子叶（洋金花叶）

鲜苦楝树叶 鲜家槐树叶

用法：上药任选一种，用三市斤切碎捣烂，加水二倍浸泡约12小时左右，投入约一立方米污水坑中可杀死孑孓。

效果：此方经市卫生防疫站协助分别进行试验，效果良好。

二、灭蚊

（1）**烟熏法：**

处方：干黄蒿 干野艾 干牡荆（黄金条）

用法：上药任选一种，切碎加适量杂草，进行烟熏杀灭。(此方本地区运用极广)

(2)喷洒法：

1. 处方：百部　泽漆　臭麻子茎叶（洋金花茎叶）

用法：上药任选一市斤，切碎捣烂，加水二市斤浸泡1至2天取药汁进行喷洒。

2. 处方：鲜苦楝树叶一市斤　石灰半斤

用法：将上药切碎与石灰同浸入三倍水中，半天后过滤澄清喷洒墙壁黑暗处。

三、灭　蛆

1. 处方：鲜龙葵（黑天天棵）　泽漆

用法：上药任选一种，取六市斤切碎捣烂加水二倍，浸泡半天，投入约一立方米粪池中即可杀死蛆。

（朱庄公社）

2. 处方：鲜狼毒

2

用法：取鲜狼毒二市斤，捣烂。投入约一立方米粪池中，即可杀死蛆。

说明：灭孑孓也有显著效果。

（奎山公社）

四、灭　蝇

处方：生天南星　生半夏

用法：上药任选一种，加入甜的食物，配制成1：5的浓度放置安全而有蝇处，即可诱杀苍蝇。

说明：此药有毒，切勿入口。

（狮子山公社）

五、灭头虱

处方：臭椿树根皮

用法：用臭椿树根皮适量捣烂，开水浸后洗头，即可杀死头虱。

傳染病

一、流行性感冒

1. 处方：葱白三根　生姜三片　干白菜根一个

用法：水煎温服。每天一剂，连服三天。

（下淀公社）

2. 处方：鲜牡荆（黄金条）一两　（干的用五钱）

用法：水煎温服。每天一剂，连服三天。

（下淀公社）

3. 处方：桑叶　野菊花　薄荷各三钱

用法：水煎服。每天一剂，连服三天。

（狮子山公社）

二、流行性腮腺炎

1. 处方：生石膏　爱皮西（APC）

用法：将生石膏研成细末，2—5岁用量五分至一钱，5—12岁用量一钱至一钱五分，成人用量二钱至三钱，APC按正常用量或稍增加一点，每天服1—3次。

效果：使用100余例，全部治愈。

说明：生石膏如作煎剂，量要增五倍，冲服APC。

（下淀公社石桥大队）

2. 处方：蝌蚪半斤　冰片一钱

用法：将冰片一钱加入活的蝌蚪内，待溶解化成水后外涂患处，每天1—2次。

效果：使用近90例，效果显著。

（韩桥煤矿卫生队）

3. 处方：板兰根一两　金银花八钱

用法：用水一斤煎成半斤，一天一

剂，连服二剂。

说明：

1.忌食腥荤、生冷之物。

2.或用①紫花地丁一两　金银花五钱

②蒲公英一两　板兰根一两

水煎服，一日一剂，分二次服，也有效果。

4. 处方：鲜菊叶一把

用法：把菊叶捣烂如泥加适量醋调匀敷患处。

三、预防流行性脑脊髓膜炎

1. 处方：大青叶一两　板兰根一两

用法：上药任选一种，水煎服，连服数剂。

2. 处方：银花三钱　菊花三钱

用法：水煎当茶饮。

四、疟　　疾

预防方：

1. 处方：鲜黄蒿　鲜野菊　地构菜（山胡椒）　鲜野艾　鲜马鞭草叶

用法：①上药任选一种，揉烂，塞鼻，每天塞二小时，两鼻孔交替进行。连用三天。

②上药任选一种，取一两，水煎服，连服三天。

说明：1.上方也可作治疗用。

2.马鞭草孕妇禁服。

效果：利国矿使用野菊塞鼻治27例，一次全部控制症状。

（利国矿医院、市中医院）

2. 处方：鲜地榆三至四两

用法：水煎服。

（董庄矿卫生队）

7

治疗方：

1. 处方：柴胡五钱　常山五钱　姜半夏三钱

用法：将上药分头、二汁煎，共煎成一碗半（约500毫升），分三次冷服。在疟疾发作前一天晚上服一次，在疟疾发作前半天服一次，在疟疾发作前二小时服一次。连服三剂。

说明：孕妇慎用。

（本市各医院）

2. 处方：鲜马鞭草一两

用法：水煎，于发作前二小时冷服。

说明：孕妇禁服。

（市中医院）

3. 处方：地构桊（山胡椒）一两　枸杞根一两

用法：上药任选一种，水煎服。于发

作前二小时服，连服三剂。

（下淀公社）

4． 处方：胡椒末三分　小膏药一张

用法：在大椎穴或第三胸椎处用针浅刺后放胡椒末，贴上小膏药1—3天。

（奎山公社）

5． 处方：鲜水蜈蚣一至二两（干的七钱）

用法：水煎服。于发作前二小时一次服下。

说明：一般服一次即控制症状。症状控制后应小剂量继续服用几天，以防复发。

（奎山屯里大队）

6． 处方：鲜墨旱莲（臭脚丫草）一两

用法：水煎。于发病前二小时一次服下或分成三次冷服（发作前一天晚上服一次，发作前半天服一次，发作前二小时服一次）

效果：一般服用一剂即愈。

（奎山公社）

7. 处方：甘草二份　甘遂一份

用法：将两药共研细末。于发作前二小时取用一分放在肚脐上，以胶布或小膏药贴上即可。一、二天后除掉。

效果：经治800余例，疗效95%以上。

（贾汪人民医院）

五、血丝虫病

1. 处方：青蒿一两　牡荆叶五钱　威灵仙五钱

用法：水煎服，一日一剂。

2. 处方：威灵仙五钱　红糖二两

用法：水煎后加少量白酒，空腹顿服，一日一剂。

说明：以上两方均适用于血丝虫病急

性期，怕冷发热 肢体起 红线或 片状红肿（俗称流火）。

（市中医院）

六、钩 虫 病

预防方：

处方：松针适量

用法：水煎成浓汁，在赤足下田前擦足及小腿处。

（市中医院）

治疗方：

1. 处方：皂矾适量

用法：将皂矾研细泡冷开水中，擦洗患处即可止痒、止痛、消炎。

说明：此方适用于初期感染。

（市中医院）

2. 处方：苦楝子一两

用法：将苦楝子炒黄，加水400毫升，

煎成200毫升，每日早晨服一次，连服三天。

（市中医院）

3. 处方：大蒜头五钱 榧子三钱 槟榔三钱 使君子肉四钱

用法：水煎服，一日一剂，连服三剂。

（郊区）

4. 处方：南瓜子 槟榔各四两

用法：将上药捣研成末，做成丸或散剂，每天早晚各服一次，每次服三至五钱，贫血重者可在上方中加煅皂矾六至八钱。

说明：治绦虫也有效果。

（郊区）

5. 处方：使君子仁（炒）四钱

用法：将上药炒黄，分二次嚼食。连服三天。

说明：此方亦可用于驱蛔虫。

（郊区）

七、傳染性肝炎

1．处方：鲜叶下珠（鱼鳞草）一至二两

用法：水煎服，一日一剂，连服一周。

（狮子山公社下河头大队）

2．处方：白茅根一两　茵陈一两　蒲公英五钱　大枣十个

用法：水煎，每天一剂，分二次服，服至病愈。

（商业职工医院）

3．处方：甜瓜蒂（苦丁香）

用法：将甜瓜蒂放在瓦上焙干，研成细末，用0.1克在早晨分三次（每隔40分钟一次）吹入鼻内，使之流黄水，隔八天

反复进行一次，四次为一疗程，并配合西药利尿剂。

说明：此方适用于慢性肝炎，肝硬化腹水。

（东方红医院）

4. 处方：茵陈六钱 车前草一两 仙鹤草二钱

用法：水煎成头、二汁分服，早晚各服一次。

说明：禁忌辛辣之物。

（枣庄煤矿卫生队）

5. 处方：丹参（靠山红）二两

用法：水煎服，加白糖少许，每日一剂，分二次服。

说明：对慢性肝炎治疗效果也较好。

（市中医院）

6. 处方：蓬子菜（黄牛尾）一两 茵陈一两 板兰根五钱

用法：水煎服一日一剂，分头、二汁煎服。如转氨酶下降较慢者，可加用紫花地丁或蒲公英。

说明：经住院治疗60余例，平均15天至18天全愈出院，小儿用量酌减。

（徐州传染病医院）

八、痢　　疾

预防方：

1. 处方：委陵菜　马鞭草　苍耳　马齿苋各一钱

用法：以上为一人量。水煎服。

2. 处方：马鞭草一钱　马齿苋一两六钱

用法：水煎服。

说明：治疗疟疾也可收到良好效果。

效果：董庄矿70年7月份用上第一方在全矿工人家属中全面预防服药，收到明显效果，使每天原有痢疾发病40余人下降

到10人左右

。

（董庄矿卫生队）

治疗方：

1．处方：马齿苋四两　鲜地锦二两

用法：水煎分二次服，早晚各服一次，小儿酌减。

效果：经治183例，效果均显著。

（一院、利国铁矿）

2．处方：车前　地榆　老鹳草或委陵菜（本地称反白草）各三钱　（肠痢合剂一号）

用法：水煎服，每日一剂，早晚分服，如果腹胀、腹痛可增加问荆（节节草）三钱。

效果：经治150例，治愈率达90%以上。

3．处方：艾叶二钱　辣蓼二钱

16

车前一两六钱　（肠痢合剂二号）

用法：水煎服，每天一剂，早晚各服一次。

说明：此方对肠炎痢疾，急性膀胱炎，尿道感染均有效果。

（董庄煤矿卫生队）

4. 处方：焦南楂三钱　黄芩炭三钱

用法：水煎服，一日一剂。

（商业职工医院）

5. 处方：白杨树花四两

用法：水煎分二次服。

说明：治阿米巴痢疾较好。

（手管局职工医院）

6. 处方：鲜地榆一两　委陵菜一两　白头翁一两

用法：水煎服，每日一剂，分二次服。

说明：一般服二剂即愈。

（奎山屯里大队）

7. 处方：鲜马齿苋半斤

用法：捣烂绞汁或煎服，每天早晚各服一剂，连服二天。

说明：也可加大蒜煎服。

（手管局医院、三院）

8. 处方：鲜辣蓼　鲜地锦各一两

用法：水煎服，每日二剂。

九、麻　　疹

（包括预防和透疹）

1. 处方：紫草根二钱

用法：水煎频服，一日一剂连服三天。

效果：上方曾在麻疹流行期给168名麻疹易感儿童服用，除5人于服药后2——4天出麻疹外，其它163人均未发病。

说明：预防用。

（市中医院）

2. 处方：夏枯草五钱至二两

用法：水煎服，一日一剂，连服三天。

说明：预防用。

（朱庄公社）

3. 处方：西河柳二至四两

用法：将水烧开后加入西河柳约煮五分钟，熏手足心促使麻疹自然透出。或用西河柳三钱水煎服。

说明：透疹用。

（狮子山公社）

4. 处方：芦苇根适量（或用鲜茅根一至二两）

用法：水煎频服。

说明：疹出后用。

（奎山公社）

5. 处方：香菜根（芫荽根）七棵

用法：水煎服。麻疹出齐后停服。

说明：透疹用。

（狮子山公社）

6. 处方：李子胶（李子树上流出的胶）五钱

用法：煎成汤剂，每日服二次，每次半茶盅。

说明：透疹用。

（中医院）

十、白　喉

处方：生地四钱　黄芩三钱　连翘三钱　寸冬三钱　杏仁二钱　沙参三钱　甘草一钱

用法：水煎成浓汁，每日分二次服，连服五——六天。

说明：市传染病院　医务人员使用上方治疗五例，全部痊愈。

内　　科

一、感　　冒

1．处方：香附一两　苏叶一两　陈皮一两

用法：将上药共研细末，每服三钱，一天服二次，用姜汤送服，儿童酌减。

（奎山公社）

2．处方：生姜三片　葱白一根

用法：水煎服，一日一剂。

（狮子山公社）

3．处方：棉花根二两　（也可加甘草二钱）

用法：加水300毫升煎成100毫升，日服三次，每次服30毫升。

说明：对气管炎也有良好效果。

效果：使用50余例，效果很好。

（董庄矿卫生队）

二、支气管炎

（急、慢性支气管炎、肺炎）

1. 处方：麻黄二钱　杏仁三钱　生石膏一两　甘草一钱　桔皮二钱

用法：水煎服，每日一剂，分二次服。

忌食：辛、辣、油腻食物。

（中医院）

2. 处方：苦蘵（灯笼草）　香蘵（挂金灯）　酸浆草各二钱

用法：水煎服，一日一剂，分二次服。

3. 处方：南沙参一钱　香蘵二钱

用法：水煎服，一日一剂，早晚分服，服用时可加适量白糖或冰糖。

（董庄矿卫生队）

三、哮　　喘

1. 处方：苏子　白芥子　莱菔子各三钱

用法：水煎服，一日一剂，分二次服。

（中医院）

2. 处方：海螵蛸（乌贼骨）

用法：焙干研成细末，每日三次，每次一钱五分，温开水送服。

（奎山公社）

3. 处方：炙麻黄二钱　炙甘草一钱

用法：加水半碗，急火煎，一次服下，一天一剂。

（狮子山公社）

4. 处方：麻黄三钱　豆腐四两

用法：加水煎一小时去渣喝汤，吃豆腐。

（狮子山公社）

5. 处方：南沙参一两

用法：水煎服，每日一剂，分二次服。

（奎山公社）

四、肺膿瘍

处方：苇茎一两　薏仁五钱　甘草三钱　连翘三钱　冬瓜仁三钱　桔梗三钱　蒲公英五钱　牛蒡子四钱　金银花四钱　大贝三钱

用法：水煎服，一日一剂，分二次服，服至病愈。

效果：治疗35例病人，平均15天症状消失，33天空洞闭合。

（济南军区第八十八医院）

五、肺結核

1. 处方：白芨八两　川贝二两　紫河车粉二两　海螵蛸五钱

用法：上药共研细末，每服三钱，早

晚各服一次，白开水送服。

（下淀公社）

2. 处方：十大功劳叶一两　地骨皮三钱　女贞子三钱　甘草一钱

用法：水煎服，一日一剂，分二次服。

（下淀公社）

3. 处方：金不换叶七个　鸡蛋一个

用法：将金不换叶切碎加入鸡蛋一个炒熟，一次服下，此方对肺出血有较好效果。

（中医院）

六、高血压

1. 处方：青葙子一两　夏枯草五钱

用法：水煎服，一日一剂，分三次服，连服一周。

（朱庄公社）

2. 处方：臭梧桐树根一两　枸杞根一两

桑树根一两

用法：水煎服，一日一剂，分三次服，连服一周。

（朱庄公社）

3. 处方：豨莶草 槐花各五钱

用法：水煎服，一日一剂，分二次服。

（下淀公社）

4. 处方：桑寄生一——二两

用法：水煎服，每日一剂，分二次服。

（下淀公社）

5. 处方：青木香半斤

用法：将上药研细末，每天服三次，每次服二——四分，慢慢增加至六——七分，三个月为一疗程。

（下淀公社）

6. 处方：猪毛菜二两（鲜的可用一斤）

用法：水煎服，每日一剂，分二次服。

（中医院）

7. 处方：猪胆汁　朱砂　草决明

用法：取猪胆汁五个浓缩，待冷后掺入草决明粉一两，搓成黄豆大小丸，以朱砂滚衣。日服两次，每次四至六粒。（上药为一疗程量）

效果：良好。

说明：适用单纯性高血压，孕妇忌用。

（医药药材公司）

七、头　痛

1. 处方：白芷　菊花各三钱

用法：水煎服，一日一剂，分二次服。

此方对副鼻窦炎引起的头痛效果良好。

（朱庄公社）

2. 处方：全虫粉（蝎子）

用法：取全虫粉少许放在小膏药上贴

太阳穴。

（工程机械厂保健站）

八、神經衰弱

1. 处方：酸枣仁五钱　柏子仁三钱　远志五钱　首乌藤五钱　合欢皮四钱

用法：水煎服，每天一剂，分二次服。

2. 处方：熟黄精五钱　炒枣仁四钱

用法：水煎服，每天一剂，睡前一小时服。

（中医院）

九、胃及十二指腸潰瘍

1. 处方：香椿树根皮六钱

用法：水煎服，一天一剂，分二次服。

（第二人民医院）

2. 处方：陈皮三钱　乌贼骨一两　草决明五钱

用法：共研细末，每服一钱，用白蜜和食糖调服，一日2—3次。

3. 处方：乌贼骨85% 大贝母15%

用法：共研细末，每次服二钱，每日服三次，开水送服。

4. 处方：乌贼骨80% 生大黄20%

用法：共研细末，每次服二钱，每日服三次，开水送服。

5. 处方：川楝子 延胡索各三钱

用法：水煎服，一日一剂，分二次服。

（朱庄公社）

6. 处方：延胡索二钱 香附二钱

用法：水煎服，一日一剂，分二次服。

或焙干研末成粉，分二次服。

（中医院）

十、消化不良

1. 处方：焦山楂三钱　麦芽三钱　鸡内金二钱　气萝卜一个

用法：水煎服，每天一剂，分二次服。

（下淀公社）

2. 处方：大黄二钱　香油一两

用法：将大黄用香油炸过后，去大黄服香油，空腹顿服。

说明：加冰糖也可。

（医药药材公司）

十一、腹　泻

1. 处方：高粱根一——四两

用法：水煎服，一日一剂。

（朱庄公社）

2. 处方：鲜车前草一两　鲜高粱苗二两　高粱米花一两

用法：上药任选一种，水煎服，一日一剂，分二次服。

（狮子山公社）

3. 处方：石榴皮一两（鲜的加倍）

用法：将石榴皮切碎，水煎服，分二次服，一日两次。

（中医院）

4. 处方：臭豆腐乳适量

用法：当菜吃，能吃多少吃多少。

说明：此方对慢性肠炎较好。

（房管卫生所）

十二 呃 逆

1. 处方：柿蒂三——七个

用法：水 煎 服，一日一剂，分二 次服。

2. 处方：老南瓜蒂（陈的）

用法：水煎服，一日一剂。

十三、尿路感染

1. 处方：瞿麦一两　车前草一两

用法：水煎，每日一剂，当茶饮。

（奎山公社）

2. 处方：鲜柳树枝一两

用法：水煎服，每日一剂。

3. 处方：车前子一两

用法：将车前子洗淨加水煮稠，不去渣顿服。

此方对老年性前列腺肥大症有效。

（中医院）

十四、血　尿

1. 处方：鲜白茅根一两　鲜小蓟一两

用法：水煎服，每日一剂，分二次服。

2. 处方：仙鹤草一两　藕节一两　侧柏叶四钱

用法：水煎服，一日一剂，分二次服。

忌：辛辣食物。

（中医院）

十五、乳糜尿

1. 处方：葎草（拉拉秧）四钱

用法：水煎服，一日一剂，分两次服。

2. 处方：龙衣（长虫皮）约一市尺

用法：将龙衣放在瓦上焙干研成细末，加适量红糖冲服，一日一剂（一般服用二——三次即可）。

效果：经使用三例，全部痊愈。

注：龙衣甘咸有小毒，服药时有异味，有可能引起恶心。

（贾汪区工农医院）

3. 处方：放牛小棵(窄叶老牛瓢)二两 白糖一两

用法：水煎服，一日一剂，分两次服，连服一周。

（环卫处卫生所）

4. 处方：红苋菜种子

用法：将红苋菜种子炒至炸花为度，研成细末，每服三钱，糖水送服，每日服三次。服几次后血尿渐愈，如小便仍混浊不清，可用委陵菜一两，水煎服。

说明：此方适用于乳糜血尿。

（工程机械厂）

十六、肾　炎

1. 处方：萝藦(老牛瓢)一两

用法：水煎服，每日一剂。

说明：此方对肾炎性水肿有效。

（狮子山公社）

2. 处方：萹蓄一两

用法：水煎服，一日一剂，分二次服。

（奎山公社）

3. 处方：萹蓄三钱 车前草三钱 益母草三钱

用法：将上药水煎，一日一剂，分二次服。

（商业职工医院）

十七、蛔虫病

1. 处方：槟榔五钱 使君子五钱

用法：水煎服，早晨空腹顿服，连服二天。

（下淀公社）

2. 处方：鲜苦楝根皮一——二两

用法：水煎去渣加白糖一两，当晚空腹服一半，另一半明晨空腹服下。

说明：孕妇忌用。

（狮子山公社）

十八、关节炎

1. 处方：老鹳草一两

用法：水煎服，一日一剂，早晚分服。

说明：忌寒冷、刺激性食物。

（董庄矿卫生队）

2. 处方：茜草根一两　虎杖根五钱

用法：将上药泡入一斤白酒中，约一周，每服一小盅，日服二次（能饮酒者可酌增量）。

说明：也可将上药任选一种水煎服，一日一剂，分二次服。

（奎山公社）

3. 处方：茅莓根（天青地白草）二两

用法：泡入白酒一斤中，约一周，每服一小盅，日服二次。

4. 处方：寻骨风（毛香）一两

用法：水煎服，一日一剂，加白酒或黄酒一两冲服。

（中医院）

5. 处方：豨莶草　威灵仙各等份

用法：将上药研细末，以水为丸，每服二钱，早晚各服一次。

（中医院）

6. 处方：芥末一两　醋适量

用法：将芥末先用少量开水湿润，再加适量醋调成糊状，摊在布上再盖一层纱布，贴敷疼痛处，三小时后取下，每隔三至五天贴一次，一般贴二至三次即好。

说明：药物切勿直接贴在患处，以防起泡。

（朱庄公社）

7. 处方：牡荆（黄金条）五钱

用法：水煎服，每日一剂，分二次服。

效果：良好。

（环卫处卫生所）

十九、中　暑

1. 处方：鲜荷叶二两　鲜扁豆叶二两

用法：上药任选一种，水煎服，一日一剂。

2. 处方：金银花五钱　绿豆二两

用法：上药任选一种，水煎服，一日一剂，频服。

（狮子山公社）

二十、解农药中毒

（农药1059、1605、4049等有机磷制剂）

1. 处方：银花二——三两　明矾二钱　大黄五钱　甘草二——三两

用法：水煎冷服，一次服，一日二剂。

2. 处方：甘草四两　滑石粉五钱

用法：将甘草水煎，冷后冲滑石粉顿服，一日连服三次。

（中医院）

二十一、解砒中毒

处方：防风一两

用法：水煎冷服，一次服完。

（中医院）

外科

一、痈肿

1. 处方：寻骨风（毛香）一两 车前草一两 苍耳草二钱

用法：水煎服，一日一剂，分二次服。

效果：现已治疗60例，效果良好。煤矿工人李××之子女，分别患臀部脓肿，其姐先患病，经西药抗菌素治疗60余天未痊愈，花费数拾元。

其弟患病后，即用上方治疗，服药一天后症状减轻，服四剂后，病痊愈。

（董庄煤矿卫生队）

2. 处方：紫花地丁一两 毛香一两 苍耳草二钱 鸭跖草一两

用法：水煎服，一日一剂，分二次服。

效果：经临床使用200余例，效果明显。

（韩桥煤矿卫生队）

3. 处方：蜂房　香油

用法：将蜂房煅成炭，研细加香油调匀，外敷患处，用纱布包好，每日换一次。

（韩桥煤矿卫生队）

4. 处方：　紫花地丁一两（鲜）

用法：洗淨搗碎取汁涂患处或內服。

（奎山公社）

二、疔　　疮

处方：　鲜瓦松一界　白矾二钱雄黄二钱

用法：把上药共捣如泥，敷患处，一日换药二次，连换三天。

（第二人民医院）

三、乳腺炎

1. 处方： 鲜荔枝草叶二片

用法：将荔枝草叶柔软后，塞入鼻孔内，如右侧乳腺炎则塞右侧鼻孔，左侧乳腺炎则塞入左侧鼻孔，每次塞鼻子20分钟，一日塞2次。

一般12小时后即可收到明显效果。

说明：适应早期乳腺炎。

效果：经治疗40例，无一例失败。

（利国铁矿职工医院）

2. 处方：蜂房一两 银花五钱 连翘五钱 甘草二钱

用法：水煎服，一日一剂，分头二汁煎服。

（中医院）

3. 处方：蒲公英二两 （鲜的加倍）

用法：水煎服，每日一剂，分二次

服。药渣趁热敷患处，一日二次。

（中医院）

四、阑尾炎

（急性阑尾炎，慢性阑尾炎，阑尾脓肿）

1. 处方：大蒜四两　芒硝一两　大黄粉一两　醋适量

用法：大蒜四两、芒硝一两共捣成糊状，（先将右下腹皮肤洗后）敷在右下腹压痛点（麦氏点），二小时后去掉大蒜、芒硝，然后再用醋洗局部皮肤，将大黄粉用醋调成糊状，仍敷在右下腹压痛点，10小时后去掉。

说明：敷药后病人自觉局部有烧灼感，肠鸣矢气，全身出汗，二小时后腹痛逐渐减轻，症状消失。

注：敷大蒜、芒硝时可隔纱布一层，

以防发泡。

效果：治疗200余例，症状100%消失。

（第一人民医院、利国铁矿医院）

2. 处方： 鸡血藤一两 紫花地丁一两 银花一两 栀子三钱 连翘五钱 丹皮三钱 黄芩三钱 枳壳三钱 乳香三钱 没药二钱 桃仁三钱 大黄三钱

用法：水煎服，一日一剂，分二次服。

（第二人民医院）

3. 处方： 红藤一两 败酱草五钱 银花五钱 蒲公英五钱——一两 牡丹皮二钱 半枝莲五钱 连翘二钱

用法：水煎服，一日一剂，分二次服。九——十天为一疗程。

（第二人民医院）

五、下肢溃瘍

处方：凤眼草（椿树果）炒焦
香油适量

用法：将上药捣碎研末，用香油调匀、外敷患处。

（市中医院）

六、一般溃瘍

1. 处方：石膏九两（煅）　黄丹一两
香油适量

用法：将上药研细末，香油调匀后敷患处。

（奎山公社医院）

2. 处方：南瓜蒂　香油适量

用法：将南瓜蒂烧成炭，研成细末，香油调匀涂敷患处。

说明：忌刺激性食物。

效果：狮子山公社社员赵××之女，59年患髋关节脓肿，经二次手术治疗无效，伤口长期不愈，于69年用上方治疗，一个南瓜蒂未用完就治愈了。

（狮子山公社）

七、瘰　疬（淋巴结核）

1. 处方：鲜蒲公英适量

用法：将根叶洗净捣烂成泥，敷患处，干后再敷。

（中医院）

2. 处方：白头翁三钱　蜂房五分

用法：将上药加水煎成200毫升，早晚各服100毫升，一日一剂。

效果：治疗四例，现已基本治愈。

（韩桥煤矿卫生队）

八、黄 水 疮

1. 处方：荷叶或莲房　香油适量

用法：将荷叶或莲房烧成炭研细末，用香油调匀，敷患处一日二次。

2． 处方：白矾（煅） 百草霜等量

用法：研细，撒患处每日二次。

3． 处方：蚕茧 白矾 麻油

用法：将白矾适量放在蚕茧内烧成炭，研细，用麻油调和外涂，每日二次。

（狮子山公社）

九、 疣（青年性扁平疣）

处方：熟地四钱 牛膝三钱 白术三钱 赤芍二钱 杜仲三钱 丹皮三钱 桃仁二钱 炮山甲一钱 赤小豆三钱 酒炒白芍四钱 何首乌二钱

用法：水煎服，一日一剂，分二次服，同时服白酒一两，连服5－7剂，一个月内可自行脱落。

说明：孕妇禁服。

效果：很好。

（第二人民医院）

十、带状疱疹

处方：血余炭三钱　雄黄三钱　香油一两

用法：上药共研成细末，用香油调匀敷患处。

（第二人民医院）

十一、荨麻疹

1. 处方：艾叶一两　蛇床子一两　花椒叶一两　白矾一钱　浮萍一两

用法：水煎汤，熏洗患处。

（下淀公社）

2. 处方：鲜葎草（拉拉秧）半斤　鲜浮萍半斤　地夫子（扫帚菜种子）四两　苍耳子四两　鹤虱（野胡罗卜种）四两

用法：上药任选一种，水煎外洗局部。

（下淀公社）

十二、癣

1. 处方：大皂角三条　醋适量

用法：将皂角外皮刮去，泡在醋内一星期后涂患处，每天1—2次。

（下淀公社）

2. 处方：鲜半夏（去外皮）　醋适量

用法：将半夏放在醋中磨汁，外涂患处，每日二次，连用一周。

说明：此药有毒用后必须洗手，以防入口中毒。

（朱庄公社）

3. 处方：大蒜适量

用法：将大蒜捣烂如泥，外涂患处。

（朱庄公社）

4. 处方：楮桃树（构树）叶柄白汁

用法：将叶柄折断使其白汁自然流出擦患处，一日三次。

十三、秃　　疮

1. 处方：麦穗

用法：煎水或泡水外洗，一日三次，洗一个月。

效果：良好。

2. 处方：鲜生姜

用法：外擦秃疮无发处，一日三次。

（狮子山公社下河头大队）

十四、汗　　斑

1. 处方：硼砂　黄瓜蒂（鲜的）

用法：将硼砂研细末，用黄瓜蒂蘸擦患处，每日一次，连用一周。

（下淀公社）

2. 处方：蜜陀僧三钱　硫磺二钱

用法：将上药共为细末，用黄瓜蒂蘸擦患处，一日一次。

（下淀公社）

十五、冻　　疮

1. 处方：辣椒三钱　白酒一两　樟脑一钱

用法：将辣椒、樟脑浸泡在酒中7日后备用，使用时擦患处，每日2—3次。

说明：已破溃者忌用。

（奎山公社）

2. 处方：马勃二钱　凡士林适量

用法：将马勃研成细末，加入适量凡士林调匀外搽患处。

（奎山公社）

十六、烫　伤

1. 处方：石灰水　香油适量

用法：取水一碗，将石灰（新的）二两放入水中慢慢搅拌澄清，取其澄清液加入适量香油调匀涂患处。

效果：具有消炎、止痛、生肌等功效。

（奎山公社）

2. 处方：生大黄　石灰

用法：将生大黄和石灰放在锅内共炒至石灰呈淡红色为度，去掉石灰，取其大黄研成细末，加香油调和敷在患处或撒粉末于患处。

效果：经治疗10余例，效果良好，具有消炎、止痛、生肌等功能。

说明：炒石灰可作止血用。

（奎山公社大山头大队）

3． 处方：生地榆

用法：将上药研成粉末，用麻油调成膏状，涂患处，外用纱布轻轻包扎。

（市中医院）

4． 处方：醋一两　碱粉三钱

用法：将上药 混合 后搅匀，涂敷患处。

（狮子山公社）

5． 处方：鸡蛋清　香油适量

用法：取鸡蛋清，加香油适量搅匀外涂伤面。

（郊区）

十七、跌打损伤

1． 处方：接骨树枝（扦扦活）适量 栀子末五钱

用法：将接骨木熬水洗烫患处，再将栀子用醋调匀敷患处。

（狮子山公社下河头大队）

2. 处方：炒香附四钱　姜黄六钱

用法：上药共研成细末，每日服三次，每次服一钱。

说明：孕妇忌服。

3. 处方：土鳖虫一两

用法：焙干研末，每天三次，每次服一钱，黄酒冲服。

说明：孕妇忌服。

十八、外伤性出血

1. 处方：榆树皮粉

用法：取榆树皮（去掉外边粗皮）放在75%的酒精中浸泡七天，取出阴干，研细末外用。

效果：经用100余例，效果明显。

（奎山公社）

2. 处方：姜炭末适量

用法：将干姜烧成炭研细，撒在伤口处包紥即可。

3. 处方：乌贼骨（海螵蛸） 生半夏各等份

用法：研成细末，外撒患处。

（奎山公社）

4. 处方：陈石灰二两 冰片二钱 白矾二钱（煅）

用法：将陈石灰炒黄，加入冰片及白矾，研成细末，当外伤后，撒于创面包紥即可。具有止疼消炎作用。

效果：经使用231例，效果良好。

（董庄矿卫生队）

十九、昆虫螫咬伤

处方：肥皂水 碱水 煤油

用法：上药任选一种，外涂螫咬伤处。

二十、破伤风

预防方：

处方：鲜槐树枝二两　鸡蛋三个

用法：将槐树枝放水中煮沸，打入荷包鸡蛋，吃蛋喝汤，服一次即可。

效果：良好。

（市中医院）

治疗方：

处方：蝉蜕五钱至一两　全蝎二钱至五钱　僵蚕二钱　明天麻三钱　天南星二钱

用法：水煎服，一日一剂，二次分服，至病愈为止。

说明：重症者可加琥珀、硃砂各三钱。

效果：经治疗185例，85%有效。

（第二人民医院）

二十一、睪丸炎

处方：臭桔子三个　鸡蛋三个

用法：先将臭桔子放火中烤黄，然后与鸡蛋加水同煮，煮熟后吃鸡蛋，喝汤，一日一剂。

效果：治疗三例，全部症状消失。

（奎山公社）

妇 科

一、月經不調

1. 处方：鲜益母草一两（干的五钱） 凤仙花草五钱 紫丹参一两

用法：水煎，每日一剂，早晚各服一汁。

（市中医院）

2. 处方：鲜益母草一两（干的五钱） 当归三钱 红花三钱 香附三钱 玄胡三钱

用法：水煎，每日一剂，早晚各服一汁。

（市中医院）

3. 处方：五灵脂 炒蒲黄各等分

用法：共研为细粉，每日二次，成人

每服三钱，开水送服。

（市中医院）

二、紅 白 带

1． 处方：红玉黍蜀　白玉黍蜀各等量

用法：共碾面炒熟，用开水烫成面糊状，加红、白糖适量，每日服用三次，用量自己掌握，可当炒面吃，连服十天为一疗程。

效果：经治二例，痊愈。

（奎山屯里大队）

2． 处方：红鸡冠花三钱　白鸡冠花三钱

用法：水煎，每日一剂，早晚各服一汁。

（市中医院）

三、霉菌性阴道炎

1． 处方：防风五钱　大戟五钱　艾叶五

钱

用法：水煎熏洗，每日一次，连洗三次。

说明：此药切勿内服。

（商业医院）

2. 处方：黄柏五钱　苦参五钱　蛇床子五钱

用法：水煎熏洗，每日一次，连洗三天。

（商业医院）

四、回乳方

处方：生麦芽四两

用法：水煎服，一日一剂，连服三天。

（市中医院）

五、引产方

处方：新鲜芫花主根

用法：取新鲜芫花较直的主根，长约7——10公分，稍比子宫探针粗一些，洗干净，用刀轻轻将深黄色表皮刮去，露出淡黄色的内皮为止。一端扎上丝线，留尾10公分左右，放于两端开口的玻璃管中，玻璃管口均用塞子塞好，用无菌巾包好，置高压消毒备用。

孕妇按阴道手术常规消毒，子宫颈口更应消毒严密，然后将玻璃管口塞子均拔掉，用芫花根无丝线端玻璃管口，对准宫颈口，另一端用无菌摄子将芫花根轻轻推入宫腔，根的末端，留于宫颈口，丝线留于阴道内，然后用消毒纱布二块填塞阴道。

效果：经用24例，疗效100%。

说明：

①此法适应于4个月以上妊娠终止者。

②将芫花根放入子宫腔内24——48小时，胎儿胎盘自然娩出，一般无什么反应，少数病例有发热39°C——40°C，一般不作处理，产后体温自然恢复正常。芫花根随产程而排出。如超过48小时未见效果，应取出另换新芫花根作第二次手术。

③芫花根放入宫腔后要防止脱落，否则无效。

④目前已改成20%的芫花根水剂。如四个月妊娠用40毫升注入子宫腔内，五个月妊娠用50毫升注入子宫腔内。

经用二例，效果很好。

⑤在施行手术时，注意防止子宫穿孔。

（第一人民医院）

小 儿 科

一、小儿腹胀

1. 处方：大黄五分　苏打片一片

用法：将大黄研成细末，加苏打冲服。另外加针足三里。

效果：经治100余例，均获得良好效果。

（下淀公社石桥大队）

2. 处方：头发或麻　　香油

用法：取头发或麻一小团，置于脐部加香油适量湿润，用手掌按摩。

说明：经按摩10—15分钟后，肠蠕动加强，出现放屁，腹胀即行好转、有的儿童可能要解稀大便。

（下淀公社石桥大队）

3．处方：问荆（节节草）二钱

用法：水煎服，一日一剂，二次分服。

（下淀公社等）

二、小儿腹泻

1．处方：车前草一两　大米五十粒（炒黄）

用法：水煎服，一日一剂。

效果：经治疗30余例，一般1—3剂即痊愈。

（下淀公社石桥大队）

2．处方：委陵菜一两

用法：煎服，一日一剂。

效果：经治疗50余例，疗效90%以上。

（奎山公社）

3．处方：蛋黄油

用法：将煮熟的鸡蛋去蛋白，留蛋

黄，放入铁勺内用文火炼，即得油，每日吃一个，分二至三次服。

三、小儿疳积

处方：鸡内金五分　苍耳草根皮五分

用法：共为细末，每服1—2分，一日服二次。

（朱庄公社）

五官科

一、中耳炎

处方：明矾适量

用法：将明矾加入冷开水中做成饱和溶液，取其澄清液滴耳用，一日三次。

效果：经临床使用，效果良好。

说明：滴耳前应先将耳内分泌物擦干净。

（第一人民医院）

二、扁桃体炎

1. 处方：鲜威灵仙二两

用法：水煎服，一日一剂。

效果：经临床应用，效果明显。

2. 处方：荔枝草二两

用法：水煎服，一日一剂。

（狮子山公社下河头大队）

三、口腔溃疡

1. 处方：枇杷叶　石斛　黄芩　麦冬　生地黄　甘草各等分（二至三钱）

用法：水煎服，一日一剂，分二次服。

（第二人民医院）

2. 处方：百草霜（即烧柴草的锅脐灰）明矾各适量

用法：上药共研细末涂患处。每日用二——三次。

效果：经治疗10余例，均收到明显效果。

（下淀公社）

3. 处方：鸦葱（老鹳嘴根）焙　白矾各等量　冰片少许

用法：将上药共研细末涂患处，一日

二次。

（奎山公社屯里大队）

4．处方：硼砂末一钱　蜂蜜一两

用法：调和涂患处，每日二次。

（朱庄公社）

四、慢性副鼻竇炎

1．处方：苍耳子三钱　辛夷三钱　薄荷一钱

用法：水煎，两次分服，另用凉汤滴鼻，每日滴鼻三——五次。

效果：治疗十五例，治愈十三例。

（第二人民医院）

2．处方：地龙二钱　冰片少许　毕拨五钱　细辛二钱　黎芦四钱　牙皂四钱　木香二钱

用法：共研细末，外用吹鼻，每日用一——二次。

五、鼻出血

1．处方：仙鹤草一两

用法：水煎服，一日一剂。

效果：良好。

（奎山公社黄茅岗大队）

2．处方：血余炭（头发煅炭存性）三钱

用法：研细温水冲服或吹入患处。

（市交通局医院）

3．处方：小蓟（小七七芽）一两

用法：水煎服，一日一剂。

新医疗法

一、新针疗法

1.疟　疾

取穴：大椎　陶道　外关

针法：在发作前二小时针治强刺激。

效果：针治100余例，80%以上控制症状。

（董庄煤矿卫生队）

附：

处方：10%地榆注射液

用法：肌肉注射，每日一次，每次2cc于疟疾症状发作前2小时注射。

效果：经用500余例，80%以上控制

症状。

（夏桥煤矿卫生队）

2.钩虫病

取穴：足三里　曲池　脾俞　血海

针法：强刺激，不留针，一日一次，双侧交替使用。

3.绦虫病

取穴：足三里　合谷　曲池　血海

针法：强刺激，不留针，一日一次，双侧交替使用。

说明：合谷穴孕妇禁针。

4.高血压引起瘫痪

取穴：治瘫1.3.4　肩三针　曲池　外关透内关　脾关　承山　昆仑　阳陵泉透阴陵泉　合谷透劳宫

针法：把上穴分成两组，每日针一次，以快速强刺激。

（重型机械厂）

5.小儿麻痹

1. 取穴：风市　治瘫4.5　足三里　阳陵泉　环跳　四强　跃进

针法：在患侧用强刺激，隔日一次。也可选择埋藏疗法。

效果：治疗27例，有效率90%。其中有六例不能行走的经治疗全部可以行走。

（董庄矿卫生队）

2. 取穴：

主穴：第一组：肾脊　跳跃　岥崙透太溪　迈步透伏兎

第二组：肾脊　环跳　四强　阳陵泉　新伏兎

72

配穴：膝过伸时加直立　外展时取箕门　膝三针　太溪透崑崙

针法：以上两组穴位交替针刺，开始每日一次，一周以后改为隔日一次，不留针。

（徐州铁路医院）

6.乳腺瘤

取穴：主穴：膻中　局部围针

配穴：曲池　阳跻　申脈　乳根　内关

针法：隔日一次进行针治，配穴交替使用。

（下淀公社石桥大队）

7.多发性神经炎

一般分三个治疗过程，每个疗程十天左右，每个疗程之间，间息2——3天或一周。

第一疗程取穴：

第一组：主穴：大椎　肾脊

配穴：廉泉　天突

第二组：主穴：脊三穴

配穴：廉泉　天突

针法：用中刺激或中强刺激，每日一次。吞咽困难，呼吸困难期间取第一组穴位。吞咽、呼吸困难消失后即用第二组穴位。

第二疗程取穴：

第一组：主穴：第一、五、九胸椎下旁开五分为穴。

配穴：肩三针　阳陵泉透阴陵泉。

第二组：主穴：第十二胸椎下，第二、四腰椎下旁开五分为穴。

配穴：曲池透少海　悬钟透三阴交

针法：用中强刺激两组交替，每日一

次，配合功能锻炼。

第三疗程取穴：

上肢主穴：合谷　曲池

下肢主穴：环跳　足三里

针法：根据病情针刺上肢穴位或下肢穴位和选用适当的配穴，采用强刺激，每日一次，并加强功能锻炼。

效果：共治疗30例，全部有效。

病例：邳县徐楼公社贫农社员陈××之子陈小录，六岁患多发性神经炎一月余，四肢不能动，小便失禁，咽喉不能吞噘，生命垂危。曾被某些医学“权威”宣判为“不治之症”，经用上法治疗三个疗程痊愈。

（民政局医院）

8.癫　痫

1．取穴：人中　定神　涌泉

配穴：内关　三阴交　足三里　阳陵泉

针法：强刺激，不留针。

说明：在病人刚开始治疗时，因发作频繁而采用随发随针，病人发作次数减少后改为一日二次针治。可将穴位分成两组交替进行针治。

效果：良好。

（夏桥煤矿卫生队）

2．取穴：内关　足三里　跃进　安眠$_2$　百会

耳针取穴：心　神门　交感　皮质下

针法：第一周每日针一次以内关、足三里、跃进为主穴，配穴安眠$_2$、百会。

第二周以后改为隔日一次，每次针治时均配用耳针。

（重型机械厂）

9.精神分裂症

取穴：第一组：主穴：百会　安眠1
　　　　　　　配穴：大椎　内关
　　　第二组：主穴：风池　安眠2
　　　　　　　配穴：足三里　三阴交

针法：两组交替针刺，每日一次，用弱——>中——>强，逐渐加强刺激，每疗程10——15天，每疗程之间间息2——3天。

效果：治疗五例，经一、二个疗程症状完全消失。

（民政局医院）

10.肾炎水肿

取穴：

主穴：中脘　水分　建里　足三里

配穴：关元　肾俞　脾俞　胃俞

针法：每日针刺一次，取主穴、配穴

各2—3个，以中刺激，不留针，一般治疗二十天左右可痊愈。

效果：权××之女权学荣，五岁，患病三年余，每年冬天病情加重，经许多医院治疗效果不好，至67年冬发展为全身浮肿，不思饮食。经上法针刺治疗17次（每晚在腹部或背部按摩一次）病痊愈，至今未复发。

（狮子山公社下河头大队）

二、穴位注射

1.高血压

取穴：曲池（双） 太冲（双） 降压点（双） 足三里（双）

针法：5%问荆（节节草）注射液，每穴注射0.2—0.5毫升，交替使用，每日一次。

效果：良好。

（ 儿童医院 ）

2.接触性皮炎

取穴：曲池（双） 止痒（双）

针法：维生素$B_6$100毫克，每穴注射50毫克，隔日一次。

效果：孙××，工人，两上肢手部患接触性皮炎半年余，经西医治疗无效，用此法治疗十次痊愈。

（董庄矿卫生队）

3.牛皮癣

取穴：大椎 肾俞（双） 曲池（双） 止痒（双） 足三里（双） 血海（双）

针法：阿托品液每穴注射0.25毫克或5％拔葜（金刚刺）液与10％胎盘注射液混合 每穴注射 0.5—1毫升 ，每 次二至四穴，隔日注射一次。

效果：经治八例，七例95%面积痊愈。一例全部痊愈，已有半年未复发。

（董庄矿卫生队）

4.风湿性关节炎

取穴：

第一组：腰阳关　风市　环跳

第二组：阳陵泉　梁丘（均取患侧）

针法：5%当归注射液，每穴注射0.5—1毫升，隔日一次，十次为一疗程。第二组穴位为埋线疗法在疗程中进行一次。

效果：显著。

（董庄矿卫生队）

5.四肢末梢神经麻痹

取穴：

第一组：大椎　曲池　肩髃　足三里

第二组：曲池　外关　阳陵泉　足三里（均为双侧）

针法：5％防风液或5％川芎液，取第一组穴，隔日一次，每穴注射0.5—1毫升，注射五次。然后用维生素B_{12}和维生素B_1混合液，取第二组穴，隔日一次，每穴注射1毫升，视病情轻重而定次数。

（董庄矿卫生队）

6.面神经麻痹

取穴：牵正（耳垂前五分）　太阳　睛明

针法：患侧用维生素B_{12}，每穴注射一毫升，每日一次，6—10次为一疗程。

效果：治三例，均痊愈。

（董庄矿卫生队）

7.腰腿痛

1. 处方：10%复方寻骨风注射液

用法：肌肉注射，一日两次，每次两毫升。

2. 处方：10%茅莓注射液

用法：肌肉注射，每次注射两毫升，每日注射二次。

效果：处方1与处方2交替进行治疗305例，85%至90%症状消失。

（夏桥矿卫生队）

8.各种疔疮痈肿

处方：10%复方地丁注射液（每2毫升内含紫花地丁0.1克，蒲公英0.1克）

用法：肌肉注射，每日两次，每次两毫升。

效果：共治疗600余例，90％以上效果良好。

（夏桥煤矿卫生队）

附一、我市常用中草药注射液的配制方法

目前，简单的制作方法有两种：一种是一般煎制法，一种是煎煮去蛋白法。两种方法所配制溶液都可以做为肌肉或穴位注射用。

例如：当归注射液的制作法：

一、煎煮法：

取：当归500克　蒸溜水10000毫升

方法：称取当归500克，首先用普通水洗净，捞出焖润八小时左右，再用蒸溜水冲洗2—3次，切碎放入煮沸溶器内加5000毫升蒸溜水煮沸30分钟，滤出，再加蒸溜水5000毫升，煮后滤出，将两次滤出液合并，量不足可加蒸溜水补足至10000毫

升。

滤出液沉淀处理：

（1）有条件者，最好采用离心沉淀法。即用每分钟3000—4000转的离心机，离心5—10分钟，用虹吸法取其澄清液，封装、高压（110℃）灭菌30分钟即得。

（2）无离心机条件者可用静止沉淀法。即将上述滤出液静止沉淀48小时后，取其澄清液经三号细菌漏斗过滤，封装、高压（110℃）灭菌30分钟即可。但此法费时较多，且纯度较低，注射后反应较大。

（3）除此外还可以采用高压沉淀法，即取上述滤出液，经高压（110℃）30分钟，然后沉淀3—4小时，取澄清液，经三号细菌漏斗过滤、封装，再经高压（110℃）灭菌30分钟即可。

二、煎煮去蛋白法：

（1）煎滤、蒸发：称取当归500克，

先用常水洗淨，再用蒸溜水冲洗2—3次，切成片后，加蒸溜水煎两次。第一次加蒸溜水3000毫升，煮沸半小时，用2—4层纱布过滤；第二次加蒸溜水1500毫升，煮沸半小时后用2—4层纱布过滤。再将两次煎滤液合并，用直接加热或水浴加热法蒸发至700毫升，然后冷却。

（2）去蛋白：向上述煎滤液内加95%乙醇1200毫升，边加边搅拌。加乙醇后，在常温下放置12小时，吸取上层澄清液。去醇（直接加热或水浴加热）至溶液无醇味为止，再加蒸溜水至1000毫升，使成50%的溶液，用3号细菌漏斗（或滤纸棉花）自然过滤即得。

（3）分装、消毒：将50%当归液，用蒸溜水稀释到需要的(3—5%)浓度后，用3号细菌漏斗过滤分装，再用0.7公斤压力消毒40分钟即得。

说明：在制作过程中，有条件者可作酒精回收。

其他药物注射液制作方法大体同上。

附二、我市常用中草药注射液的含量及用法主治简表

制剂名称	药物含量（每2毫升内含量单位：克）	适应症
苍耳注射液	苍耳全草 0.1	伤风感冒。
紫苏注射液	紫苏 0.1	胸闷、呃逆、肠胃胀气。
地丁注射液	紫花地丁 0.2	急性结膜炎、咽喉炎。
柴胡注射液	柴胡 0.1	急性结膜炎、痢疾、急性肾盂炎、肾炎。
防风注射液	防风 0.06	风湿痛、感冒、皮肤病。
红花注射液	红花 0.06	风湿痛、胃痛、妇科病、各种炎症。

抗疟痢注射液	马鞭草 0.2 马齿苋 0.2	疟疾、赤白痢。
安神注射液	远志 0.1	神经衰弱、慢性支气管炎。
问荆注射液	问荆 0.1	高血压、肠炎腹泻、黄疸型传染性肝炎。
虎杖注射液	虎杖 0.1	风湿性关节炎、慢性肝炎。
地榆注射液	地榆 0.1	月经过多、吐血、便血、血痢、疟疾。
寻骨风注射液	寻骨风 0.1	风湿性关节炎、痈肿疮毒。
益母草注射液	益母草 0.4	痛经、月经不调、瘀滞腹痛。
沙参注射液	沙参 0.2	支气管炎、感冒。

89

蒲公英注射液	蒲　公　英0.06	乳痛、疖肿、胃炎、尿路感染、胃溃疡。
车前注射液	车前全草0.06	肠炎、尿路感染。
川芎注射液	川　　芎0.06	风湿痛、胃痛、哮喘、气管炎、麻痹症。
当归注射液	当　　归0.06	风湿痛、胃痛、妇科病、支气管炎、哮喘、麻痹症。
仙鹤草注射液	仙　鹤　草0.06	腹泻、赤痢、尿路感染。
胎盘注射液	胎　　盘　0.2	胃溃疡、肝炎、结膜炎、麻痹症。
马齿苋注射液	马　齿　苋　0.6	痢疾。
血见愁注射液	血　见　愁　0.1	各种出血。

乌蔹莓注射液	乌蔹莓 0.1	痈肿炎症。
常山注射液	常山 0.1	疟疾。
人苋注射液	人苋 0.06	肠炎、痢疾。
茵陈注射液	茵陈 0.05	肝炎。
茜草注射液	茜草 0.1	痈肿、跌伤。
灵仙注射液	灵仙 0.2	关节炎、偏头痛、面神经痛、胃痛。
牡荆注射液	牡荆 0.2	上呼吸道感染、哮喘、胃溃疡。
漏芦注射液	漏芦 0.2	痈肿、乳腺炎、腮腺炎、淋巴结核。

鬼针草注射液	鬼针草 0.2	风湿性关节炎、类风湿性关节炎。
青葙子注射液	青葙子 0.2	高血压、头痛、结合膜炎。
珍珠母注射液	珍珠母 0.4	高血压、头晕、失眠、心悸。
合欢注射液	合欢 0.2	心悸、失眠、头痛、痈肿。
算盘子注射液	算盘子 0.1	肠炎、痢疾、疟疾、咽疼、尿道炎。
荔枝注射液	荔枝草 0.1	急、慢性扁桃腺炎、乳腺炎、肾炎水肿、疖肿、腮腺炎。
委陵菜注射液	委陵菜 0.1	急性痢疾、阿米巴痢疾、肠炎。
黄柏注射液	黄柏 0.06	肾盂炎、肾炎。

黄牛尾注射液	黄牛尾 0.1	急、慢性肝炎、高血压、肾性水肿、黄疸型肝炎。
杜仲注射液	杜仲 0.2	高血压。
莓莓注射液	茅莓 0.2	风湿疼、感冒、咽疼、肝炎、尿频。
龙葵注射液	龙葵 0.1	小便不利、淋浊、白带。

注：用法及用量：穴位注射每次每穴用0.3—0.5毫升；肌肉注射每次1--2毫升。

中草药防治结核病

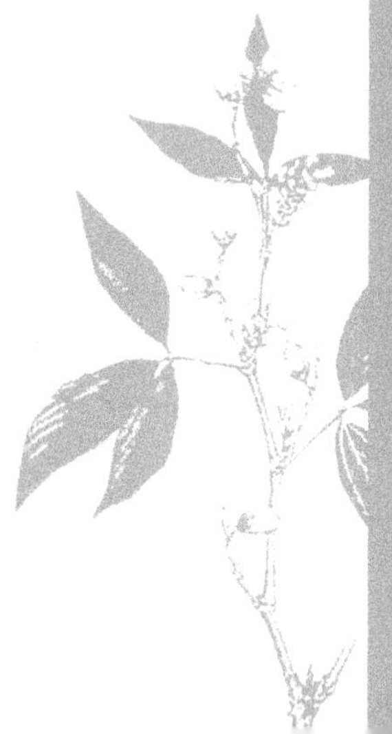

提 要

> 江苏省卫生防疫站编。
>
> 印于 1977 年 12 月。共 169 页，其中前言、目录共 11 页，正文 154 页，参考文献 4 页。纸质封面，平装本。

为更好地发挥中草药防治结核病的作用，江苏省卫生防疫站结核病防治科将这方面的相关资料进行初步整理，选编成册，供医药卫生人员在结核病防治科研工作中参考。

该书前半部分主要介绍治疗不同类型结核病（包括肺结核、淋巴结结核等）的中草药，按笔画排序。此部分详述每种药物的正名、别名、化学成分、药理作用、性味功能、适应证、用量、附方等。并附有针对不同类型结核病的复方若干，甚至有专门针对某一病证的复方，如咳血、盗汗等。后半部分介绍中草药对结核菌抗菌作用的研究，主要是对当时关于肺结核的研究文献的摘录。每篇文章下都标明作者及出处。

书中各方，可根据不同的时间、地点及疾病的具体情况灵活加减运用。书中各方都是中等剂量。

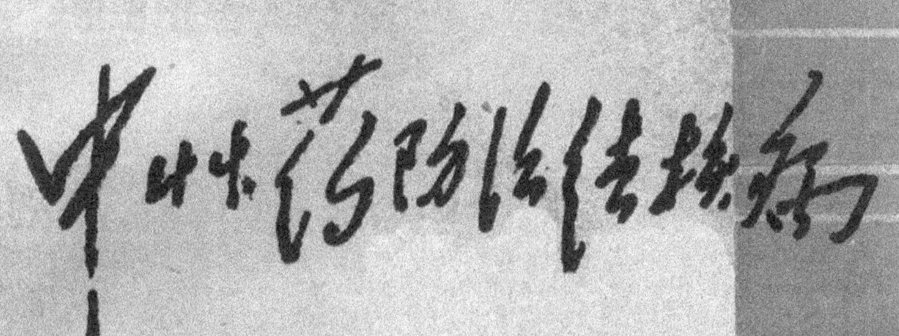

（内部资料　注意保存）

江苏省卫生防疫站

目　录

四画

五画

六画

九画

十画

十一画

十二画

十三画

第二节　复　方

第二章　治疗淋巴結結核的中草葯 ………(82)

二画

三画

四画

五画

六画

七画

八画

九画

十画

十一画

十二画

十三画

第四章　中草药对结核菌抗菌作用的研究

第一章 治疗肺结核病的中草药

第一节 单 味

一枝黄花

别名：粘糊菜、破布叶（云南）、金柴胡（西南）、山厚合、老虎尿。

化学成分：含黄酮类物质。

药理作用：

1.本品煎剂在试管内对金黄色葡萄球菌及肺炎双球菌均有抑制作用。

2.对于家兔实验性气管炎，用本品煎剂内服可解除喘息症状，亦有祛痰作用。

3.对于急性肾炎（出血性）有止血作用。

4.动物实验表明，本品有促进白血球吞噬细菌的作用。

性味功能：辛、苦，平。有小毒。疏风清热，解毒消肿。

适应症：肺结核咯血。

用量：0.3—1两。

附方①：一枝黄花二两，冰糖适量，水煎服，每日一剂，分二次服。

十大功劳

别名：黄天竹、土黄柏、刺黄柏、刺黄芩（四川）、木黄连。

化学成分：阔叶十大功劳主要含小檗碱。狭叶十大功劳含生物碱：氧基刺檗碱、小檗胺、药根碱、小檗碱、掌叶防已碱、木兰碱。叶含小檗碱、掌叶防已碱、药根碱、四氢药根碱和木兰碱。

药理作用：

1.10％十大功劳茎、叶煎剂对金黄色葡萄球菌、伤寒杆菌中度敏感。狭叶十大功劳对福氏痢疾杆菌、金黄色葡萄球菌、甲型链球菌、枯草杆菌均有抑制作用。

2.药根碱、四氢药根碱、掌叶防已碱的硫氰酸盐对小白鼠静注之半数致死量分别为0.1、0.08、0.098毫克/10克。

性味功能：苦、寒。叶：滋阴清热。根、茎：清热解毒。

适应症：肺结核。

用量：0.5—1两。

儿　茶

别名：儿茶膏、孩儿茶、黑儿茶。

化学成分：含儿茶鞣酸、儿茶精及表儿茶酚、粘液质、脂肪油、树胶及蜡等。

药理作用：儿茶对金黄色葡萄球菌、白喉杆菌、变形杆菌、福氏痢疾杆菌及伤寒杆菌均有抑制作用；对于常见致病性皮肤真菌亦有抑制作用。

性味功能：苦，涩，微寒。清热化痰，敛疮止血。

适应症：肺结核咯血。

用量：0.3—1钱。

三　七

别名：田七、滇七、参三七、汉三七。

化学成分：块根含有三七皂甙A、B，二者水解后分别生成皂甙元A、B及一分子葡萄糖。又据报导，含有五种三萜皂甙，其甙元为人参二醇及人参三醇等。三七块根除含有皂甙外，尚含有生物碱和黄酮甙。三七叶含皂甙，水解后其皂甙元以人参二醇较多，可明显地检出有齐墩果酸，但人参三醇含量极少。

药理作用：

1.三七块根流浸膏能缩短家兔血液凝固时间，有止血作用。

2.三七有增加冠状动脉血流量，减慢心率，减少心肌耗氧的作用。

3.三七块根对动物实验性“关节炎”有预防和治疗作用。三七灌胃能促进小白鼠肝糖元的积累。

4.毒性：三七皂甙给猴等动物静注，有溶血作用，对小鼠静注其半数致死量为460毫克/公斤。

性味功能：块根：甘、微苦，温。花：甘，凉。根：活血祛瘀，止血，消肿止痛。花：清热，平肝，降压。

适应症：肺结核咯血。

用法用量：1—3钱，研末用白开水送服，不宜入煎剂。

土大黄

别名：红筋大黄、金不换（江西、湖北）、血三七、化血莲、鲜大青（江苏苏州）。

化学成分：根含蒽醌类。

药理作用：本品有止血作用。

性味功能：苦、辛，凉。清热解毒，止血，祛瘀，通便，杀虫。

适应症：肺结核咯血。

用法用量：1—3钱；研末用白开水送服。不宜入煎剂。

附方①：土大黄鲜叶7片，水煎服。

大皂角

化学成分：荚果含三萜皂甙，水解生成皂荚皂甙元。

药理作用：

1.有祛痰作用：皂甙能刺激胃粘膜，反射地引起呼吸道粘膜分泌物增多。

2.有抗菌作用：在试管内对肠内致病菌均有抑制作用。对某些皮肤真菌也有作用。

3.皂甙能改变细胞表面的通透性，而成为一般原浆毒。有很强的溶血作用。

4.毒性：对鱼类的毒性很大。服用剂量过大或胃粘膜已有溃疡，均有发生全身中毒的可能，首先是白细胞溶解，特别是影响中枢神经系统，先痉挛、后麻痹，最后因呼吸中枢麻痹而致死。

性味功能：辛，温。有小毒。开窍，祛痰，通便。

适应症：肺结核；颈淋巴结结核。

用量：0.5—1.5钱。

大　蒜

化学成分：鳞茎含挥发油约2％，主要成分为大蒜辣素，为一种植物杀菌素。此外还含微量的碘等。新鲜大蒜中无大蒜辣素，而有一种无色无臭的含硫氨基酸称为大蒜氨酸，此酸经大蒜中的大蒜酶分解成大蒜辣素及两个二硫化丙烯基。另外大蒜全植株尚含环大蒜氨酸。并含蒜制菌素。

药理作用：

1.有抑菌作用，生大蒜在试管内对化脓性球菌、结核杆菌、痢疾杆菌、伤寒杆菌、副伤寒杆菌、霍乱弧菌等均有抑制作用，对青链、金霉素耐药的细菌对大蒜制剂仍敏感。生大蒜水浸液在体外对脑膜炎双球菌有较强的抑制作用；对多种致病性皮肤真菌均有不同程度的抑制作用；对恙虫热立克次体有很强的抑杀力。

2.大蒜中的植物杀菌素对家兔、大鼠感染性及无菌性创伤均有治疗作用。

3.大蒜具有直接刺激胃粘膜及反射地引起胃液中的盐酸量增加。使胃蠕动增强。对结肠及兰尾有促进蠕动作用。

4.此外还具有促肾上腺皮质激素作用，对子宫有兴奋作用，大蒜中还有一种抗血凝成分，具有降低血钙作用。

性味功能：辛，温。健胃，止痢，止咳，杀菌，驱虫。

适应症：肺结核。

用量：3—5钱；外用适量。

附方①：

（1）蒜气疗法：每次用紫皮大蒜2两，放于玻璃瓶中（高约10—75厘米，底直径约3—5厘米），用木棒捣成泥状，使之分布于瓶壁及瓶底上，以增加大蒜气的挥发气。每日上下午各1次，每次2小时。

（2）紫皮大蒜30克，白及粉1钱。将紫皮大蒜去皮放入沸水中煮1—1.5分钟捞出（以蒜表面熟，里面生为合适，过熟，则蒜有效成分被破坏；过生，则对胃肠有刺激，往往不能坚持下去），然后取小粘米1两，放入煮蒜水中煮成稀粥，待粥已成，又将蒜重新放入稀粥内搅匀即可食用。白及粉与大蒜粥同吃，或食粥后再服。以上为1次量，1日2次，各在早晚饭后服用。

大　蓟

化学成分：鲜叶含有6—甲氧基柳穿鱼甙、6，4′—二甲氧基黄芩素、—7—鼠李葡萄糖甙。并含柳穿鱼素为5，7—二羟基—6，4′—二甲氧基黄酮。又据报道全草显生物硷及挥发油反应。

药理作用：体外试验，大蓟根煎剂或全草蒸馏液，在1：4000浓度时能抑制人型结核杆菌的生长。乙醇浸剂1：30000时对人型结核杆菌亦有抑制作用。此外对脑膜炎球菌，白喉杆菌均有抑制作用。

性味功能：甘，凉。凉血止血，散瘀消肿。

适应症：肺结核咯血。

用量：0.5—1两，外用鲜品适量。

马齿苋

别名：马齿菜、马苋菜、猪母菜、瓜红菜、瓜子菜、长寿菜、马蛇子菜。

化学成分：全草含左旋去甲肾上腺素，并含多巴明；此外，尚含维生素A样物质，维生素B_1，B_2，PP，C，胡萝卜素、皂甙、鞣质、树脂、脂肪、尿素、钙、磷、铁盐、草酸氢钾、氯化钾、硝酸钾、硫酸钾及其它钾盐；还有丰富的苹果酸、枸橼酸、氨基酸、草酸盐及微量游离的草酸。全草并显生物硷、香豆精、黄酮、强心甙及蒽醌类化合物反应。

药理作用：

1.本品有丰富的维生素A样物质，故能促进上皮细胞的生理功能趋于正常，并能促进溃疡的愈合。

2.有抑菌作用：对大肠杆菌、痢疾杆菌、伤寒杆菌均有抑制作用；对常见致病性皮肤真菌亦有作用。

3.对血管有显著的收缩作用；对子宫具有兴奋作用，此外还有降压、利尿、加强肠蠕动等作用。

性味功能：酸，寒。清热利湿，凉血解毒。

适应症：肺结核，淋巴结核。

用法用量：0.5—1两；外用适量，鲜品捣烂敷患处。

附方：

1.肺结核②：取干马齿苋3公斤，加七倍水，煮沸2—3小时，取出压干，为头汁，再将残渣加三倍水，煮沸2—3小时，取出压干，为二汁，混合文火浓缩至3000毫升。每次内服50毫升，每日二次，早、晚分服。

2.淋巴结结核①：马齿苋6两(细粉)，猪板油8两（净油），蜂蜜8两，将马齿苋洗净，用开水略烫捞出晒干。用铁锅将马齿苋炒炭存性，研细粉，猪板油烧热后放马齿苋，用铁勺不断搅拌均匀，片刻即冒白烟，此时将铁锅端下，冷却后即成软膏。用药前先将患处用淘米水（用冷开水淘米）洗净，然后按疮口大小摊成一贴小膏药贴于患处，再用纱布固定，每2天换1次，以愈为度，不可间断。

千日红

别名：百日红、千日白、千年红、蜻蜓红。

化学成分：含有油脂类、糖类、挥发油、黄酮、皂甙、生物碱及氨基酸。花序中含花青素。全草用95%乙醇热提，提取物用乙醚、甲醇和水三种溶剂分别进行系统萃取，分成三个部分，并得千日红皂甙九，结晶O—32a（初步鉴定为3—表—齐墩果酸）。在总氨基酸中分离出O—16部位（初步鉴定为精氨酸），在总生物硷的水提取物中含有胆硷。

药理作用：其皂甙和黄酮部分能祛痰。

性味功能：甘，平。止咳，平喘，平肝明目。

适应症：肺结核咯血。

用量：3—5钱。

山药

别名：薯蓣、土藷、山薯蓣、怀山药、淮山、白山药。

化学成分：根中含皂甙、粘液质、尿囊素、胆碱、精氨酸、淀粉酶、蛋白质、脂肪、淀粉及碘质。

性味功能：甘，平。健脾止泻，补肺益肾。

适应症：肺结核。

用量：3—6钱。

山 海 螺

别名：四叶参、奶参、羊乳、白蟒肉、狗头参、乳头薯、乳薯。

化学成分：根含皂甙。

药理作用：1.四叶参对小鼠实验性咳嗽有镇咳作用。2.本品对肺炎双球菌有较强的抑制作用，对甲型链球菌、流感杆菌亦有抑制作用。

性味功能：甘，平。补虚通乳；排脓解毒。

适应症：肺结核。

用量：0.5—2两。

川 贝 母

别名：贝母、川贝。

化学成分：由不同地区所产的川贝母药材鳞茎中分离出多种生物碱：川贝碱、西贝碱、炉贝碱、白炉贝碱、青贝碱、松贝碱等。

药理作用：1.川贝碱给麻醉猫静注，可产生持久的血压下降，伴以短时呼吸抑制。2.川贝碱能增强离体子宫的收缩，抑制离体兔肠的蠕动。3.大量川贝碱能使动物的中枢神经系统麻痹、呼吸运动抑制，并使周围血管扩张，血压降低，心搏变慢。4.西贝碱对麻醉狗有降压作用，对离体豚鼠回肠，兔十二指肠、大鼠子宫及整体狗小肠均有明显松驰作用。解痉作用类似罂粟碱。对小白鼠的最小致死量为40毫克/公斤。

性味功能：甘、苦，平。清热润肺，止咳化痰。

适应症：肺结核咳嗽。

用法用量：1.5—3钱。忌与乌头、附子、天雄同用。

女贞子

别名：爆格蚤、冬青子（河北、江苏、福建、广东、云南）。

化学成分：果皮含三萜类成分齐墩果酸约14%、乙酰齐墩果酸、乌索酸、甘露醇、多量葡萄糖，种子含脂肪油约14.9%，其中软脂酸与硬脂酸约19.5%，油酸及亚麻仁油酸约80.5%。叶及树皮含紫丁香甙等。

药理作用：1.女贞子对于因化学疗法及放射线疗法引起的白血球下降，有使其升高作用。2.女贞子煎剂对痢疾杆菌有抑制作用。3.女贞子树皮有祛痰止咳作用。

性味功能：苦，平。滋补肝肾，乌发明目。

适应症：肺结核潮热，淋巴结结核。

用量：3—5钱；树皮1—2两。

心叶百合

别名：大叶百合、山菠萝根、荞麦叶贝母、荞麦叶大百合。

性味功能：甘、淡、凉。清肺止咳，解毒。

适应症：肺结核咯血。

用量：1—3钱。

五指毛桃

别名：五指榕、五指牛奶、五指香、五叉牛奶、土黄芪(广东)、三爪龙、五爪龙、五爪桃、山狗差。

药理作用：

1.本品对小鼠实验性咳嗽，有较好的镇咳作用。

2.抑菌试验：本品对金黄色葡萄球菌，甲型链球菌均有较好的抑菌作用。

性味功能：甘，微温。健脾化湿，行气化痰，舒筋活络。

适应症：肺结核。

用量：0.5—2两。

天　　冬

别名：天门冬、明天冬、天冬草。

化学成分：块根含天冬酰胺、5—甲氧基—甲基糠醛、葡萄糖、果糖、β—谷甾醇、粘液质等。

药理作用：

1.经动物实验证实有镇咳和祛痰作用。

2.对溶血性金黄色葡萄球菌、绿脓杆菌、肺炎双球菌有抑制作用。

性味功能：甘、微香，寒。养阴清热，润燥生津。

适应症：肺结核。

用量：2—5钱；外用适量。

凤尾草

别名：鸡脚草、金鸡尾、井口边草、井边凤尾、井拦草、凤尾蕨、五指草。

化学成分：全草含鞣质。

药理作用：对金黄色葡萄球菌、大肠杆菌、痢疾杆菌、结核杆菌均有抑制作用。

性味功能：淡、微苦，凉、清热利湿，解毒止痢，凉血止血。

适应症：肺结核。

用量：0.5—1两；外用适量、鲜全草捣烂敷患处。

木　瓜

别名：贴梗海棠、铁脚梨、皱皮木瓜、宣木瓜。

化学成分：果实含皂甙、黄酮类，维生素C和苹果酸、酒石酸、枸橼酸等大量有机酸；此外，尚含过氧化氢酶、过氧化物酶、酚氧化酶、氧化酶、鞣质、果胶等。

性味功能：酸、涩、温。舒筋活络，和胃化湿。

适应症：肺结核。

用量：1—3钱。

水苦荬

别名：水仙桃草、仙桃草（云南，四川）、水接骨丹、接骨仙桃草、虫虫草、水莴苣、水对叶莲。

化学成分：含杂甙类、可溶性含氮化物和可溶及不可溶性含磷化合物。

性味功能：苦、平。活血止血，解毒消肿。

适应症：肺结核咯血。

用量及用法：0.5—1两；外用适量、鲜品捣烂敷患处。

见血住

别名：黄开口、老虎脚迹草（胡北）。

药理作用：本品对金黄色葡萄球菌有明显抑制作用，对伤寒杆菌、痢疾杆菌有一定抑制作用。

性味功能：微酸、涩，凉。降血压；止血，解蛇毒。

适应症：肺结核咯血。

用量：0.5—1两。

丹　参

别名：大红袍、血参根、红丹参、紫丹参、红根。

化学成分：根含结晶性呋喃并菲醌类色素：丹参酮Ⅰ及其异构体、丹参酮$Ⅱ_A$及其异构体、丹参酮$Ⅱ_B$、丹参酮Ⅲ、隐丹参酮及其异构体，另含丹参新酮、丹参酸。过去曾报导根含酚性结晶：丹参酚Ⅰ及丹参酮Ⅱ。鼠尾草酚和维生素E。

药理作用：

1.有抑菌作用：丹参在体外对葡萄球菌、霍乱孤菌、结核杆菌、大肠杆菌、变形杆菌、伤寒杆菌、福氏痢疾杆菌均有抑制作用。

2.丹参对小白鼠实验性结核病有治疗效果。

3.丹参具有镇静、安定作用，可延长小鼠因环已巴比妥所致的睡眠时间。

4.丹参可扩张冠状动脉增加血流量。对心脏收缩力先有短暂的抑制，然后渐渐加强。

5.此外，尚有降压、降血糖作用。

性味功能：苦、微寒。祛瘀生新，活血调经，清心除烦。

适应症：肺结核。

用量及用法：3—5钱，单用汤剂可用至1两。不宜与藜芦同用。

半支莲

别名：并头草、狭叶韩信草、牙刷草、四方马兰。

化学成分：全草显生物碱、黄酮甙、甾类、鞣质的反应。

药理作用：

1.本品煎剂对金黄色葡萄球菌、福氏痢疾杆菌、伤寒杆菌、绿脓杆菌、大肠杆菌均有抑制作用。

2.尚有利尿和降压作用。

性味功能：微苦，凉。清热解毒，活血祛瘀，消肿止痛，抗癌。

适应症：肺结核。

用量：0.5—1两；大量可用至2两。

玉　竹

化学成分：根状茎含粘液质为多糖类，其组成：D—果糖、D—甘露糖、D—葡萄糖、D—半乳糖醛酸。其它尚有菸酸及生物碱。

药理作用：

1.玉竹煎剂小剂量能使蛙心搏动增强，大剂量作用则相反。能引起心跳减弱，甚至停止。

2.对家兔静注20%的玉竹煎剂可引起血压缓缓上升；对狗则可引起血压暂时下降和呼吸暂时兴奋。

3.可使小白鼠肠管活动暂时增强，但以后逐渐暂驰缓和蠕动减低。

4.对感染人型结核杆菌的小白鼠，给玉竹口服，结果表明：玉竹对其有一定疗效，能降低其死亡率。

性味功能：甘，平。养阴润燥、生津止渴。

适应症：肺结核咳嗽。

用量：2—4钱。

甘　　草

别名：甜草根、红甘草、粉甘草、粉草。

化学成分：根及根状茎含甘草甜素即甘草酸。并含少量甘草黄甙，和甘草苦甙，异甘草黄甙、甘草西定、甘草醇、异甘草醇。此外尚含有甘露醇葡萄糖、蔗糖、苹果酸、桦木酸、天冬酰胺、菸酸、生活素微量挥发油为甘草特有臭气的来沅及淀粉等。

药理作用：

1.甘草有祛痰作用，能促进咽喉及支气管的分泌，使痰容易咯出。对实验性咳嗽也有显著镇咳作用。

2.解痉：甘草煎剂、流浸膏对动物离体肠管均有抑制作用，对乙酰胆碱、氯化钡、组织胺等引起的肠痉挛有解痉作用。

3.有肾上腺皮质激素样作用：甘草能使多种动物的尿量及钠的排出减少，钾排出增加，血钠上升，血钙降低，肾上腺皮质小球带萎缩；甘草能显著增强和延长考的松的作用。

4.有解毒作用：甘草甜素或其钙盐有较强的解毒作用；对白喉毒素、破伤风毒素有较强的解毒作用；对于一些过敏性疾患、动物实验性肝炎、河豚毒及蛇毒有解毒作用。

5.有抗炎及抗变态反应作用：甘草次酸对大白鼠的棉球肉芽肿、甲醛性浮肿、结核菌素反应、皮下肉芽节性炎症均有抑制作用。

6.甘草对动物实验性肝损伤（肝脏变性和坏死）有明显减轻作用，能使肝细胞内蓄积的肝糖元及核糖核酸含量大部恢复或接近正常，使血清谷丙转氨酶活力显著下降。

7.甘草与芫花合用有相反作用：二者共浸组的毒性较分浸组显著增高；芫花与甘草同用，利尿泻下作用受到抑制，能增强甘草毒性。

8.甘草对结核杆菌有抑制作用。

性味功能：甘、平。清热解毒，润肺镇咳，调和诸药；炙甘草能补脾益气。

适应症：肺结核。

用量及配伍禁忌：0.5—3钱。不宜与甘遂、大戟、芫花、海藻同用。

石　韦

别名：小石韦、飞刀剑、石皮、石剑、石兰、金茶匙。

化学成分：含β—谷甾醇及绵马三萜。

药理作用：

1.石韦水煎浓缩液及提取物经动物试验均有镇咳及祛痰作用。临床病人祛痰观察：24小时的痰量逐渐减少，痰液变稀，容易咳出，排空了呼吸道内的积痰，从而改善了病人的呼吸功能，减轻了因继发感染对气管支气管粘膜上皮的损害，增强了它的愈复能力。治疗后，大单核细胞的数量有所增加，吞噬细胞的吞噬能力也在增加。

2.石韦对于因化学疗法及放射线疗法引起的白血球下降，有使其升高的作用。

3.石韦提取物在试管内对流感杆菌的抗菌作用极弱；但能增加机体抗病能力，这可能与活跃网状内皮系统，促进局部细胞的吞噬能力有关。

性味功能：苦、甘，凉。利尿排石，清肺泻热，止血。

适应症：肺结核。

用量：1.5—3钱。

石 吊 兰

别名：石豇豆、岩泽兰、赶山艽、石三七（江西）。

药理作用：

1.石吊兰水煎剂有镇咳作用。

2.能增加小白鼠气管分泌，而有祛痰作用。

3.对豚鼠吸入组织胺所致的“哮喘”，有一定的保护作用。

性味功能：苦、凉。清热利湿，祛痰止咳，活血调经。

适应症：肺结核、淋巴结核。

用量：2—5钱。

附方：

石吊兰糖浆③：每100毫升含一两生药，每次50毫升。石吊兰片，每日服用三次，每次五片，相等于用一两生药。一疗程为三十天。

石 斛

别名：吊兰（四川）。

化学成分：石斛全草含总生物碱约0.52％，包括石斛碱、石斛次碱、石斛奥克新碱、石斛胺。此外，尚含粘液质及淀粉。黄花石斛的全草含石斛宁，为苯酞一四氢吡咯型生物碱。

药理作用：

1.石斛煎剂能促进胃液分泌，邦助消化。

2.在低浓度时使家兔离体十二指肠兴奋，高浓度时使其抑制。

3.用石斛碱试验于豚鼠、家兔等动物，证明能引起中等程度的血糖过多症，大剂量能抑制心脏、降低血压、抑制呼吸。

性味功能：甘、淡，微寒。滋阴养胃，清热生津。

适应症：肺结核潮热。

用量：2—4钱。

冬虫夏草

别名：虫草、冬虫草。

化学成分：含虫草酸，为D—甘露醇。以及蛋白质、脂肪等。

药理作用：

1.浸剂有显著扩张动物支气管平滑肌而有平喘作用。对肠管、子宫及心脏均有抑制作用。

2.对结核杆菌、葡萄球菌、链球菌、鼻疽杆菌、炭疽杆菌、猪出血性败血症杆菌、须疮癣菌、絮状表皮癣菌、石膏样子小芽胞癣菌、羊毛状小芽胞癣菌均有抑制作用。

3.静注有降血压作用。

性味功能：甘、温。滋肺补肾。

适应症：肺结核咳嗽。

用量：1.5—3钱。

仙 鹤 草

别名：龙芽草、脱力草、狼牙草。

化学成分：全草含仙鹤草素、仙鹤草内脂、并含黄酮甙类：木犀草黄素—7—β—γ—萄葡糖甙，芹素—7—β—D萄葡糖甙和维生素C、k_1、鞣质及挥发油。冬芽含酚性物质：鹤芽酚。

药理作用：

1.仙鹤草素有止血作用。

2.仙鹤草药液对金黄色萄葡球菌、大肠杆菌、绿脓杆菌、福氏痢疾杆菌及伤寒杆菌均有抑制作用。对蜂虫也有驱杀作用。

3.仙鹤草素对小鼠、大鼠、家兔有调整心率、增加细胞抵抗力、降低血糖等作用。

性味功能：苦、涩，平。全草：收敛止血消炎止痢。冬芽：驱虫。

适应症：肺结核咯血。

用量：0.3—1两。

白 及

别名：白根、白鸡儿、白鸡娃。

化学成分：块茎含多量白及胶质粘液约55%，此外尚含淀粉、挥发油等。

药理作用：

1.有止血作用：将狗肝叶或脾大部分切除、兔大腿肌肉作横行切断，先将较大的动脉结扎，再以白及水浸出物覆盖创面，可自行粘着，出血立即付止。

2.将白及液注入蛙血循环后、可使末梢血管内的血细胞凝集。

性味功能：苦、甘、凉。补肺止血，消肿生肌。

适应症：肺结核咳血，肺结核。

用法与用量：1—2钱；外用适量、研粉或鲜品捣烂敷患处。

白　矾

别名：明矾、矾石。

化学成分：主含硫酸铝钾。

药理作用：

1.白矾对人型、牛型结核杆菌及耻聏杆菌、金黄色萄葡球菌、伤寒杆菌、甲型伤寒杆菌、福氏痢疾杆菌均有抑制作用。对白色念珠菌也有抑制作用。

2.有止呕、止泻作用。低浓度白矾液有消炎、收敛、防腐作用；高浓度会引起皮肤溃烂。

性味功能：酸、寒。收敛、止血，燥湿祛痰，杀虫解毒。

适应症：肺结核咯血。

用量：2—5分。

白　屈　菜

别名：山黄连、土黄连、中金花、八步紧断肠草（北京）

化学成分：全草含白屈菜碱、白屈菜红碱普鲁托品、血根碱、甲氧基白屈菜碱、α、β、γ高白屈菜碱、苹果酸等结合成盐。此外，尚含有别克利托品碱，小檗碱、黄连碱、胆碱、组织胺、铬胺、皂甙，黄酮醇和维生素C、胡萝卜素等。

药理作用：

1.白屈菜碱对中枢神经系统的作用类似吗啡，有抑制痛觉中枢作用，并有麻痹知觉神经末梢的作用。

2.抑菌试验：对卡他球菌、白色葡萄球菌、甲型溶血性链球菌、金黄色葡萄球菌、大肠杆菌等有抑制作用。

性味功能：苦、凉，有毒。清热解毒，止痛，止咳。

适应症：肺结核。

用量及用法：1—3钱，外用适量，研粉调膏或捣烂敷患处。

百　合

别名：野百合、喇叭筒、山百合。

化学成分：鲜茎含少量蛋白质、淀粉、脂肪及微量秋水仙碱。

性味功能：甘，平。润肺止咳，宁心安神。

适应症：肺结核咳嗽、咯血。

用量：2—5钱。

百　部

别名：百条根、闹虱药、药虱药。

化学成分：三种百部根均含多种生物碱：（1）百部根中含百部碱、百部次碱、异百部次碱，原百部碱；（2）直立百部根含直立百部碱、霍多林碱、对叶百部碱、原百部碱；

(3)对叶百部根含有百部碱，对叶百部碱，异对叶百部碱，次对叶百部碱。氧基对叶百部碱，斯替明碱，斯替宁碱。叶及茎含有生物碱百部弗林。

药理作用：

1.动物实验证明百部有镇咳作用，能降低呼吸中枢的兴奋性。

2.对结核杆菌、白喉杆菌、葡萄球菌、肺炎球菌、绿脓杆菌及多种皮肤真菌均有抑制作用。

3.为接触性杀虫剂，对多种人体寄生虫有杀灭作用。其还能降低亚洲甲型流感病毒对小鼠的致病力，对未感染的病毒的小鼠有预防作用。对感染者还有治疗作用。

性味功能：甘、苦、微温，有小毒。润肺止咳，杀虫，止痒。

适应症：肺结核。

用量：1—3钱。

吉 祥 草

别名：小青胆、小叶万年青、玉带草。

化学成分：根状茎及全草含多种甾体甙元：奇梯皂甙元、喷托罗皂甙元、野黄兰皂甙元及其异构体、卡尔嫩皂元等。

性味功能：甘，平。润肺止咳，祛风，接骨。

适应症：肺结核、肺结核咳嗽，咯血。

用量：0.5—1两。

地 骨 皮

化学成分：含甜菜碱0.08%、皂甙1.07%。

药理作用：

1.地骨皮对结核病引起的低热有解热作用；对家兔实验性发热也有显著的退热作用。

2.抑菌作用：对金黄色葡萄球菌，伤寒杆菌、甲型付伤寒杆菌及福氏痢疾杆菌等均有较强的抑制作用。

3.本品酊剂静注成肌注有持久、稳定的降压作用，同时伴有心率减慢，呼吸增块现象。

4.本品有镇静作用；对家兔有短暂的轻度的降血糖作用；对动物离体子宫有显著的兴奋作用。

性味功能：甘，寒。清热退烧、凉血、降血压。

适应症：肺结核低热。

用量：2—4钱。

地　　榆

别名：黄瓜香、玉札、山枣子。

化学成分：根含鞣质、地榆皂甙水解生成地榆皂甙元。另分出两种皂甙，其中一种为葡萄糖醛酸的三萜类皂甙。

药理作用：

1.地榆粉对二、三度烧伤创面有显著的收敛作用。

2.地榆所含的鞣质有止血、止泻作用。

3.地榆所含的羧基化合物有降压作用。

4.抑菌作用：地榆对大肠杆菌、痢疾杆菌、伤寒杆菌、绿脓杆菌、霍乱弧菌及钩端螺旋体均有抑制作用；对结核杆菌有若干抑制作用。

性味功能：苦、酸、微寒。凉血止血、收敛止泻。

适应症：肺结核。

用量：1.5—3钱。

过坛龙

别名：乌脚枪、铁鲁箕、黑脚蕨、黑骨芒箕、大猪毛七、旱猪毛七。

性味功能：微苦，凉。清热利湿，解毒，去瘀消肿。

适应症：肺结核。

用量及用法：1—2两。外用适量，捣烂或研粉敷患处。

附方④：肺结核用过坛龙全草一两，水煎冰糖化服。

阴地蕨

别名：一朵云、小春花、春不见、蛇不见、破天云、肺心草、独脚金鸡、丹桂移星草、蕨叶一支蒿。

化学成分：叶的浸出成分水解后得木犀草黄素等。

性味功能：微苦，凉。清热解毒，止咳化痰。

适应症：肺结核咯血、淋巴结结核。

用量及用法：1—5钱；外用适量，鲜金草捣烂敷患处。

血盆草

别名：破锣子、红肺筋、叶下红、铺地虎、反背红。

性味功能：微苦，凉。凉血解毒，散瘀止血。

适应症：肺结核咯血。

用量及用法：0.5—1两。外用适量、捣烂敷患处。

竹 节 参

别名：白三七、明七、竹根七、萝卜七、蜈蚣七、峨三七、竹节人参、七叶子。

化学成分：根状茎含皂甙类：竹节参皂甙Ⅲ、竹节参皂甙Ⅳ、竹节参皂甙Ⅴ。

药理作用：用钮子七及竹节参两种药物的水煎剂给大鼠口服（10克/公斤），对注射鸡旦白、甲醛、右旋糖酐引起的“关节炎”及棉球肉芽肿均有明显的抑制作用。实验者认为：本品水煎剂具有糖皮质激素样作用。

性味功能：甘、微苦，温。滋补强壮，散瘀止痛，止血。

适应症：肺结核咯血。

用量：1—3钱。

竹 凌 霄

别名：宝锋草、石竹根、倒竹散、百尾笋、小伸筋草（陕西）。

药理作用：竹凌霄制剂对蛙、兔和狗均有明显的强心作用，与西地兰、毒毛旋花子甙一K相比，其减慢心率的作用更明显。

性味功能：甘、淡，平。清肺化痰，止咳，健脾消食，舒筋活血。

适应症：肺结核咳嗽。

用量：0.5—1两。

沙　参

别名：南沙参、泡参、泡沙参。

化学成分：四叶沙参的根含三萜类皂甙为沙参皂甙。杏叶沙参的根含呋喃香豆精类：花椒毒素。

药理作用：

1.本品有祛痰作用，可持续4小时以上。

2.沙参的1：40浸液无溶血现象，但能与红血球作用，变色而发生浑浊沉淀。

性味功能：甘，凉。清热养阴，润肺止咳。

适应症：肺结核咳嗽。

用量：2—4钱。不宜于藜芦同用。

麦　冬

别名：麦门冬。

化学成分：含有多种甾体皂甙：沿阶草甙甲、乙、丙及丁，其中甲、乙、丁均为鲁斯可甙元。大麦冬的块根含有甾体皂甙、β—谷甾醇氨基酸、葡萄糖和维生素A样物质。

药理作用：

1.对白色葡萄球菌、枯草杆菌、大肠杆菌及伤寒杆菌等均有较强的抑菌作用。

2.有升高血糖的作用。

性味功能：甘、微苦，凉。滋阴生津，润肺止咳，清心除烦。

适应症：肺结核咯血。

用量：1.5—3钱。

杏香兔耳风

别名：一支香（浙江、福建）、兔耳风（广东）、兔耳一支香、朝天一支香、四叶一支香、扑地金钟。

药理作用：对金黄色葡萄球菌有抑制作用。

性味功能：苦、辛，平。清热解毒，消积散结，止咳、止血。

适应症：肺结核咯血。

用量及用法：3—5钱；外用适量。

远　志

别名：小草、细草、线茶、小鸡根。

化学成分：根皮含酸性皂甙—远志皂甙，水解生成远志皂甙元A、B及糖。此外，尚含结晶性的远志素、脂肪油、树脂等。另报导根含远志皂甙，水解得原远志皂甙元；进一步水解得前远志皂甙元，根尚含远志砼、远志糖醇及N—乙酰基—D—葡萄胺。

药理作用：

1.可刺激胃粘膜反射性引起祛痰。胃炎和胃溃疡人病慎用。

2.远志乙醇浸液对固紫色阳性菌有抑菌作用，对结核杆菌中度敏感。

3.尚有降压、加强子宫收缩力和紧张度作用。

性味功能：辛、苦，温。益智安神，散郁化痰。

适应症：肺结核咳嗽。

用量：1—3钱。

鸡矢藤

别名：鸡屎藤、牛皮冻、解暑藤、臭藤。

化学成分：从全草分离出单萜甙类：猪殃殃甙、鸡矢藤甙、鸡矢藤次甙、鸡矢藤次酸、去乙酰猪殃殃甙。此外，尚含γ一谷留醇，熊果甙，齐墩果酸、三十烷、氢醌。全草经蒸汽蒸溜得醋酸、丁醛、不饱和脂肪酸以及萜类。

药理作用：

1. 有镇痛作用，其作用虽不如吗啡快，但维持时间比吗啡长。

2. 50%鸡矢藤煎剂对金黄色葡萄球菌和福氏痢疾杆菌均有抑制作用。

3. 有降压作用。

性味功能：甘、微苦，平，祛风利湿，消食化积，止咳，止痛。

适应症：肺核咯血。

用量：0.5—1两。

旱莲草

别名：墨旱莲、水旱莲、莲子草、白花蟛蜞草、墨斗草、野向日葵、墨菜、黑墨草、墨汁草、墨水草、乌心草。

化学成分：全草含挥发油、鞣质、皂甙、怀德内酯、去甲基怀德内酯、α一三联塞酚甲醇、以及菸碱、维生素A样物质。有谓含鳢肠素。

药理作用：有止血作用。

性味功能：甘、酸、凉。凉血止血、滋补肝肾，清热解毒。

适应症：肺结核。

用量：0.5—1两。

谷 精 草

别名：耳朵刷子、挖耳朵草、珍珠草、鼓槌草、衣钮草、谷精珠（头状花序）。

药理作用：能抑制绿脓杆菌及常见致病性皮肤真菌。

性味功能：辛、甘、平。疏散风热，明目退翳。

适应症：肺结核。

用量：3—5钱。

附方④：谷精草3—5钱，用瘦猪肉炖汤，食肉及汤。

青 蒿

别名：蒿子、臭蒿、香蒿、苦蒿、臭青蒿、香青蒿、细叶蒿、细青蒿、草青蒿、草蒿子。

化学成分：全草含挥发油，其主要成分为桉油精、蒿酮及其异构体蒿酮、乙酸蒿酯、左旋樟脑、蒎烯、乙酸苯甲酯；α—2—甲丁酯、枯茗醛、丁香烯、倍半萜烯醇、蒿醛、已醛及酯类。又谓挥发油中含醋酸、丁酸、苯酚、莰烯、杜松油烯。此外，全草中尚含有东莨菪甙及东莨菪素。

性味功能：苦，寒。清热凉血，退虚热、解暑。

适应症：结核性潮热。

用量：1—3钱。

枇 杷 叶

化学成分：叶含皂甙，苦杏仁甙，乌索酸、齐墩果酸、丁香素、枸橼酸盐、鞣质、维生素B_1、维生素C等，有谓尚含微量砷。种仁含杏仁甙及脂肪油，此外，尚含少量蜡类物质：蜡醇、蜡基棕榈酸盐。据文献报导，种子中尚含有4—亚甲基脯氨酸。

药理作用：

1.苦杏仁甙能分离出氢氰酸，而有一定的止咳、镇痛作用。

2.枇杷叶的油脂质有轻度祛痰作用。

3.动物实验证明：枇杷叶液对白色葡萄球菌、金黄色葡萄球菌、肺炎双球菌及福氏痢疾杆菌均有明显的抑制作用。

性味功能：苦，平。化痰止咳，和胃降气。

适应症：肺结核咳嗽。

用量：1.5—3钱。

松 萝

别名：树桂、云雾草、海风藤（西北、中南、西南）、金钱草、老君须。

化学成分：含有鞣精类：节松萝含有松萝酸。长松萝含有原冰岛苔酸、巴尔巴钦酸及松萝酸。

药理作用：

1.抑菌作用：松萝有很强的抗菌与抗原虫作用。从松萝中提出的地衣酸钠盐，也有很强的抗菌与抗原虫作用。

1：16 000000—1：65000000浓度的地衣酸钠对白喉杆菌、结核杆菌、枯草杆菌、马铃薯杆菌、蕈状杆菌、金黄色葡萄球菌、白色葡萄球菌、肺炎球菌、创伤性厌气菌、分枝杆菌、八叠球菌、炭疽杆菌、链球菌等均有很强的抑制作用。长松萝对固紫染色阳性菌有很强的抑制作用。

2.地衣酸钠及其制剂，可应用于各种伤口的感染，能促进化脓病灶或脓腔坏死组织的脱落。

性味功能：甘，平。有小毒，清热解毒，止咳化痰。

适应症：肺结核，多用松萝酸的钠盐。

用量及用法：1—3钱。外用适量，研末外敷或煎水洗患处。

附方①：

松萝酸钠片或粉剂：

（1）松萝酸提取：将松萝切碎，加苯至完全浸漫为止，低温（不超过60℃）浸泡，回浸三次。过滤母液，浓缩至原来母液的1/10左右，放置冷却12—14小时，即可析出松萝酸结晶（粗制品），过滤，80℃干燥即可。

（2）精制：取粗品加苯、醇（1：20）溶液加热回流，待完全溶解后，过滤，放置24小时，即可析出针状结晶，80℃干燥即得精制品松萝酸结晶。

（3）松萝酸钠制法：将松萝酸100克，加入85%乙醇2000毫升，在水浴加热回流下，滴加由碳酸氢钠25克和蒸溜水260毫升所制成的溶液，回流30分钟后过滤，减压下70℃蒸出乙醇至内部剩1/3时，放置使结晶析出，过滤，干燥，即得松萝酸钠。

松萝酸钠片或粉剂，每次服30毫克，每日三次，或按每日每公斤体重口服1.5毫克计算。用药三个月左右，仃药一周再服。

虎耳草

别名：石荷叶、狮子耳、耳聋草、金丝荷叶、金钱吊芙蓉。

化学成分：全草含硝酸钾、氯化钾。

性味功能：苦、辛，寒。清热解毒。

适应症：肺结核。

用量：3—5钱。

苦参

别名：好汉枝、苦骨、地骨。

化学成分：根含苦参碱、氧化苦参碱、羟基苦参碱、别苦参碱、野靛碱、甲基野靛碱、臭豆碱、赝靛叶碱。种子含脂肪油及少量的野靛碱。

另据文献报导、从苦参根中分离出黄腐醇(或啤酒花醇)及其异构体异黄腐醇、异去氧淫羊藿素、降—去氧淫藿素，黄酮类化合物，苦参黄酮及苦参丁。茎、叶含木犀草黄素。叶并含木犀草黄素—7—葡萄糖甙。

药理作用：

1.苦参煎剂有明显的利尿作用，主要由苦参碱引起。

2.苦参对结核杆菌有抑制作用，对常见皮肤致病性真菌，滴虫及阿米巴原虫均有抑制作用。

3.苦参碱注射于家兔发现有中枢神经麻痹现象，同时发生痉挛，终则因呼吸仃止而死亡，对青蛙亦有类似作用。

性味功能：苦，寒。有小毒。清热利湿，祛风杀虫。

适应症：肺结核，结核性胸膜炎、腹膜炎。

用量：1.5—3钱。

岩白菜

别名：岩壁菜、石白菜、岩匕、红岩匕、雪头开花、亮叶子。

化学成分：全草含岩白菜内酯。

性味功能：甘、微涩，凉。清热解毒，止血，调经。

适应症：肺结核咳嗽、咯血。

用量：1—3钱。

金锦香

别名：七孔莲、蜂窝草、仰天钟、金香炉、罐罐草、金石榴。

化学成分：全草显黄酮类，氨基酸、酚类的反应。

性味功能：淡，平。清热利湿，消肿解毒，止咳化痰。

适应症：肺结核咯血。

用量：0.5—2两。

知母

别名：蒜辫子草、羊胡子根、地参。

化学成分：根壮茎含多种甾类皂甙，曾分离出：知母皂甙A_1、A_2、A_3、A_4，B_1、B_2，其甙元部分已知为洋菝葜皂甙元、马可甙元、新吉托甙元，结合的糖已知为葡萄糖和乳糖。此外，并含多量的粘液质和烟酸。近据报导知母根状茎尚含氧杂蒽酮C—葡萄糖甙及胆碱等。知母的地上部分含有杧果甙及异杧果甙。

药理作用：

1．知母浸膏对人工发热的家兔有解热作用。

2．对感染$H_{37}R_V$人型结核杆菌的小白鼠的病灶有抑制作用；知母煎剂对溶血性金黄色葡萄球菌、甲型溶血性链球菌、乙型溶血性链球菌、肺炎双球菌、痢疾杆菌、伤寒杆菌、付伤寒杆菌、霍乱弧菌、大肠杆菌、变形杆菌、绿脓杆菌、百日咳杆菌及常见致病皮肤真菌均有较强的抑制作用；对白色念珠菌有抑制作用。

3．知母能促进脂肪组织对葡萄糖的摄取；可使肝糖元下降，而使横膈糖元升高。

性味功能：苦，寒。清热除烦，泻肺滋肾。

适应症：结核性发热。

用量：1—钱。

侧 柏 叶

别名：扁柏、香柏、柏树。

化学成分：枝、叶含松柏苦味素、侧柏酮、槲皮甙、小茴香酮、挥发油、鞣质、树脂。叶并含扁柏双黄酮。木部含苧酸、γ及β—苧侧素、苧生烯、雪松醇、姜黄醚。

药理作用：

1.侧柏及所含黄酮类对小鼠具有镇咳、祛痰作用。

2.本品可使小鼠平滑肌松驰，可部分阻断乙酰胆硷对平滑肌的作用。

3.给予本品，可使动物安静、闭目，自由活动减少；本品与戊巴比妥钠有协同作用。

4.抑菌作用：对金黄色、白色葡萄球菌，卡他球菌、痢疾杆菌、伤寒杆菌、大肠杆菌等均有抑制作用；亦有抗流感、柯萨奇病毒作用。

性味功能：苦、涩，微寒。凉血、止血、清肺止咳。

适应症：肺结核咯血。

用量：２—４钱。

附方：

1.侧柏注射液⑤：鲜侧柏叶阴干后，将叶浸泡12—24小时用常水洗净，1斤侧柏叶加水６斤，蒸馏收液４斤，再将４斤馏液蒸馏，收液１斤（其头尾液不要），加0.85％氯化钠调成等渗液用３号漏斗过滤，分装灭菌３０分钟；每２０—３０毫升侧柏叶加１０％葡萄萄１５０毫升，静滴；或每２０—３０毫升侧柏叶加１０％葡萄糖３０毫升，静注（１５分钟左右注完）。

2.侧柏注射液⑥：侧柏水煮后用酒精沉淀２—３次，铅盐处理，脱铅即得。每毫升含生药2.５克。肌肉注射，每次２—３毫升，每日１—２次。后期巩固治疗，隔日肌肉注射２—３毫升。

鱼腥草

别名：侧耳根、猪鼻孔、臭草、鱼鳞草。

化学成分：全草含挥发油、油中含甲基正壬酮、香叶烯、癸酸、癸醛、月桂醛，另含刺激性蕺菜碱。此外，尚含钾盐。特异的腥臭气是由于癸酰一乙醛及月桂醛的存在。其癸酰乙醛的亚硫酸氢钠加成物为鱼腥草素。叶含槲皮甙及无机成分，氯化钾、硫酸钾。花穗及果穗含异槲皮甙。

药理作用：

1.抑菌作用：对溶血性链球菌、金黄色葡萄球菌、流感杆菌、卡他球菌、肺炎球菌、大肠杆菌、痢疾杆菌、伤寒杆菌等，均有较强的抑制作用。鱼腥草对流感病毒及埃可病毒均有抑制作用。

2.鱼腥草灌胃能延缓实验性结核病病变的发展，降低小白鼠死亡率。合成鱼腥草素可以增加白细胞吞噬能力和提高血清备介素，能调节动物机体本身防御因素。所以，鱼腥草除抗菌作用外，在提高机体免疫力上也有很重要的意义。

3.鱼腥草有镇痛、止血作用，抑制浆液分泌，促进组织再生等作用。

4.以鱼腥草煎剂给小白鼠腹腔注射，有止咳作用。

5.鱼腥草之提取液可引起蟾蜍肾小球毛细管扩张、循环加速，应用于蛙蹼灌流，亦同样扩张毛细管和增加血流量。

6.本品所含的槲皮甙用水稀释至十万分之一的水溶液尚有强力的利尿作用；此外，本品尚有扩张肾动脉增加肾血流量及防止毛细血管的脆性作用。

7.蕺菜碱有刺激皮肤发泡的作用。

性味功能：辛，凉。有小毒。清热解毒，利水消肿。

适应症：肺结核。

用量：0.5—1两。

鱼 鳖 金 星

别名：抱石莲、鱼鳖草、金丝鱼鳖草、山豆片草、石瓜子、金龟藤、螺厣草。

性味功能：甘、苦、寒。清热解毒，祛风化痰，凉血祛瘀。

适应症：肺结核。

用量：0.5—1两。

穿　心　莲

别名：榄核莲、一见喜、斩蛇剑、苦草、苦胆草、四方草。

化学成分：叶含穿心莲内酯、新穿心莲内酯、脱氧穿心莲内酯、高穿心莲内酯、穿心莲烷、穿心莲酮、穿心莲蜡、穿心莲甾醇、β—谷甾醇—D—等葡萄糖甙，多种黄酮类化合物。并含磷酸二氢钾、α_1—谷甾酮。

全草含14—脱氧—11—氧（代）穿心莲内酯、14—脱氧—11，12—二脱氢穿心莲内酯、氯化钾、氯化钠生物碱等。

药理作用：

1.抑菌作用：5％煎剂，对金黄色葡萄球菌、20％煎剂对变形杆菌、40％煎剂对绿脓杆菌有抑制作用。此外，40％煎剂对肺炎双球菌，溶血性链球菌、痢疾杆菌、伤寒杆菌均有不同程度的抑制作用。从叶中分离得粗结晶，在试管内对钩端螺旋体有抑制作用（脱羟基穿心莲内酯对治疗钩端螺旋体病有作用），对致热型，澳洲型和流感伤寒型较敏感。

2.实验表明：穿心莲有促进白血球吞噬细菌的作用。

3.穿心莲内酯对菌苗所致发热的家兔有解热作用。

4.毒性实验：穿心莲内酯小鼠口服一次（20克/公斤）未见死亡；大鼠每天1克/公斤，连续给药7天未见明显毒性反应。

性味功能：苦、寒。清热解毒，消肿止痛。

适应症：肺结核。

用量：3—5钱，水煎服。

枸　　骨

别名：功劳叶、羊角刺、老鼠刺、猫儿刺、六角茶、六角刺、八角刺、鸟不宿、鹅掌簕、苦丁茶。

化学成分：树皮、枝、叶含咖啡碱、挥发油及鞣质。种子含脂肪油。

药理作用：

1.枸骨对豚鼠离体心脏有增加冠状动脉流量及心脏收缩力的作用，而对心率影响不大。

2.枸骨老叶水浸液对小鼠有抑孕作用。

性味功能：根：苦、凉。祛风止痛。叶：苦、凉。滋阴清热，补肾壮骨。果：苦、涩，微温。固涩下焦。

适应症：叶：肺结核潮热，咯血。骨结核。

用量：根0.5—1.5两；叶、果：2—5钱。

荔 枝 草

别名：荠宁、雪见草、雪里青、癞子草、癞团草、癞疙宝草、蛤蟆草、猪婆草。

化学成分：含有挥发油、皂甙、黄酮甙、酚性物质、甾体等成分。

药理作用：

1.荔枝草水煎剂与其黄酮甙对小鼠均有镇咳作用。黄酮甙还有祛痰、平喘作用。

2.抑菌试验：水煎剂对白色葡萄球菌、肺炎球菌、甲型链球菌、金黄色葡萄球菌、痢疾杆菌、变形杆菌、绿脓杆菌均有较好的抑制作用。

3.对动物实验性的气管炎有治疗作用。

性味功能：苦、辛，凉。清热解毒，利尿消肿，凉血止血。

适应症：肺结核咯血。肺结核。

用量：0.5—1两。

附方①：肺结核咯血：荔枝草1两，猪瘦肉2两，水炖半小时，吃肉喝汤。

茜　草

别名：锯锯藤、拉拉秧、活血草、红茜草、四轮车、挂拉豆、红线草、小血藤、血见愁。

化学成分：根含蒽醌甙类茜草酸，水解生成甙元茜素及葡萄糖。此外，尚含紫色素及伪紫色素。

药理作用：

1.茜草根的温浸液能缩短家兔的凝血时间，而有轻度止血作用。

2.抑菌试验：对溶血性金黄色葡萄球菌有抑制作用。

3.茜草根煎剂给小鼠灌胃，有镇咳及祛痰作用。

性味功能：苦，寒。凉血止血，活血去瘀。

适应症：肺结核咯血。

用量：1—3钱。

荠　菜

别名：枕头草、三角草、荠荠草。

化学成分：全草含布枯甙，水解生成布枯素、贝索林甙、荠菜酸钾、胆硷、乙酰胆硷、酪胺、原儿茶酸、苹果酸、枸橼酸、反丁烯二酸等，多以钙盐、钾盐及钠盐的形式存在。并含甘露醇、山梨醇、肌醇等。果实含荠菜酸、布枯甙、贝索林甙、胆硷、乙酰胆硷、脂肪油及微量芥子油、苦杏仁酶、反丁烯二酸等。

药理作用：

1.止血作用：对家兔静注荠菜流浸膏挥发液，能缩短凝血时间。荠菜酸有止血作用。

2.具有短暂的降压作用，并有轻微兴奋呼吸作用。

3.能降低毛细血管通透性，此外尚有治疗胃溃疡，抑制心肌的纤维颤动，收缩平滑肌等作用。

性味功能：甘，平。凉血止血，清热利尿。

适应症：肺结核咯血。

用量：0.5—2两。

肺形草

别名：双蝴蝶、黄金线。

药理作用：肺形草水煎剂对金黄色葡萄球菌有抑制作用。

性味功能：甘，辛，寒。清热解毒，止咳止血。

适应症：肺结核咯血。

用量：0.3—1两。

化学成分：牛胆汁含胆酸盐10—15%，主要为牛胆酸与甘胆酸的钠盐。此外，含有胆红素、胆绿素及卵磷脂，并含少量胆甾醇、胆硷、粘朊、脂肪及尿素等。

药理作用：

1.镇咳：实验证明胆酸钠具有中枢性镇咳作用。

2.对呼吸中枢兴奋性的影响，注射胆酸钠（２０毫克１公斤）后，肺牵张反射中的呼吸停止持续时间延长，亦即呼吸中枢处于抑制状态。

3.胆酸钠具有扩张支气管平滑肌的作用，其作用慢而持久。此外对血管平滑肌也有扩张作用。

4.对离体蛙心的作用：主要是表现抑制作用，使收缩振幅减少，但紧张性提高，高浓度可使心脏停止于收缩期。

5.抑菌作用：对甲型链球菌、金黄色葡萄球菌、肺炎双球菌、卡他球菌等均有较好的抑制作用。牛、羊、猪三种动物的胆汁对结核杆菌均有抑制作用，其中以羊胆汁最强。在羊胆汁中起主要作用的是牛磺胆酸钠和去氧胆酸钠。

性味功能：苦，寒。清热解毒，利湿，止咳，通便。

适应症：肺结核。淋巴结结核。

用量及用法：１—２.分，白糖或蜂蜜调服；或干燥后研粉吞服。

别名：痕芋头、狼毒（广东）、野芋头、山芋头、大虫芋、天芋、天蒙。

化学成分：根状茎含生物硷、甾醇类化合物，并含有一种刺激性有毒成分皂草毒，对热和氧化剂不稳定，用石灰水煮可除去，在水、乙醇、氯仿、四氯化碳的石油醚中均不溶解。此外尚含有淀粉、草酸钙及钾盐。鲜根状茎含结晶性海芋素。

性味功能：微辛、涩，寒。有毒。清热解毒、消肿。

适应症：肺结核。

用量及用法：３—５钱。鲜品１—２两、久煎后方能内服。外用适量、鲜品捣烂敷患处（不能敷正常皮肤）。

附方①：海芋根状茎干片１斤，加水１０斤，久煎至３斤时过滤，再浓缩至１斤，加入适量的糖及防腐剂。每次服１０—１５毫升，每日３次，小儿酌减。１５—３０日为一疗程。

海 螵 蛸

别名：乌贼骨，墨鱼骨。

化学成分：含碳酸钙８０—８５％，甲壳质６—７％，并含少量磷酸钙、氯化钠及镁盐。

性味功能：咸、涩，微温。收敛，止血，制酸，止带。

适应症：肺结核咯血。

用量：３—５钱。

桔　　梗

别名：包袱花、铃当花、道拉基。

化学成分：根含桔梗皂甙，水解产生桔梗甙元为三萜类混合物，其中一种为桔梗皂甙元，另一种为远志酸，尚含有桔梗酸A、B、C。此外，尚含α—菠菜甾醇、菊糖、桔梗糖。花含飞燕草素—3—双咖啡酰芦丁糖甙—5—葡萄糖甙。

药理作用：

1.桔梗煎剂给狗口服，能促进支气管粘膜分泌物增多而有祛痰作用；并有消炎作用。

2.桔梗的溶血作用相当强，故只宜口服，不能作注射剂用。

3.桔梗皂甙有降低大鼠肝脏内胆固醇含量，增加粪固醇及胆酸分泌。

性味功能：苦、辛、微温。宣肺、散寒、祛痰、排脓。

适应症：肺结核咳嗽。

用量：1—3钱。

夏 枯 草

别名：棒槌草、铁色草、大头花、夏枯头。

化学成分：花穗含夏枯草甙为一种皂甙，其甙元为齐墩果酸，并含游离的乌索酸和齐墩果酸及花色甙。叶含全丝桃甙、芦丁；种子含脂肪油及解酯酶。全草含水溶性无机盐类约3.5%硷和顺式及反式咖啡酸等。

药理作用：

1.夏枯草煎液有明显的降压作用，对肾性高血压的降压作用更为明显。

2.夏枯草含有丰富的钾盐故有利尿作用。

3.夏枯草煎剂在试管内1∶1280的浓度对志贺氏和史密斯痢疾杆菌，1∶640的浓度对人型结核杆菌均有抑制作用。

4.小量本品对离体兔心及离体蟾蜍心脏有兴奋作用，大量时则抑制。对家兔离体子宫、肠均有兴奋作用。此外，对蟾蜍下肢灌流有扩张血管作用。

性味功能：苦、辛，寒。清肝明目，清热散结。

适应症：肺结核。

用量：2—3钱。

附方⑦：夏枯草二斤，加水5斤煎煮，去渣取汁，再浓缩至斤许，加适量红糖制成膏，每日服三次，每次15毫升。

桑白皮

别名：桑根皮。

化学成分：桑白皮含桦木酸及四种新的黄酮类衔生物；末尔贝林、末尔贝洛色烯、环末尔贝洛色烯及环末尔贝林。此外尚含α及β香树精，挥发油、软脂酸、谷甾醇、葡萄糖、果胶、多缩戊糖、十一葵烯醇及十二葵烯醇。

药理作用：

1.动物实验证明：口服桑白皮煎剂，有显著的利尿作用。

2.将本品经石油醚乙醚、乙酸乙酯提取的物质给小白鼠静脉注射有镇静作用。

3.有降压作用。

性味功能：甘、寒。泻肺平喘，利水消肿。

适应症：肺结核。

用量：3—4钱。

狼把草

别名：豆渣菜、郎耶菜。

化学成分：含木犀草黄素（为5,7,3′,4′—四羟基黄酮）。

性味功能：苦、甘，平。清热解毒，养阴敛汗。

适应症：肺结核。

用量：0.5—1两。

狼毒

别名：红狼毒、绵大戟、一把香、山萝卜、红火柴头花、断肠草（河北围场）。

化学成分：含一种抗菌性物质，称为狼毒素。

药理作用：

1.抑菌作用：狼毒对大肠杆菌、宋内氏痢疾杆菌、变形杆菌、伤寒杆菌、付伤寒杆菌、绿脓杆菌及霍乱弧菌等7种固紫染色阴性的肠内致病菌完全有抑制作用。川狼毒素能抑制真菌、金黄色葡萄球菌与链球菌的生长。

2.实验证明，狼毒具有提高小鼠痛阈的效能。

性味功能：辛、苦，平。有毒。散结，逐水，止痛，杀虫。

适应症：肺结核。淋巴结结核。

用量：3—8分；外用适量，煎水洗或研粉敷患处。

附方：

1.⑧治肺结核用狼毒四斤，红枣三斤，将狼毒片放在锅内加适量水，红枣放在蒸屉上，用文火煎蒸约5—6小时，以红枣蒸黑发亮为宜。

用法：开始每日三次，每次二个，连服三天，如无反应，可增加到每次五个，每日三次。

2.⑨治肺结核及肺外结核，将狼毒2—3两放入瓷盆内，加清水3000—4000毫升，加热煮沸至1小时，待药冷却后，放入红皮鸡蛋21—22个煮熟，然后将蛋、药液、药渣放在一起浸泡7天，以后每天吃蛋1个(去壳)，连续吃21个为一剂。

注：煮蛋时要用文火，不要用猛火，不要将蛋煮破，破了的蛋不能吃用，以防中毒。浸泡鸡蛋时，一定要将药渣，药液淹着所有鸡蛋，并放在阴凉处以防腐烂。

铁　　籽

别名：碎米棵（果）、矮林子、野菜、豆瓣柴小暴格蛋、冷饭果、霹拉子、小铁籽。

化学成分：果实含信筒子醌。

药理作用：其果实有驱蛲虫作用。

性味功能：苦、涩、微甘平。清热利湿，收敛止血。

适应症：肺结核咯血。

用量：根或全株0.5—1两。

铁　包　金

别名：鼠乳根、老鼠耳、鸭公青、乌龙根、老鼠勒。

化学成分：从茎叶中分离出有效成分芦丁槲皮素和β—谷甾醇。

药理作用：铁包金水煎剂有祛痰、止咳作用、毒性较小。

性味功能：微苦、涩，平。化瘀止血，镇咳止痛。

适应症：肺结核咯血。

用量：0.5—2两。

铃　铃　草

别名：鹅不食、雀儿蛋、鸡肠子草。

性味功能：辛，平。止咳，清热明目。

适应症：肺结核。

用量：0.2—1两。

附方①：铃铃草4两，加白酒2斤，浸泡7日。每次服8毫升，每日3次。

鹿　蹄　草

别名：鹿衔草、鹿含草、鹿安茶、鹿寿草、冬绿、破血丹、紫背金牛草（四川）。

化学成分：全草含熊果甙。萘醌化合物梅笠草素、乌索酸、蔗糖、转化酶及少量苦杏仁酶。嫩叶含鞣质、挥发油及苦味质。

药理作用：

1.本品浸剂对蛙、狗及家兔有增强心脏收缩力作用。心律不齐时，可使其恢复正常。使血管扩张，而有降压作用；根及茎的作用较叶为弱。

2.抑菌作用：本品水煎剂对金黄色葡萄球菌、溶血性链球菌、脑膜炎球菌及绿脓杆菌等均有抑制作用。

性味功能：苦，温。祛风除湿，强筋骨，止血。

适应症：肺结核咯血。

用量：3—6钱。

附方④：鹿蹄草全草3—4钱，炖猪肺心服。

盘龙参

别名：绶草、龙抱柱、盘龙草、双瑚草。

性味功能：甘、淡，平。滋阴益气，凉血解毒。

适应症：肺结核咯血。

用量及用法：根或全草0.3—1两；外用适量，鲜根或鲜草捣烂敷患处。

附方①：盘龙参、猪瘦肉各1两炖服。

啤酒花

别名：忽布、香蛇麻、野酒花。

化学成分：果序含挥发油（内含香叶烯、葎草烯、香叶醇酯、卢杷酮、卢杷烯醇等）此外尚含葎草酮、异葎草酮、蛇麻酮、后葎草酮等结晶性苦味质和黄腐醇、鞣质等。

药理作用：

1.抑菌作用：葎草酮有抑制固紫染色阳性细菌、奈瑟球菌及结核杆菌的作用，蛇麻酮有抗结核杆菌的作用，并有抑

48

制葡萄球菌的作用。

2.蛇麻酮对小白鼠的实验性结核，口服或肌肉注射，均有疗效。

3.啤酒花有一定的镇咳、祛痰、平喘作用。

4.对动物实验引起的结核组织增生，有一定抑制作用。

5.对中枢神经系统有抑制作用；酒花膏有非常显著的雌性激素样作用。

性味功能：苦、平、健胃消食，抗痨、安神利尿。

适应症：肺结核。

用量及用法：0.5—1.5钱，水煎服或当茶饮。

附⑩：酒花素片：取干燥酒花糟，加２０倍量８５％乙醇，常温下浸渍2—3天，渗滤，滤液减压浓缩至膏状，加５０％酵母，拌匀制粒，真空干燥，加润滑剂压片。每日三次，每次4—8片。

三合素胶囊：每日３０—９０丸，分三次，饭后服。从小剂量开始（例如每日１５—２０粒），逐渐增量，以减胃肠刺激。

黄　连

别名：川连、味连、鸡爪连。

化学成分：黄连的根状茎含多种生物硷，主要为小檗硷，其次为黄连硷，甲基黄连硷、掌叶防已硷、药根硷，非洲防已硷。此外，尚含青萤光酸等。叶含小檗硷。

药理作用：

1.抑菌试验：黄连或小檗硷对痢疾杆菌、百日咳杆菌、伤寒杆菌、结核杆菌、金黄色葡萄球菌、溶血性链球菌、肺炎双球菌及白色念珠菌均有较明显的抑制作用。此外，对流感病毒，钩端螺旋体，滴虫也有抑制杀灭作用。在体外它与链霉素、磺胺对葡萄球菌的抑制，有协同作用。

2.经动物（狗）实验证明：有增强血液中白血球吞噬作用。

3.黄连所含小碌檗有降低血压，扩张冠状动脉的作用。

4.小剂量的黄连素能增强乙酰胆硷的作用，大剂量则对抗之。黄连素还有抗箭毒作用，其作用和抑制胆硷脂酶有关。

5.小碌檗还有某些抗肾上腺素作用。

6.此外黄连中小檗硷尚有利胆，降血脂、兴奋子宫、膀胱、支气管、肠道平滑肌的作用。据称还有解热、抗利尿、局部麻醉、镇静、镇痛以及降低家兔眼内压等作用。

性味功能：苦、寒。清热燥湿，泻火解毒。

适应症：肺结核。

用量：0.5—2钱。

黄　芩

别名：山茶根、黄芩茶、土金茶根。

化学成分：根含五种黄酮成分：黄芩甙、汉黄芩甙、汉黄芩素及一种含量很少的黄芩新素。此外，尚含有β—谷甾醇、苯甲酸、黄芩酶、淀粉。茎、叶中含印黄芩甙及黄芩甙。

药理作用：

1.抑菌作用：黄芩煎剂对甲型链球菌、肺炎球菌、脑膜炎双球菌、金黄色葡萄球菌、白喉杆菌、结核杆菌、霍乱弧菌、痢疾杆菌和白色念珠菌均有抑制作用。对布氏杆菌、绿脓杆菌、流感病毒均有抑制作用。

2.黄芩煎剂灌胃，对于实验性发热的家兔，具有解热作用。

3.黄芩素对豚鼠离体支气管过敏性收缩及整体动物过敏性气喘，均有缓解作用，并与麻黄素有协同作用。黄芩甙、黄芩素对动物过敏性浮肿及炎症均有对抗作用。并均能降低毛细血管通透性。

4.黄芩具有镇静作用。黄芩酊剂有较明显的降压作用，有使动物心率减慢，使兔耳及后肢血管轻度扩张作用。此外还有利尿、利胆、保肝作用。

性味功能：苦，寒。清热，燥湿，解毒，止血，安胎。

适应症：肺结核。

用量：2—3钱。

黄　精

别名：老虎姜。

化学成分：

1.黄精根状茎含菸酸、醌类成分、粘液质、淀粉和糖类。

2.囊丝黄精根状茎含强心甙。

药理作用：

1.抑菌作用：黄精水煎剂对痢疾杆菌有抑制作用，对常见致病性皮肤真菌也有抑制作用。黄精的结晶成分对伤寒杆菌、金黄色葡萄球菌也有抑制作用。

2.黄精浸膏经口给予家兔，其血糖含量起初正常，渐次增高，然后降低。

3.此外尚有防止动脉粥样硬化、降低麻醉动物血压的效果。

性味功能：甘，平。补脾润肺，养阴生津。

适应症：肺结核咯血。

用量：3—6钱。

黄　柏

别名：黄檗、元柏、檗木。

化学成分：黄柏的树皮含多种生物碱，其中主要为小檗碱。另含苦味质黄柏酮、黄柏内酯，白藓内脂，谷甾醇、豆甾醇、脂肪油及粘液质。叶含黄柏黄甙等。种子含挥发油。果实显黄酮、挥发油及蒽醌甙反应。

药理作用：黄柏对钩端螺旋体、白色念珠菌，大肠杆菌，伤寒杆菌，霍乱弧菌、粪产碱杆菌有抑制作用，所含之小檗碱有提高白血球吞噬的能力。此外，尚有降压、对抗乙酰胆碱等作用。

性味功能：苦，寒。清热解毒，泻火燥湿。

适应症：肺结核。

用量：1—3钱。

猫爪草

别名：小毛茛。

化学成分：全草显氨基酸、有机酸、糖类反应。

性味功能：辛、苦，平。有小毒。解毒，散结。

适应症：肺结核、淋巴结结核。

用量：0.5—1两。

附方⑧：治淋巴结结核：猫爪草150克，加水500

毫升，以黄酒二至四两作引，煎服，每日一剂连服三日为一疗程，停3—5日继用，或并服八珍汤及益气养营汤。

蛇 根 草

别名：血和散、雪里梅、四季花。

化学成分：全草含吲哚类生物碱哈尔满及无羁萜、β—谷甾醇。

性味功能：淡，平。止咳祛痰，活血调经。

适应症：肺结核咯血。

用量：0.5—1两。

野冬青果

化学成分：海南蒲桃的种子含鞣花酸、齐墩果酸及挥发油。花含鞣花酸、乙酰齐墩果酸及三萜类化合物优吉尼阿A、B。茎皮含桦木酸、优吉宁，无羁萜、表无羁萜醇及β--谷甾醇。果实含芳香醛及酚类物质。

药理作用：野冬青果水浸剂（温浸）具有祛痰作用。

性味功能：苦、涩，平。润肺定喘。

适应症：肺结核。

用量及用法：0.5—1两，墩肉服，或研末开水送服，每次2分。

银 杏

别名：白果（种子）、白果树、公孙树。

化学成分：肉质的外皮含对皮肤有刺激性的成分：白果酸、氢化白果酸、氢化白果亚酸、白果酚、白果二酚及白果醇。果仁含微量氢氰酸。叶含白果内酯A、B、C、M，双黄酮类化合物白果叶素和异白果叶素，尚含有莽草酸、β—谷甾醇，叶腊中含白果醇、廿八烷醇、廿九烷醇、廿九烷—10—酮等。茎木质部分含挥发油，主要为倍半萜类物质白果酮，并含芝麻素。根皮亦含白果内酯A、B、C、M。

药理作用：

1.体外抑菌试验：白果酸能抑制分枝杆菌的生长。银杏肉质外果皮的浆液中含有一种或数种抗菌成分，对多种固紫染色阳性及阴性细菌均有抑制作用；对肺结核杆菌的抑制作用（不受加热的影响，但在有血清存在时，则使其抑菌效力减低）。带外果皮银杏的水浸剂，对常见致病性皮肤真菌有不同程度的抑制作用。银杏叶水煎液对金黄色葡萄球菌、痢疾杆菌及绿脓杆菌均有抑制作用。

2.对平滑肌的解痉作用：银杏叶有对抗磷酸组织胺引起的豚鼠的在体的、离体的支气管痉挛作用，亦能对抗乙酰胆碱对离体支气管的致痉作用。并对回肠也有致痉作用。

3.此外，银杏叶浸膏可增加脑血流量；银杏叶液可对抗肾上腺素所致的血管收缩作用；叶中的黄酮有一定降低血清胆固醇作用。

4.银杏肉质外果皮的浸液经注射小白鼠后可引起惊厥。银杏肉质外果皮内含有引起皮肤炎的银杏毒。直接接触此种毒质后即可发生皮炎。从皮肤吸收，通过肠与肾排泄，引起胃肠炎与肾炎，有溶血作用。

性味功能：种子（白果）：甘、苦，平。有毒。润肺，定喘，涩精，止带。叶：微苦，平。活血止痛。

适应症：种子可治疗肺结核。

用量：种子、叶1.5—3钱。

附方①：秋后采嫩银杏（带肉质外种皮）浸入菜油中100天，即为油浸白果，每次服1粒，每日3次，连服30—100天。

棕　榈

别名：棕衣树、棕树、陈棕、棕板、棕骨、棕皮。

化学成分：花含鞣质。根含糖类。据文献报导：棕榈油中含有维生素E、β—塔可三烯醇、γ—塔可三烯醇、δ—塔可三烯醇。

性味功能：苦、涩，平。收敛止血。

适应症：肺结核咯血。

用量：2—4钱。

款 冬 花

别名：冬花。

化学成分：花蕾含款冬二醇、山金车二醇、蒲公英黄色素。此外，尚含鞣质、挥发油、三萜皂甙、醋类等。叶含芦丁、金丝桃甙、皂甙、苦味甙、胆硷、β—谷甾醇、酒石酸、没食子酸菊糖、胡萝卜素、维生素C、鞣质及粘液质等。

药理作用：

1.小鼠试验表明，款冬花有镇咳作用。

2.款冬花醚提取物给动物注射有兴奋呼吸的作用，并能维持一定时间。

3.款冬花醚提取液和煎剂给麻醉猫和兔作静脉注射后，

血压先呈短暂的微降，随即迅速急剧上升，然后维持一定时间的高血压。此外，据文献报导：款冬花对结核杆菌抑制作用。

性味功能：辛、甘、温。润肺、化痰、止咳。

适应症：肺结核。

用量：1.5—3钱。

葎　草

别名：拉拉秧、拉拉藤、五爪龙、葎草、大叶五爪龙、拉狗蛋、割人藤。

化学成分：全草含木犀黄素—7—葡萄糖甙、挥发油、胆硷、天门冬酰胺、鞣质及树脂。果穗内含葎草酮及酒花酮。

药理作用：抑菌作用：50%葎草乙醇浸液对福氏痢疾杆菌有抑制作用；葎草花果对结核杆菌有显著的抑制作用，对金黄色葡萄球菌也有抑制作用。

性味功能：甘、苦，寒。清热解毒、利尿消肿。

适应症：肺结核。

用量：3—5钱。

附方⑪：葎草注射液：取葎草全草洗净，切碎，以醇浸泡（或煎者浓缩），制成每毫升含1克葎草溶液，以NHCL调节PH值至6.7—7左右，加入0.85%的NACL，搅匀，装安瓿消毒。肌肉注射，每次2—4毫升。

紫　菀

别名：小辫儿、夹板菜、驴耳朵菜。

化学成分：根含皂甙水解后产生常春藤皂甙元及葡萄

糖。全草含紫菀皂甙，水解后产生紫菀皂甙元及阿拉伯糖；此外，并含有紫菀酮、槲皮素、挥发油等。近闻尚含琥珀酸。

药理作用：

1.紫菀皂素能使动物呼吸道分泌物增加，而有祛痰作用。

2.从紫菀根部的提取物中分离出一种无色针状结晶对小白鼠实验性咳嗽，有镇咳作用。

3.抑菌作用：对金黄色葡萄球菌、宋内氏痢疾杆菌、变形杆菌、伤寒杆菌、付伤寒杆菌、大肠杆菌及绿脓杆菌均有抑制作用。对常见致病性皮肤真菌亦有抑制作用。其水煎剂对流感病毒有明显的抑制作用。

4.此外，还尚有利尿，抗癌作用。

5.本品含有皂甙，有强烈的溶血作用，故不宜作注射使用。

性味功能：苦，温。润肺、化痰，止咳。

适应症：肺结核，咯血。

用量：2—3钱。

紫　金　牛

别名：矮地菜、矮茶风、矮脚樟、平地木、地青杠、四叶茶、五托香、火炭酸、老勿大、千年勿大、千年矮、不出林。

化学成分：全株含矮地茶素（岩白菜素）、三萜类、挥发油、槲皮甙、杨梅皮甙、鞣质等。果实含2—羟基—5—甲氧基—3—十五烯烃代笨醌和相应的—3—十三烯烃代笨醌的混合物。根含信筒子醌、密花醌等羟基笨醌类化合物。

性味功能：辛、平，止咳化痰，祛风解毒，活血止痛。

适应症：肺结核。

用量：0.5－1两。

紫背天葵

别名：天葵、天葵子、天葵草、千年老鼠尿、金耗子尿、夏无踪、散血球。

化学成分：块根含生物硷。

药理作用：抑菌试验：对金黄色葡萄球菌有抑制作用。

性味功能：甘、苦、寒、有小毒。清热解毒，利尿消肿。据报导：其煎剂对人型结核杆菌也有抑制作用。

适应症：肺结核，淋巴结核。

用法：外用适量，鲜品捣烂敷处；脾胃虚弱者不宜用。

用量：1—3钱。

紫　珠

别名：紫珠草、止血草。

化学成分：从叶中提出止血成分是一种黄酮类缩合鞣质。此外尚含有中性树酯、缩合鞣质、糖类、羟基化合物及镁、钙、铁盐等。

药理作用：具有良好的止血作用。

性味功能：苦、涩、平。止血、散瘀、消炎。

适应症：肺结核咯血、淋巴结结核。

用量及用法：1—3钱。外用适量，研粉敷患处。

附方⑥：淋巴结结核用紫珠根半斤煮鸡蛋三个，煮约3—4小时取出一次顿服。

蛤　　蚧

药理作用：

1.蛤蚧之提取物给小白鼠注射后，前列腺、精束、提肛肌之重量均有所增加，而呈雄性激素样作用。

2.蛤蚧之乙醇浸出物给小白鼠注射后，可看到卵巢、子宫肥大，与注射雌性激素相似。

性味功能：咸，平。有小毒。补肺、滋肾，定喘，止咳。

适应症：肺结核。

用量及用法：1—2钱，多入丸、散剂服。

筋　骨　草

别名：白毛夏枯草，散血草，金疮小草，青鱼胆草，苦草，苦地胆。

化学成分：据分析全草显黄酮甙、皂甙、生物碱、酚性物质，甾体化合物、有机酸、还厚糖、无机盐等反应，另据文献报导全草含微量筋骨草甾酮C，为一种新的变形激素。根含筋骨草糖，为细微白色粉末。

药理作用：

1.实验证明筋骨草之酸酒提取物、黄酮甙、总酸酚、总生物碱及皂甙对小白鼠均有一定的止咳、祛痰作用。

2.动物实验证明：本品的黄酮甙有扩张支气管平滑肌的作用，因而有平喘作用。

3.抑菌试验：本品乙醚提取物对甲型链球菌、卡他球菌、金黄色葡萄球菌、肺炎球菌、大肠杆菌、绿脓杆菌均有较强的抑菌作用。黄酮甙对金黄色葡萄球菌、甲型链球菌、卡他球菌及肺炎球菌也均有抑制作用。

4.对血象的影响：用筋骨草治疗后，白细胞总数增高、提示机体抵抗力增加；酸性白细胞明显下降，考虑机体过敏程度有所好转。

5.动物实验证明本品有利尿、降压、加强心脏收缩等作用。筋骨草浸膏对大白鼠有预防四氯化碳所致的肝损伤的作用。

性味功能：苦，寒。清热解毒，消肿止痛，凉血平肝。

适应症：肺结核。

用量：0.5—2两。

附方④：筋骨草2—3钱，晒干研末服，一日三次。

鹅不食草

别名：球子草、石胡荽、地胡椒、三牙戟。

化学成分：全草含蒲公英甾醇及其酯、山金车二醇、羽扇醇及其乙酸酯、豆甾醇、β—谷甾醇、石胡荽酸、挥发油、黄酮类、氨基酸和有机酸等。

药理作用：

1.鹅不食草对流感病毒有较强的抑制作用，对结核杆菌亦有抑制作用。

2.本品的挥发油和乙醇提取液有止咳、祛痰、平喘作用。

性味功能：辛，温。通窍散寒，祛风利湿，散瘀消肿。

适应症：肺结核。

用量及用法：1—2钱，鲜品3—5钱；外用适量。

满　山　红

别名：东北满山红、迎山红、靠山红、山崩子。

化学成分：叶和花含挥发油（油中含止咳有效成分：杜鹃酮、葎草烯、γ—蛇床烯、茨烯、蒎烯、松樟脑）。从叶中分离出双氢黄酮类(杜鹃素、并含去甲杜鹃素、圣草甙)、黄酮醇类（杨梅皮素、棉花皮素、萹蓄甙、金丝桃甙、槲皮素、氢醌）。有毒物质为梫木毒素—Ⅰ。此外，尚含三萜类桦木素等。

药理作用：

1.镇咳作用，对小白鼠实验性咳嗽，有明显的镇咳作用。

2.祛痰作用：1∶1浓度的满山红水溶液给家兔灌胃，呈很显著的祛痰作用。

3.有对抗乙酰胆碱所致支气管痉挛的作用，能防治组织胺对豚鼠所致的支气管痉挛。

4.给家兔预先注射满山红（1克/公斤），后注射能引起呼吸抑制剂量的组织胺，则不再出现呼吸抑制现象。

5.抑菌试验：满山红叶煎剂或乙醇提取物对白色葡萄球菌、金黄色葡萄球菌、甲型链球菌、绿脓杆菌均有抑制作用。

6.对心脏的作用：适当量可使心收缩力加强，心率减慢、大剂量则引起心率减慢，心收缩力减弱。此外，尚有降压作用。

性味功能：苦，寒。叶：祛痰止喘。根：止痢。

61

适应症：肺结核。

用量：3—5钱。

磨盘草

别名：耳响草、白麻、磨爿果、土砻盾、石磨仔、磨仔草、磨挡草。

化学成分：全草显黄酮甙、酚类、氨基酸、有机酸、糖类反应。

性味功能：甘、淡，平。疏风清热、益气通窍。

适应症：肺结核。

用量及用法：0.5—1两。孕妇慎用。

第二节　复　方

治肺结核病方

方1⑫，肺一号方：百部六钱，黄芩三钱，丹参三钱，桃仁三钱，以此量取药浓煎成400毫升，每服20毫升，每日三次。

肺二号方：在肺一号方中沙参三钱，麦冬三钱，夏枯草六钱，适用于有明显偏阴虚脉症病例。

肺三号方：在肺一号方中加党参三钱，炒白术三钱，淮山药六钱，适用于有较明显偏阳虚脉症病例。

方2，复方百部丸⑥：百部六两，六钱，牡蛎地骨皮一两，麦冬一两、白芨一两，黄连五钱，北沙参六两，山药一两，人中白四钱，共为细末，以蜜为丸，每次一钱，每日三次。

方3⑬：百部、地榆各八钱，前一晚用开水浸泡（约为药量的8倍），次日煮沸后文火煎二小时，压挤过滤，再加水半量煮沸后文火煎一小时半，压挤去渣，将两次滤液浓缩至日量１００毫升以下，分2—3次口服。片剂系以７０％药量，取前液煎三次浓缩成膏，另以３０％药量为末和膏混合，烘干成颗，加１０％硬脂酸镁压片，每片重0.5克，每日服三次，每次１２片。

方4，七一丸⑭：百部、白芨、百合、白果、茯苓、三七、川贝、杏仁、浮石、五味各二两，桔梗四两，黄瓜籽八两，混合粉碎，以蜜为丸，每丸二钱。日服二次，每次一丸。

方5，百部丸⑮：取童雌鸡宰杀后去内脏及头足，百部晒干研粉，两者配法为一比一。先将鸡加水煮极烂，第一次煮约四小时，把汁倾出再加水煮，每次二小时，约煮四、五次。再把几次鸡汁混合（1斤净肉煮１２两）。和百部粉调匀）每斤百部粉约需鸡汁１２两），杵为小丸，晒干备用。

每日二次，早饭前一小时及晚上睡时各服一次，每次三钱，开水送下。

方6，疗肺宁⑧：百部、穿心莲、山海螺各3钱，白芨１.５钱，制成３０片。一日三次，每次１０片内服。3月为一疗程。

方7①：百部、白芨、穿山甲、生牡蛎、紫菀各等量。研末，每服一钱，每日二次。

方8④：百部3斤，白芨3斤，丹皮1斤，焙干共研细末，再加猪油，白糖各1斤拌匀，每次5钱，温水冲服，早晚各1次。

方9，肺701⑯：百部六钱、黄芩三钱、丹参三钱，以上三味研细压成药片，为每日量。每日二次，每次服5片。

方10，复方侧柏丸⑥：侧柏叶15克，百部6克，白鹤灵芝15克，榄核莲6克，土党参15克（或白芨6克）。将侧柏叶、百部、白鹤灵芝、土党参（或白芨）等煎成浸膏，加榄核莲水泛成丸或压成片（每丸一克）。每日服2—3次，每次3—6丸。

方11，复方夏枯草汤（散）⑦：夏枯草一两，青蒿一钱，别甲五分。汤剂以上药水煎去渣，散剂以夏枯草水煎取汁浓缩成膏，晒干，加青蒿一钱，别甲五分，研细为末混匀即成。上方量为一日量，分三次内服。

方12，夏葎合剂⑰：夏枯草、葎草各一两，水煎浓缩至30毫升。每次口服10—20毫升，每日三次。

方13，葎草、夏枯草、款冬花注射液⑥：葎草15、夏枯草10、款冬花5，按上述之比例取原料，加七倍水煮沸1小时后过滤。两次滤液合并浓缩成糖浆状，加3倍量95%乙醇放置24小时过滤，回收乙醇，再加四倍95%乙醇放置24小时，过滤回收乙醇，冷后加总量二分之一注射用水，冷藏12小时，过滤除去不溶的杂质，加1%活性炭过滤，加止痛剂，增溶剂，以每毫升中含1.5克之生药常规制成注射剂，分装灭菌。肌肉注射或气管内滴入，每日1—2次，一次2毫升。

方14，葎草加“709”合剂⑦：葎草制成针剂。709

合剂为：白芨三钱，玉竹二钱，天冬三钱，百部、麦冬、白芍各二钱，黄精三钱，南沙参二钱，陈皮一钱（一日量）。用法：葎草日肌注二次，每次２—４毫升。“７０９”合剂每日１００毫升，分２—３次口服。

方１５，葎夏汤⑱：干葎草二两，夏枯草二两，切碎冷水洗后加冷水１０００毫升，同时加生甘草二钱煎熬浓缩４００—４５０毫升，为一日量，分三次服。

辩证加减：

咯血及痰中带血：加仙鹤草一两，白芨八钱，三七一钱冲粉分次对服。

咳嗽：加桔梗四钱，百部一两，紫菀八钱。

喘气无力，心悸、头昏：加玉竹一两。

盗汗：加地骨皮一两、麻黄根三钱、黄芪五钱。

失眠：加远志二钱、柏仁三钱、夜交藤二钱。

发烧：加知母四钱、防风三钱、败酱草、二两。

方１６⑲：紫侧丸：紫金牛一两，侧柏四钱，十大功劳五钱、五指毛桃一两、百合三钱、为末以蜜为丸。每日三次，每次二丸。

方１７①：紫金牛二两、菝葜、白马骨各一两，加水３００毫升，煎成１５０毫升，每服５０毫升，每日三次。

方１８⑦：不出林丸、不出林二钱半、五指毛桃一钱、桑白皮半钱、穿破石、百部、白芨各一钱为一日量，共重七钱、为末以蜜成丸，每丸含生药量２.３３钱。每日三次，每次一丸。小儿减半。

方１９，平葎虎注射液⑳：每毫升含生药：平地木二克、葎草二克、虎耳草一克。肌肉注射，每日二次，每次二毫升。

方20㉑：不出林、十大功劳各一两，天冬三天，共研末，炼蜜为丸，共得十丸，每丸重五钱，每次一丸，每日三次。

不出林、十大功劳各一两、百部三钱，制法、用法同上。

方21，白蛤散⑥：白芨20克，海参（或蛤蚧）5克（干）海浮石5克，混合成末，每日7.5克分，三次服。

方22，白百丸㉒：白芨1，000克，百部300克、川贝300克，牡蛎300克，共为细末炼蜜为丸，每丸重10克。每日早晚各服1丸或一日三次（饭后服一丸）。

方23㉓：白芨片三两，左牡蛎（煅杵）三两，百部（蒸）三两，穿山甲（酥炙或蛤蜊粉炒）二两或三两。以上四味药各研细末拌匀，用清水或以款冬花三两煎汤代水，泛为细丸晒干。每日服二次，每次二钱（约6克），早晚空腹，开水送服。以三十天为一疗程。

方24④：白芨三两，百合二两，煎水加红糖一两熬成胶状，每次服一茶匙。

方25，三草片（702片）⑧：鱼腥草五钱、鹿卸草五钱、夏枯草五钱。

（1）取1/5鱼腥草生药打成细粉（100目过筛），4/5鱼腥草生药，用自来水渗尘，渗尘液过滤后，用饱和碳水沉淀静置过夜，弃去上清液沉淀物置于离心机滤干，滤瓶用蒸溜水洗涤，70°c烘干，磨成细粉备用。

（2）夏枯草沉淀粉制备：夏枯草生药煎剂二次过滤，合并药汁加饱和碳水沉淀静置过夜，弃去上清液，沉淀物置于离心机滤干，滤瓶用蒸馏水洗至PH8，70℃烘干，磨成细粉备用。

（3）鹿卸草煎二汁，过滤浓缩至约1：5。

（4）取鱼腥草生药粉、鱼腥草沉淀粉，夏枯草沉淀粉混合均匀，加入鹿卸草浸膏混合制成软材，12目过筛，得湿颗粒，70℃烘干。干颗粒再用12目筛子过筛，加入1%硬脂酸镁压片即得（片重0.42克）。

用法：每日三次，每次五片。

方26，鱼百片（抗701片）㉔：鱼腥草、百部、穿心莲、干蟾蜍各40斤，金荞麦根60斤。制法：将干蟾水煎二次，每次2小时，煎液浓缩收膏备用，将生百部、穿心莲水煎三次（第三次煎液代水），每次一小时半，头两次煎液用薄膜蒸发器浓缩至与生药等量为止，冷却后加入等量95%酒精沉淀，取上清液浓缩至生药二倍量为止，加二倍量95%酒精，按上法浓缩收膏。取金荞麦根40斤打粗粉，用95%酒精反复提取，回收酒精后浓缩至厚浸膏，另取金荞麦根20斤打成细粉，过100目筛（消过毒），将上述四种浸膏合并于金荞麦细粉拌匀，制成颗粒烘干，压成0.35克片，外包桔黄色糖衣，每片重约0.6克，每日服4次，每次4—6片或遵医嘱。

方27④：鱼腥草一两、大蓟、白芨、白前各五钱，每日服一剂。

方28④：鱼腥草一两，鸡蛋一个，将鱼腥草用水一碗浸1小时后煎沸（不可多煎）去药渣，放入鸡蛋搅匀慢慢吃下，每日一次，连服半月至1月。

方29，黄柏丸㉕：取黄柏粉五斤，加50%酒精13,000毫升，浸放24小时后滤过，再以小火蒸发成黄柏硬膏，趁热分切重0.3克的丸剂，再用滑石粉与淀粉（10：1）为丸衣，通风干燥。每日三次，每次0.3—0.9克。

方30，黄柏浸膏⑥：黄柏一斤，浸入1000—1500毫升凉开水中，经48小时后再榨取液，再将残渣加水1000毫升，文火沸煮1小时，压榨取液，将液混合置于70°C以下的干燥室中，浓缩干燥成粉。每日3克，分三次服。

方31，芩部丹⑧：黄芩提出物（120目筛细粉）72斤，丹参提出物（120目筛细粉）27斤，百部生药粉）120目筛细粉）110斤，百部浸膏（290斤百部原药成膏），淀粉8斤，硬脂酸镁百分之一；取黄芩提出物细粉，丹参提出物细粉，百部生药粉按比例混合均匀，加入百部浸膏混匀，再加入粘合剂适量制成软材。以14目筛网加工制成湿颗粒，60°C烘干。干颗粒过16目筛网，1%硬脂酸镁作润滑剂，压片即得（片重0.32克）。每日服二次，每次五片。

备注：黄芩，丹参提出物制法：取黄芩、丹参原药分别磨成细粉，以水为溶剂，按渗尘法提取，加新鲜石灰水渗尘液中，产生沉淀静置一昼夜，弃去上清液，下层沉淀液用以离心机次滤，滤瓶加常水洗涤，再用蒸溜水洗涤至近中性，取出滤瓶70°C—80°C烘干，磨粉备用。百部浸膏制法：百部打成粗粉，用70%乙醇按渗尘法提取，减压浓缩即得。

方32，三黄丸⑥：黄连六两，黄芩六两，黄柏六两，研末加蜜为丸，每丸重0.3克，每次3—6丸，每日三次。

方33，黄蛤丸⑮：黄连19克，蛤蚧13克，白芨40克，百部201克，枯矾8克。共研细末，水泛为丸，阴干后贮用。每日三次，每次10克。

方34，四黄合剂㉖：黄连0.25公斤，黄柏、黄芩、大黄、栀子各2公斤，连翘、金银花、知母1.5公斤，赤小豆0.5公斤，冰片0.03公斤，加水90公斤，蒸馏成无色或微黄色的澄清液。每次服30毫升，每天三次，三月为一疗程。气管滴入1次10毫升，每周六次。

方35，紫菀合剂㉕：党参一钱，紫菀二钱，知母钱半，贝母一钱，桔梗钱半，阿胶珠一钱，茯苓钱半，五味子一钱，炙草五钱，白芨二钱，银花二钱，煎150—200毫升分二次服。

方36，紫菀百部流浸膏⑥：紫菀20克，百部100克，将紫菀加水1000毫升，浸48小时，将百部用50%酒精100毫升浸48小时后均经压榨取液，再将二药残渣加水2000毫升，经文火煮沸1小时，压榨取液，混合置于70°C以下干燥室中，浓缩成1000毫升。每日60毫升，三次分服。

方37，宁肺补金丹㉗：紫菀二斤，淮山二斤，二药蒸熟晒干，研末蜜丸。每日三钱，每日三次饭后服。注：紫菀须童便浸过一宿。

方38，复方功劳叶⑦：功劳草一两，白芨三钱，黄芩三钱，夏枯草二钱，山海螺三钱，为一日量，加工制成片剂，每日三次，每次10片。

方39，肺4号注射液⑧：处方：功劳草1份，一见喜一份。

配制：

（1）称取草药各5斤，加水过液面，煮沸2小时，过滤，滤渣再加水煮沸1小时过滤。

（2）合并两次滤液，浓缩至2,500毫升，加乙醇使含醇量达65%，静置24小时，过滤。滤液浓缩至膏状，以95%乙醇分次抽提数次，合并抽提液，静置48小时，过滤，滤液回收乙醇，水浴蒸发至无醇味，加注射用水至2000毫升，放置。

（3）过滤，滤液调至PH7，加0.5%活性炭，煮沸15分钟，静置24小时，精滤、灌封、灭菌、灯捡、包装。本品为黄棕色澄明液，每安瓿2毫升，内含上药各5克。每周二次，每次4毫升，注在泽前（左、右），丰隆（左、右）各一毫升。

方40，羊胆制剂㉕：

〈液剂〉：将新鲜羊胆，用线结扎胆市口，洗净隔水蒸1小时，左右剪去结扎口吞服，服后二小时内少饮水。

〈丸剂〉：将新鲜羊胆收集弃市，置于砂锅中文火熬煎，成膏加乳糖拌匀，每0.5—1.0克为一丸，放于石灰缸中收潮。每日一克，顿服或分二次服。

〈胶丸剂〉：熬煎成膏后放入干燥箱中烘干，加入少量赋形剂和匀为末，装入胶市备服，服法同丸剂。

方41，羊胆丸㉘：羊胆汁、川贝、白芨、百部、甘草，先将川贝等四味药研成细末，再加羊胆汁制成丸。每日吞服一钱半至三钱，饭后1—2小时服用。

方42，复方苦参液⑥：苦参、百部、白果各5.4公斤，合制成80,000毫升，制法系将白果粉碎，蒸两次，取蒸溜液4,000至5,000毫升，再将白果渣同苦参、百部共煎煮。煎前将药浸泡半小时以上，煎煮三次，合并药液。浓缩至原体积的1/4，加92%酒精，放置过滤，浓缩约为生药体积的1/6，加90%酒精100毫升，放置过滤，回收醇至无醇味为止，再放置过滤，过滤澄清为止。80,000毫升中，取20,000毫升上

1％温吐和1％苯甲醇，灌注于2毫升安瓿，供肌肉注射。另一部分滤液，灌注10毫升安瓿，供气管滴入用。气管滴入每次10毫升，每日一次。

方43，复方鹅不食草丸⑥：干鹅不食草3—4两，白芨一两，川贝一两，北沙参一两五钱，百部一两，阿胶一两，紫菀一两，山药一两五钱，甘草四钱，黄连四钱。共为细末，以蜜为丸，每日三次，每次4—5丸(每丸重0.3克)，如无反应，可增至6丸。

方44，复方榄核莲⑨：榄核莲、牛大力、十大功劳、穿破石、铁包金各五钱，为一剂量，又是一日量，将上药煎二次，合并煎剂约250毫升，一日分二次服完。又片剂：一次投料500剂的量，采用煎煮法，制成干浸膏，加辅料压片，一剂约压30片，成人每日服三次，每次6—10片。每片含复方榄核莲干浸膏0.3克。

方45，一见喜五钱、十大功劳五钱、丰城鸡血藤一两、每日一剂，水煎，分二次服，15—30天为一疗程。

方46，水剂㉙：将大叶野芋头洗净凉干，用干刀剥开其皮凉干，再切成片状，凉干备用。煲法：用瘦肉或猪骨适量（注意在汤中去清油脂，免引起胃肠病），用三碗水左右先煲好肉汤均半碗水储好冲服，再水三碗煲到水沸腾时，落下大叶野芋头慢慢煲至一碗至大半碗水时滤清与肉汤冲服（如野芋头量多时用水以盖过野芋头为适度）。

丸剂：主药为大叶野芋头400两，去皮、切片滚水下（煎成浓缩液）；辅药为：川贝30两，蒸熟晒干研成粉末；百部30两，洗净，切碎煎水；法夏30两，打烂煎水；紫菀30两，切碎煎水；白芨25两，用火焙干研成粉末；云苓50两，打烂煎水；胎盘粉250公分，胎盘高压灭菌切碎研成粉末；蜜糖40两，最后分次加下泛成丸，注意干湿度。

水、丸剂服法：先从每天二两开始，逐天增加一两，直增至十二两时每天减一两，直减至二两时又每天增加一两，增至十二两，则为一疗程。

方47，野芋汤㉚：野芋刮去外皮，不须洗水，切成薄片，放于煮滚的水中连煮2—3小时，大约野芋头4斤加水5斤，煎得药液按药量需要进行分配，另以猪骨相当于野芋的50％煎成浓汤与药汤混合即成野芋汤。注意要煮一小时半以上，才可搅动及取去上面的泡沫。以25天为一疗程，第一天服四两，第二天服五两，以后逐天增加一两，服至12两后又逐天减少一两，降至四两后又重新逐天增服一两，服至12两时停药5天为一疗程。

方48④：肺形草一两，天冬一两，百部五钱，均以鲜品计算，煎水煮猪肺四两服，如吐血、则加白芨一两，效果更好。或肺形草、凤眼草、鱼腥草各一两，水煎，每日三次服。

方49①：磨盘草根、岗梅根各0.5—1两，十大功劳3—5钱。水煎，分3次服，每日一剂。

方50，磨盘草汤㉑：磨盘草，白点各称五钱至一两，木黄连三至五钱，常用加减中草药：蚂蚁木、枇杷叶、七叶莲、香附、三十六荡、干荠菜、旱莲草、地桃花、首乌。每日一剂，水煎分三次服。

方51，铁破汤㉕：铁包金二两，川破石二两，阿胶、白芨、瓜蒌、北杏、川贝、紫菀、百合、枇杷叶等各三钱。此外，除铁包金、川破石、阿胶、白芨四味必用外，其余可因症取舍，灵活应用。发热甚则加二冬；午后潮热则加丹皮、石斛；有痰则加天葵、马兜铃；大便溏或泻则加云苓、莲肉、淮山；消耗热则重用石决明，咳剧则加百部、延胡索；消化不良则除阿胶。

方52，山羊麻根合剂㉛：山羊麻根二钱，蜂蜜四毫升，龟板一钱，鳖甲一钱。每日三次，连服一周至二周。

方53，山葡萄根合剂：山葡萄根二钱，酒、水各１５毫升，煎成１０毫升，每日三次，连服一周至二周。

方54，抗痨丸㉜：南沙参一斤，麦冬，北五味子，人中白，百部，白芨，胡黄连，大生地，焦白术，生甘草各八钱，共研为末，水泛为丸，如绿豆大。每日二次，每次一钱半，２－３月为一疗程。

方55，抗痨２号㉝：百部五斤，鳖甲五斤，海藻五斤，冬虫夏草五斤，胎盘粉一斤半，泽漆一斤半，黄柏一斤半，夏枯草五斤，上药共为细末，制成0，5克片剂。每日三次，每次二片，三月为一疗程。

方56，结核２号方㉞：炙鳖甲五斤，百部五斤，海藻五斤，黄柏斤半，藕节五斤，紫菀二斤半，阿胶二斤半，胎盘二百个，蛋清六百个，卤水2000毫升，以上共为细末，压片。每片0.5克。日服三次，每次一克。三个月为一疗程。

结核４号：一见喜一克，白芨二克，鸡内金一克，海浮石一克，紫菀二克，百部二克，上药共为细末水泛为丸，日服三次，每次三克，三个月为一疗程。

方57⑥，卤干二斤，鲜蛋皮半斤，葎草雌花球四两，萱草根三两，紫河车三两，黄芪四两，白芨四两，茜草三两，阿胶三两，百部三两，牡蛎三两，鳖甲三两，木贼三两。研粉制片，每片重0.5克，每次六片，每日三次，煎剂多用于肺阴虚或肺肾阴虚的重症患者，并辩证择药组方。

方58，川莲白丸⑮：川莲七两，白芨三两，百部三两，泽漆三两，血竭一两，蜈蚣120条，全蝎三两，冬虫夏草一两，阿胶二两，鳖甲胶二两，玄参二两，生首乌一两。加减法：气虚甚者加党参，炙黄芪；潮热重者加胡连、玉竹；咯血多者，改血竭为三七，阿胶同蒲黄同炒；咳嗽严重者加杏仁，贝母，空洞范围大者加明矾，牡蛎洞壁纤维组织多者加重泽漆用量。

制法与服法：先炖阿胶、鳖甲胶，余药共研极细粉末，待胶剂炖化，即将药粉倒入其内，均匀拌和成泥。然后再视其软硬程度加入适量蜂蜜，做成绿豆大小的药丸，以温水送服，每日三次，每次三钱。一剂丸药一般可服一个月。连服三剂为一疗程。

方59，健肺丸甲㉑：党参、沙参各四两，百部、白芨各六两，川贝、麦冬、杏仁各三两，瓜蒌仁、款冬、远志各二两。

健肺丸乙：百部六两，山药五两，熟地、黄芪、茯苓、黄芩各四两，丹参、鸡内金、白芨各三两。每丸重一钱，每日三次，每次一至二丸，用甲丸或乙丸根据辩证而定。

方60，工号抗痨煎剂㉑：百部五钱，鱼腥草一两，功劳叶，山海螺，平地木各八钱，金茶匙二钱，水煎服。

Ⅱ号抗痨煎剂㉑：泽漆、百部各五钱，蒲公英一两，甘草三钱，水煎服。加减：咯血加藕节炭，芝种草；咳嗽、喉痒加天竹子、瓜蒌；发热加青蒿，葎草；盗汗加牡蛎，糯稻根；自汗加黄芪、龙骨；胸疼加野荞麦根。

方61㉑，胎兔（即健康孕兔之胎儿）：将胎兔搅碎，烘干，研粉，压片。每片重0.3克，内含胎兔粉0.25克，淀粉0.025克，糖粉0.025克，苯甲酸钠0.0003克。每日三次，每次服2—4片，3—6个月为一疗程（使用时必须与其它抗痨药合用）。

方62④，仙鹤草三钱，枇杷叶（去毛）三钱，大蓟四钱，白前二钱，白芨四钱，青蒿草一钱半，水煎，每日服一剂。

方63，紫参片㉖：将紫参晒干粉碎，加淀粉调成团状，压片，每片0.3克，每次4—6片。

方64，肺701片㉟：百部六钱，黄芩三钱，丹参三钱，以上三味研细压成药片，为每日量。每日二次，每次服5片。

方65，"黄白紫"符合剂㉟：黄柏浸膏一克，白蛤散2.5克，紫菀百部浸膏20毫升（以上为一次量）。

配制方法：

1.黄柏一斤，水一升，浸48小时，榨出液体浓缩成干粉。

2.白芨20克，海参5克，海浮石5克，共为细末。

3.紫菀80克，百部100克，紫菀用水一升浸二天，百部用5％乙醇浸二天，榨出浸液再浓缩成1000毫升。服法：每日服三次，上述处方为一次用量。

方66㉟，制首乌三两，白芨三两，土鳖虫七钱五分，以上三味药混合制粉，加炼蜜为丸。每日三次，每次服三钱，温开水送服。

方67，抗结核合剂㉟：猫爪草一两，天葵子五钱，百部五钱，苡米仁一两，生牡蛎五钱，守宫末一钱（冲服），水煎服，日服一剂。

方68⑯，仙鹤草一两，鱼腥草一两，平地木一两，功劳叶五钱，山海螺五钱，煎服。每天煎二次，白天及临睡空腹各服一次。

如咳嗽，加百部五钱；咯血加水苦荬一两；有空洞，加鳖甲或龟板一两；有潮热，加枸杞根五钱至一两，煎服。

如经常咯血或咯血较多，可另用白芨，炒研细末，每服一钱，每天二至三次，可酌加白糖，饭后吞服。

如经常有潮热、咳嗽，可另用葎草二两，煎取浓汁，分二次饭后服。

方69⑯，百部一斤，金银花二两，前胡三两，紫菀三两，山海螺五两，共研细末，炼蜜为丸，如绿豆大，每次吞服三钱，每天二至三次。

方70⑯，大狼把草、仙鹤草、小石韦、百部、明党参各一两，一见喜二钱，煎服。

方71，抗结核片⑧：马齿苋、百部、鱼腥草，按４：１：１比例制成片剂，每片重０.4克。每日三次，每次６片。

方72，抗痨Ⅱ号㊱：天葵五钱，奶汁草三钱，丹参皮三钱，侧柏叶三钱，凤尾草三钱，丹参三钱，紫金牛五钱，乌韭五钱，地骨皮三钱，上药煎煮沸２０分钟，过滤口服一剂，按上述比例可制成浓缩剂。每日三次，每次２０毫升。

方73，抗痨Ⅲ号㊱：葎草一两，天葵五钱，丹参五钱，乌韭五钱，水煎浓缩至２００毫升。日服二次，每次50毫升。

方74，三参四白汤㉟：沙参四钱、苦参、元参、百部、白芨、百合、白果、黄精各五钱、怀山药四钱、甘草二钱。

每日一剂。分三次服完。

方75，海黄白汤③：海浮石三钱，黄瓜子三钱，白果二钱，白芨三钱，百部三钱。将黄爪子、白果捣碎，加海浮石、百部水煎20—30分钟去渣。白芨磨成粉最后五分钟加入成糊状，分早晚二次服用。连服用2—4个月以上。

方76，抗痨1号丸③：百部一两，黄芩五钱，黄精五钱，白芨五钱，按比例称取，以一半煎汁，一半研成细粉，搅均干燥装入胶囊，每颗含生药约七分。每日四次，每次四颗，饭后服。

方77，抗痨丸③：百部六钱，白芨、百合，黄芩、党参、丹参、桔梗均为三钱。蜂蜜适量（为一月量）。上述七味中药，除百合及部分白芨加工成粉剂外，其余中药均制成浸膏，加适量蜂蜜制成绿豆大小蜂丸晒干分装即可。每日三次，饭后服，开始每次约30粒（约一钱），一周后增至50粒，半月后如无胃肠道反应，增至70粒左右一次，饭后用温开水送服。

方78，二甲片㉖：穿山甲，生牡蛎，蒸百部，紫菜，白芨，人中白、炙鳖甲各等分，为末，制成片剂（每片0.4克）。每天服三次，每次8—12片。

方79，痨症丸㉖：马蛇子、红皮鸡蛋各1个。文火焙干制丸。

治肺结核咯血方

方80①，儿茶一两，明矾8钱，共研细末。每次0.1—0.2克，每日3次。中等量咯血（大咯血者不宜采用），每次服0.2—0.3克，每4小时一次。

方81①，黄精1斤，白芨、百部各半斤，玉竹四两。共研细粉，炼蜜为丸，每服三钱，每日3次。

方82㉕，大黄研成细末，水泛为丸，日服1—2次，每次2克。

方83㉕，川贝、三七各五分，白芨四分，共研细末，炼蜜为丸。以上为一日量，日服二次。

方84④，鲜侧柏叶二两，鲜旱莲叶一两，捣烂擂汁，和冷开水冲旧棕衣二两烧灰服；咳嗽加枇杷叶（去毛）一两，共擂汁服。

方85①，大蓟、荷叶、侧柏叶、茅根、茜草、栀子、大黄、牡丹皮、棕榈各等量，共炒炭存性，研细粉。用白藕捣汁或生萝卜汁调药粉3—5钱，饭后服。

方86①，水苦荬、藕节各一两，仙鹤草五钱。水煎服。

方87①，见血住二两和猪瘦肉或鸡蛋炖服，每日一剂，吃肉喝汤。咳嗽、气急、烦燥者，加十大功劳、石仙桃、仙鹤草各五钱同炖服。

方88①，紫珠叶、白芨各等量。共研细粉，每服二钱，每日三次。

方89①，肺形草，白芽根各一两，桑白皮、地骨皮各三钱。水煎服。

方90④，白芨、墨鱼骨、三七各等量磨粉，每服一钱，每日三次。

方91④，鹿蹄草三钱，石耳二钱，土马骔二钱煎汁，冲花芯石细粉一钱服。

方92④，棕树根二两，紫金牛三钱，白芽根一两，车前草三钱，大活血五钱，野山楂根三钱，水煎服，白糖为引。

方93④，白芨五钱，枇杷叶三钱，水煎，加田七末五分，白糖兑服，每日一剂。

方94，止血汤㉒：小蓟炭四钱，侧柏炭四钱，茅根三钱，藕节三钱，贡胶三钱，紫菀三钱，知母三钱，天门冬三钱，丹皮三钱，艾炭三钱，白芨三钱，水煎服。以三七面二钱和汤分二次冲服。

方95，止血抗痨合剂㉖：白花羊古爪，穿破石、铁包金、石仙桃各二两，每天一剂，水煎成60毫升，分三次服。

方96，地甘汤㉖：地榆、甘草各四钱，加水浓煎成200毫升，每天一剂，分二次服。

方97㉒，夏枯草一两，黄酒二两，夏枯草一两用黄酒浸泡，然后用高压蒸气蒸制，待蒸至无黄酒气味时过滤。成人每次20—40毫升，每日3—4次，停止咯血后可继续服1—2周，小儿及老年人可酌减。

方98，白芨合剂㊲：白芨四钱，百合四钱，桃仁四钱，白芨浓煎成每毫升含白芨五分，百合和桃仁均用浸膏溶液每毫升相当于原生药一钱。每日四钱，每日二次。

方99，止血丹㊳：白芨粉，花蕊石（煅）、血余灰各等量，混合研末过筛，制丸。每日三次，每次二钱，并配合川三七末（每日量二钱）同服。

方100，肺痨十三味㊳：桑白皮，明天冬，大生地，大熟地，淮红花（妊娠减去）、杏仁，川贝，肥知母，生白芍、白芷，麦冬、甘草、陈阿胶各一钱。以上药加水二碗煎一碗，渣再煎，以鸡蛋2—3枚，用药渣加水煮熟，剥去蛋壳，刺数十小孔，再放在药物内同煮，以后服药时将蛋先服下。每日一剂。

方101，十灰散㊴：大蓟、小蓟、荷叶、扁柏叶，茅根，茜草根，山栀，大黄，丹皮、棕榈各等分。上列各药烧灰存性，研为极细粉末，用纸包碗盖放于地上一夕出火毒，同时，先将白藕捣汁或生萝卜汁磨京墨半碗，调十灰散三至五钱，饭后服下 。

治肺结核病咳嗽方

方102④，木瓜一两半，四叶一支香五钱，甘草二钱，水煎服。

方103④，百部二斤，沙参二斤，加水10斤煎浓去渣，浓缩后，入白蜜二斤，文火熬成胶，每服一调羹，每日二次。

方104①，沙参二斤，百部二斤，白蜜二斤，先将沙参、百部水煎去渣，浓缩加入白蜜，小火煎熬成膏。每日早晚各服一次，每次一调匙，开水送服。

方105①，紫菀、贝母、知母、五味子各三钱，驴皮胶（烊化）、甘草、桔梗各二钱，水煎服。

方106①，蛤蚧一对，沙参二两、知母、贝母、杏仁各一两，共研细粉，炼蜜为丸三钱重，每服一丸，每日二次。

方107①，天冬五钱、生地黄、沙参各四钱，水煎服。

方108①，岩白菜、百部、百合、沙参、老紫苏根、麦冬、天冬各2—3钱，炖猪心肺服。

方109①，款冬花、杏仁、桑白皮各三钱，知贝母各二二钱，水煎服。

治肺结核病潮热方

方110④，葎草鲜果穗一两，黑豆一两，水服服。

方111①，地骨皮、知母、银紫胡各三钱，鳖甲四钱，水服服。

方112①，胡黄连、知母、青蒿、秦艽各三钱，水煎服。

方113①，鳖甲五钱、青蒿、银柴胡、知母、丹皮、桑叶、天花粉各三钱，水煎服。

方114④，女贞子五钱、地骨皮四钱、青蒿、夏枯草各三钱、煎服。

治肺结核病盗汗方

方115㉖，浮小麦、糯稻根各一两，瘪桃干三钱煎服。

方116⑯，桑叶二两、炒焦搓碎，煎汁代茶饮。

方117⑯，玉米梗蕊二两，煅牡蛎一两，煎服。

方118⑯，大枣十只，乌梅三钱，桑叶五钱，浮小麦一两，煎服。

方119⑯，五倍子二钱，研末，每天五分，用温开水调成糊状敷脐部，外用油纸衬垫再用纱布、橡皮膏固定。儿童效果较好（在晚饭后敷，次日上午拿掉，连敷四天）。

方120①，麻黄根三钱，浮小麦、生牡蛎（先煎）各一两，水煎服。

方121㉖，浮小麦、绿豆衣各二钱，加水浓煎服。

方122㉖，敛汗丹、五倍子五分、飞辰砂一分，共研细末。冷开水调成糊状，置于脐中。

方123④，青蒿五钱，鳖甲一两，淮山药五药，红枣二两，冰糖一两煎服，吃淮山药、红枣和汤，连服数剂。

方124⑯，仙鹤草、野毛豆各二两，平地木、大狼把草各一两，红枣十只煎服。连服4—5天。

第二章　治疗淋巴结结核中草药

第一节，单　　味

七叶一枝花

别名：重楼、金线重楼、灯台七、铁灯台、蚤休、草河车、白河车、枝花头、海螺七、螺丝七。

化学成分：根状茎含甾体皂甙称为蚤休甙及蚤休士宁甙，后者水解后生成薯蓣皂甙元。此外，尚含生物碱和氨基酸。

药理作用：

1.抑菌作用：对亚洲甲型流感病毒有较强的抑菌作用；对于痢疾杆菌、付伤寒杆菌、沙门氏菌、付大肠杆菌、绿脓杆菌，金黄色葡萄球菌，溶血性链球菌，脑膜炎双球菌等均有抑菌作用。

2.本品煎剂对于右旋糖酐所致的“无菌性炎症”具有对抗作用。

3.根状茎水煎剂对小鼠实验性咳嗽有明显的镇咳作用。对豚鼠实验性喘息有明显平喘作用等。

性味功能：苦、寒。有小毒。清热解毒，消肿止痛。

用量及用法：1.5—3钱；外用适量，磨水或研末调醋敷患处。

土　贝　母

别名：假贝母。

性味功能：苦、凉。清热解毒，散结消肿。

用量及用法：0.3—1两；外用适量，研末敷患处。

附方：土贝母三钱，水煎服，并可用土贝母一两研末，调敷患处。适用于未溃破者。

马 交 儿

别名：老鼠拉冬瓜、土花粉、土白蔹，

性味功能：甘、苦、凉。清热解毒，消肿散结。

用量及用法：3—5钱；外用适量，鲜根，叶捣烂敷患处。

山 慈 菇

别名：毛慈菇、茅慈菇、冰球子、泥宾子。

性味功能：甘、微辛，寒，有小毒。清热解毒，消肿散瘀。

用量及用法：0.8—1.5钱煎内服；外用适量，捣烂或醋磨涂患处。

六 月 雪

别名：白马骨、满天星（江苏、广东）、路边姜、天星木、路边荊、鸡骨柴。

化学成分：根皂甙约0.2％。

性味功能：淡、微辛，凉。疏风解表，清热利湿，畅筋活络。

用量：0.5—1两。

五色梅

别名：马缨丹、红彩花、头晕花、如意花。

化学成分：叶含三萜酸类、马缨丹酸、马缨丹诺酸，马缨丹素A、B，马缨丹硷、挥发油等。根显三萜类、黄酮类、氨基酸及鞣质反应。

药理作用：

1.本品有效成分马缨丹硷有解热作用。

2.本品叶用乙醇浸出之生物硷部分可使犬血压降低，呼吸加速，引起震颤；其生物硷有兴奋肠管、抑制子宫，及有平喘作用。

3.用本品叶子饲喂牛、羊，可使羊产生严重黄疸及光敏，对小牛也可产生类似作用。

性味功能：根：淡，凉。清热解毒，散结止痛。枝、叶、苦、凉，具臭气。有小毒。祛风止痒，解毒消肿。

适应症：颈淋巴结结核。

用法：用量1—2两（根）；枝叶外用适量，煎水洗或用鲜叶捣烂外敷。

毛大丁草

别名：兔耳风（云南）、小一枝箭、一枝香（福建）、白眉、一柱香、扑地香、白花一枝香、头顶一枝香、磨地香。

药理作用：本品水煎剂对金黄色葡萄球菌，变形杆菌，福氏痢疾杆菌，伤寒杆菌有一定抑制作用。

性味功能：微苦，平。清热解毒，止咳化痰，活血散瘀。

用量及用法：5—8钱；外用适量，鲜品捣烂敷患处。

毛　茛

别名：鱼疔草、鸭脚板、野芹菜、山辣椒、老虎脚爪草、毛芹菜、起泡草。

化学成分，鲜根含原白头翁素。

药理作用：

1.豚鼠离体支气管灌流实验证明：1％原白头翁素能对抗0.01％组织胺的支气管痉挛作用；先用1％原白翁素，在1—2小时内可完全防止致痉量组织胺对支气管痉挛作用；用组织胺引起豚鼠的支气管痉挛窒息，然后喷雾吸入1％原白头翁素，可降低死亡率；并可使静脉注射最小致死量组织胺的小鼠免于死亡。

2.可对抗组织胺对回肠平滑肌的收缩作用。

3.本品及所含白头翁素具有刺激性，高浓度接触过久，可使皮肤发泡，粘膜充血。

4.对固紫染色阳性及阴性细菌，酵母菌、原虫类，均有相当强的抗菌作用。

性味功能：辛、微苦，温。利湿，消肿，止痛、退翳、截疟、杀虫。

附方①：鲜毛茛根捣烂，视结核大小而敷上药，每次约敷15分钟，或以患者自觉有灼痛感为度，将敷药取下。

月　季　花

别名：月月红。

化学成分：花含挥发油、槲皮甙，鞣质、没食子酸、色素等。

性味功能：甘、温。活血调经，散毒消肿。

用量及用法：花1—2钱；根3—5钱；鲜花或叶外用适量，捣烂敷患处。

玄参

别名：元参、乌元参、黑参。

化学成分：根含玄参素、单萜类成分，其中哈巴甙。哈巴素为本品易变黑色的物质。此外，尚含微量挥发油、甾醇、挥发性生物碱、L—天冬酰胺、糖类、脂肪酸。

药理作用：玄参水浸剂和煎剂有显著的降压作用，其流浸膏有使动物血糖下降作用。小量玄参有轻微强心作用，大量则呈中毒现象。

性味功能：苦、咸，微寒。滋阴，降火，生津，解毒。

用量及用法：2—4钱。不宜与藜芦同用。

石见穿

化学成分：全草显甾醇、三萜类、氨基酸反应。

性味功能：微苦，平。清热解毒，活血镇痛。

用量及用法：0.5—1两；外用适量、鲜品捣烂敷患处。

石蒜

别名：乌蒜、老鸦蒜、蒜头草、龙爪草、蟑螂花、野蒜、一枝箭（江西）、避蛇生（湖北）。

化学成分：鲜茎含有十多种生物碱：石蒜碱、石蒜胺碱、加兰他敏、多花水仙碱，伪石蒜碱、双氢石蒜碱、高石蒜碱、石蒜西丁、石蒜醇。此外，尚含多糖类。花含红色素矢车菊甙。

药理作用：

1.对乙酰胆碱脂酶有抑制作用，对横纹肌、小肠平滑机具有兴奋作用，对离体子宫具有缓慢而持久的兴奋作用。

2.加兰他敏皮下注射于家兔，能提高其白细胞的吞噬活性。

3.石蒜碱能促进小鼠胸腺萎缩，并能使家兔肾上腺中维生素C的含量明显减少。并可使蟾蜍嗜酸性白细胞数量减少，但除去脑垂体的蟾蜍、这种作用消失。

4.对小鼠具有镇痛、镇静作用。

5.加兰他锐可引起中毒，出现兴奋，背弓及强直性惊厥等症状，多数死于呼吸抑制，可用阿托品解救。

性味功能：辛、甘、温。有毒。消肿，杀虫。

用法：外用适量，捣烂敷患处。

四方麻

别名：青鱼胆（湖南）、四方消、四方青、四棱草、鱼珠草、山练草。

性味功能：苦，寒。清热解毒，消肿止痛。

用量及用法：3—5钱；外用适量、鲜品捣烂敷患处。

白英

别名：白毛藤、白草、毛千里光、毛风藤、排风藤、毛秀才、葫芦草、金钱绿毛龟。

化学成分：茎及果实含有茄碱。果皮尚含有花色甙及其甙元。

药理作用：本品对人体肺癌有抗癌作用。

性味功能：苦、平。有小毒。清热利湿、解毒消肿，抗癌。

用法用量：0.5—1两。外用适量，鲜全草捣烂敷患处。

白 狼 毒

别名：狼毒（东北）、狼毒疙瘩、黄皮狼毒、大猫眼草、猫眼根、山红萝卜根。

化学成分：狼毒大戟地上部分含树脂；根中含橡胶。本属植物的乳汁中往往有三萜类成分大戟醇，本种是否也有这种成份，尚待研究。

性味功能：辛，平。有大毒。破积杀虫，除湿止痒。

适应症：淋巴结结核，骨结核，皮肤结核。

用法用量：炮制后用3—8分；外用以狼毒膏外搽。除特殊情况外一般不宜内服。

附方：淋巴结结核：①白狼毒片4斤，大枣4斤。将白狼毒毒放锅内加水，上坐笼屉，把大枣洗净放屉上，将水烧开，保持开锅三小时，取大枣服用。日服3次，初服每次10个。如无付作用，可连续服用；以后每次增加1个。如有付作用，可减少1—2个。增加至每次20个枣即每日总量60个枣为极量。饭前服，忌辛、辣食物，孕妇忌服。

别名：独脚乌桕、夜牵牛、白面水鸡、青龙跌打，山葫芦、山鸡蛋、飞龙接骨。

化学成分：藤显酚类、氨基酸、有机酸、糖类的反应。

性味功能：根：微辛、平。化痰散结，消肿解毒，祛风活络。藤、叶：苦、寒、有小毒，拔毒消肿。

适应症：其根治颈淋巴结结核。

用量：根3—5钱。

白　蔹

别名：山地瓜、野红薯、山葡萄秧、白根、五爪藤。

性味功能：苦、平。深热解毒，消肿止痛。

用量及用法：1.5—3钱；外用适量，鲜品捣烂或干品研末调敷患处。

地　菍

别名：地茄子、地兰子、地石榴，铺地锦。

化学成分：根显酚类、氨基酸、鞣质及糖类反应。

性味功能：甘、涩、平。清热解毒，祛风利湿、补血止血。

用量：干根或全草1—2两。

光石韦

别名：光叶石韦、牛皮凤尾、铁牛皮、尖刀七。

性味功能：甘、酸、平。清热止血，消肿散结。

适应症：颈淋巴结结核。

用量：0.3—1两。外用适量。

光 慈 菇

别名：光菇、山慈菇（江西、广东、福建）、小慈菇、尖慈菇、双鸭子、毛地梨、毛地栗、山旦、棉花包。

化学成分：鳞茎含有秋水仙硷等多种生物硷，此外，尚含有大量淀粉。

性味功能：甘、辛、凉。有小毒。清热解毒，散结消肿。

用法用量：0.5—1.5钱；外用适量，研粉调醋敷患处。

红 大 戟

别名：红牙大戟、红牙戟、紫大戟、广大戟、南大戟、将军草、野黄萝卜。

化学成分：根皮含大戟素甲、乙、丙，根含游离蒽醌类化合物和结合性蒽醌类化合物。

药理作用：抑菌作用：本品对金黄色葡萄球菌和绿脓杆菌有较强的抑制作用。

性味功能：苦，寒。有小毒。泻水逐饮，消肿散结。

用量及用法：0.5—1钱。不宜与甘草同用。孕妇及体质虚寒者忌服。

全 蝎

别名：全虫、蝎子

化学成分：含蝎毒素，为一种含碳、氢、氧、氮、硫等元素的毒性旦白。此外，并含三甲胺、甜菜硷、牛磺酸、软脂酸、硬脂酸、胆甾醇，卵磷脂及铵盐等。

药理作用：

1.慢性动物实验，有一定的抗惊厥作用。

2.有降压作用。实验者认为全蝎制剂可影响血管运动中枢的机能，扩张血管，直接抑制心脏，并能减低肾上腺素的增压作用。在清醒动物上可见显著的镇静作用。

3.用蝎毒素注射动物，均可产生中毒现象。

性味功能：辛、甘，平。有毒。镇痉、熄风，攻毒。

用量：全蝎、0.8—1.5钱；蝎尾1.3—5分。

附方：颈淋巴结结核：①全蝎、蜈蚣各1条，烤干研粉，每日1剂，分3次服。

杏叶防风

别名：山当归（四川）、马蹄防风（云南）、兔耳防风。

性味功能：辛，温。祛风解表，行气散结，健脾，截疟。

适应症：颈淋巴结结核。

用量：3—5钱。

芫花

别名：南芫花、芫花条、药鱼草、头痛花。

化学成分：花含黄酮甙。此外尚含谷甾醇、苯甲酸及刺激性油状物。根皮中含β—谷甾醇、芫根甙及黄色结晶物质。

药理作用：

1.泻下作用：芫花素能刺激肠粘膜，引起剧烈的水泻和腹痛。

2.醋制或苯制芫花醇水提取液对小鼠均有一定的镇咳祛痰作用。

3.抑菌作用：对肺炎球菌、溶血性链球菌、流感杆菌均有抑制作用。

4.具有利尿、驱蛔虫作用。

5.芫花与甘草同用，利尿、泻下作用均受抑制，并能增强毒性。

性味功能：花：辛，温。有毒。泻水逐饮，解毒。根皮：辛、苦、平、有毒。消肿解毒，活血止痛。

用量及用法：花、根皮：0.5—1钱。外用适量。孕妇及体虚者慎服。

牡　蛎

别名：左壳、海蛎子壳。

化学成分：含80—95%的碳酸钙，磷酸钙及硫酸钙、并含镁、铝、硅及氧化铁等。

药理作用：牡蛎的酸性提取物在活体中对脊髓灰质炎病毒有抑制作用。

性味功能：咸涩、微寒。敛汗、固精、软坚、制酸。

用量：0.3—1两。

泽　漆

别名：五朵云、猫眼草、五凤草、灯台草、倒毒伞、烂肠草、绿叶绿花草、五点草。

化学成分：含黄酮类化合物：槲皮素—3，5—二半乳糖甙，又含溶血性皂泽漆素，大戟乳脂、麦芽糖钙及少量丁酸等。

药理作用：

1. 抑菌作用：泽漆对结核杆菌有一定杀菌作用，其杀菌作用所需浓度（1∶50—1∶25）可供治疗颈淋巴结结核时参考；泽漆对于抗异烟肼，抗对氨水扬酸钠，抗链霉素的结核杆菌也有抑制作用，而未见交叉耐药性。

2. 泽漆制剂给试验性发热的家兔灌胃，有退热作用，而肌肉注射及静脉注射则不明显。

3. 对动物实验引起的毛细血管渗透性升高，泽漆能使之降低。

性味功能：苦，微寒。有毒。逐水消肿。散结，杀虫。

用量及用法：1—3钱；外用适量，煞膏外敷。

附方：泽漆全草，水煎过滤，浓缩成流浸膏，直接涂于患处，盖上纱布每日1次。

昆　布

化学成分：

1. 裙带菜含碘、溴、藻胶酸、氨基酸、亚油酸甲酯、软酯酸、藻甾醇、无羁萜、甘露醇、叶绿醇、沙灵哥甾醇、地吉普罗内酯。

2. 海带含藻胶素、氨基酸、多聚糖、藻氨酸、昆布糖和含碘化合物。

药理作用：

1．海带含碘，对缺碘性甲状腺肿大有治疗作用，对甲状腺机能亢进也有暂时的抑制基础代谢的作用。

2．有止血作用。

3．藻胶酸有明显的降压作用。

4．对血吸虫病、骨痛病有治疗作用。

性味功能：咸，寒。消痰，软坚，散结。

茅膏菜

别名：地胡椒、捕虫草、食虫草、地珍珠、落地珍珠、一粒金丹、苍蝇网、山胡椒草。

化学成分：全草含羟基萘醌、脂肪酸、紫草素、蓝雪醌、茅膏菜醌、氢氰酸等。腺毛分泌物含有类似胰酶的旦白质分解酶。

药理作用：

1．茅膏菜提取物至少包含二种萘醌衍生物，具有强大的解痉作用。

2．本品的甘油提取液及甲醇提取液注入动物体内，可引起出血性坏死。

性味功能：甘，温。有毒。祛风活络，活血止痛。

用法：外用适量，研粉水调敷患处。不作内服。

狗筋蔓

别名：抽筋草、大种鹅儿肠、小九股牛、白牛膝、大被单草、小被单草。

性味功能：甘、淡，温。接骨生肌，散瘀止痛，祛风除湿，利尿消肿。

适应症：淋巴结结核，肺结核。

用量及用法：3—5钱；外用适量，鲜品捣烂敷患处。

挖 耳 草

别名：杓儿菜。

性味功能：苦、辛，寒。有小毒。清热解毒，消肿止痛。

用量及用法：2—5钱。外用适量，鲜品捣烂敷患处。

禹 白 附

别名：白附子、独角莲、独脚莲、牛奶白附、疔毒豆、麻芋子、雷振子。

化学成分：块茎含β—谷甾醇及其右旋葡萄糖甙、肌醇、皂甙、有机酸、糖类及粘液质等。

性味功能：辛、甘，大温。有毒。祛风痰，逐寒湿，镇痉，止痛。

用法及用量：1—1.5钱多入丸、散用；外用适量、鲜品捣烂敷患处。孕妇忌服。

附方，颈淋巴结结核（未破）①：鲜独角莲适量，去皮捣烂，外敷患处，每日一次。

海 浮 石

别名：浮石、浮海石、浮水石。

化学成分：

海浮石：主含氧化硅，其次为氧化铝、氧化钾等。

海石花：主含碳酸钙。

性味功能：咸、寒。清肺化痰，软坚散结。

用量：3—5钱。

海　藻

化学成分：含碘、钾、甘露醇、海藻酸及粘液质、粗旦白等。

药理作用：

1．海藻因含有碘化物，对缺碘所引起的地方性甲状腺肿有治疗作用，并对甲状腺机能亢进，基础代谢率增高有暂时的抑制作用。

2．海藻中因含有抗凝血物质，而有抗凝血作用，其抗血凝作用约与肝素相等。

性味功能：咸，寒。消痰，软坚，散结。

用量及用法：2—3钱。不宜与甘草同用。

铁扫帚

别名：夜关门、苍蝇翼、铁马鞭、三叶公母草、鱼串草。

化学成分：主要含四种以上的黄酮类化合物、松醇，β—谷甾醇，另有酚性物质及酸性物质。

药理作用：

1．铁扫帚水煎剂，给小白鼠口服，有一定的止咳和平喘作用。

2．本品所含的黄酮类化合物有祛痰作用。

3．抑菌作用：本品对白色葡萄球菌、甲型链球菌均有抑制作用。

4.铁扫帚的乙醇提取物对各种已孕动物和经乙烯雌酚敏化的离体子宫具有选择性的兴奋作用，而对各种未孕动物的离体子宫无明显作用。

性味功能：甘，微苦，平。清热利湿，消食除积，祛痰止咳。

用量：0.5—1两。

附方：铁扫帚根一两，煎汤，以汤同鸡蛋二个煮服，一日一剂。

臭 牡 丹

别名：矮桐子、大红花、臭枫根、臭八宝、臭芙蓉、矮脚桐。

化学成分：叶含生物碱。

药理作用：本品水煎剂，对金黄色葡萄球菌有一定抑菌作用。

性味功能：苦，辛，平。祛风除湿，解毒散瘀。

用法用量：根0.5—1两，鲜叶外用适量捣烂敷患处。

附方④：臭牡丹根四两，烧酒一斤，封浸10天以上，每次饮酒1—2两。

萝 藦

别名：白环藤、奶浆藤、天浆壳、婆婆针线包、青小布。

化学成分：植物体各部分均含有多种甙、糖的部分包括D—加大麻糖、D—沙门糖、L—夹竹桃糖、D—洋地黄毒糖混合甙元经碱水解后，得到醋酸、肉桂酸、一种未知酸类及数种脱酰甙元，其中地上部分含肉珊瑚甙元、萝藦甙元、乌吞定、帕古拉林。根部除含以上成分外并含有苯酰拉马弄、脱酰牛皮消甙元、种子含诺曼内甙元，脱酰牛皮消甙元、肉珊瑚甙元、萝藦甙元。

药理作用：

1.口服萝藦煎剂有止咳作用。

2.家兔腹腔注射100%煎剂有祛痰作用。

3.本品煎剂毒性较小，但萝藦注射液有一定溶血作用。

性味功能：根：甘，温。补气益精。果壳：辛，温。补助虚阳，止咳化痰。全草：甘，微辛，温。强壮，行气活血，消肿解毒。

用量及用法：根、全草3—5钱；果壳2—4钱；外用适量，捣烂敷患处。

菝葜

别名：金刚藤、铁菱角、马加勒、筋骨柱子、红灯果。

化学成分：根状茎含多种甾体皂甙：帕利林皂甙、菝葜皂甙等；其中之一经证明为薯蓣皂甙元与一分子右旋葡萄糖及二分子左旋鼠李糖结合而成。

药理作用：

1.25%菝葜煎剂对金黄色葡萄球菌、绿脓杆菌均有较强的抑制作用。

2.有收敛止血作用。

性味功能：甘、酸，平。祛风利湿，解毒消肿。

用量及用法：根状茎1—2两；外用叶适量，研末调油外敷。

黄　药　子

别名：黄独、零余薯、金钱吊虾蟆、香芋、黄狗头。

化学成分：早期文献报告块茎含少量薯蓣皂甙、薯蓣毒皂甙、鞣质、苦味质、糖类及大量淀粉。

近据报道：块茎中不含薯蓣皂甙，而含呋喃去甲基二萜类化合物；黄药子萜A、B、C，三者均有苦味。

药理作用：

1.注射黄药子流浸膏，具有止血作用。

2.对常见致病性皮肤真菌有抑制作用。

3.对缺碘性状腺肿和一些原因不明的甲状腺肿有一定的治疗作用。

性味功能：苦，辛，凉，有小毒。解毒消肿，化痰散结、凉血、止血。

用量及用法：3—5钱；外用适量，捣烂或磨汁涂敷患处。

猫　眼　草

别名：打碗棵、打盆打碗、猫眼棵、猫儿眼、肿手棵。

药理作用：本品对痢疾杆菌、金黄色葡萄球菌、白色葡萄球菌、四联球菌等均有抑制作用。其所含黄酮甙对动物有镇咳、祛痰、消炎作用。

性味功能：苦，凉。有毒。利尿消肿，拔毒止痒。

用量：1—3钱。

附方：颈淋巴结结核①：猫眼草3钱，鸡蛋三个。猫眼草切碎水煎，再将鸡蛋打入煮熟，单吃鸡蛋，7天吃1次，连吃7—10次。适用于未溃破的淋巴结结核。如已破成瘘管，则用猫眼草煎熬成膏，用适量外敷患处。

猕猴桃

别名：藤梨、阳桃、白毛桃、毛梨子。

化学成分：果实含维生素C。成熟的果实并含猕猴桃碱。叶含槲皮素、山柰醇、咖啡碱对香豆酸。此外，尚含无色飞燕草花青素，无色花青素。种子含油及蛋白质。花含挥发油。

性味功能：果：酸、甘、寒。调中理气，生津润燥，解热除烦。根：根皮：苦、涩、寒。清热解毒，活血消肿，祛风利湿。

用量：根1—2两。

斑蝥

别名：花斑蝥、花壳虫。

化学成分：含斑蝥素、树脂、蚁酸、色素等。斑蝥素即斑蝥酸酐，一部分游离，一部分成为镁盐。斑蝥素加硷液处理后，成为可溶性斑蝥酸盐，但其溶液如经酸化，斑蝥素即重行析出。

药理作用：

1.斑蝥素对小鼠肉瘤有抑制作用。

2.本品对皮肤有发泡作用。

3.斑蝥丹灸治疗家兔踝关节炎有明显的消肿效果。

4.斑蝥水浸剂在体外有杀死丝虫幼虫的作用。对常见致病性皮肤真菌有抑制作用。

5.毒性：①小白鼠注射给药急性半数致死量为25微克/20克，安全剂量为15微克/20克。②急性或亚急性毒性试验：病理检查，小白鼠的心、肝、脾、肺、肾均有不同程度的病变，尤以心、肝病变较明显。③本品经皮肤大量吸收后，可引起肾炎或膀胱炎。

性味功能：辛，寒。有大毒。破血散结，攻毒。

用量及用法：1—3个。炮制后水煎服或入丸、散剂服；外用适量，此药有大毒，内服宜慎。孕妇必须忌服。

蛤　壳

别名：文蛤、海蛤壳、蛤蜊皮。

化学成分：含碳酸钙、壳角质等。

药理作用：蛤提取物对染有白血病的动物，使其平均存活时间增加。

性味功能：咸，寒。清热利湿，化痰散结。

用量及用法：2—3钱；外用适量，煅后研粉敷患处。

痰　药

别名：野杜仲（湖北）、四棱子。

性味功能：微苦、涩，平。软坚散结，祛风除湿，通经活络。

用量：0.5—2两，大量可用至4两。

附方①：痰药根2—4两，鸡蛋3—5个，红糖适量共煮，蛋熟后剥去壳再煮，过滤去渣，药汁与鸡蛋同服，每日壹剂，连服2日，以后每隔4日再连服贰剂。

蜈　蚣

化学成分：含有与蜂毒相似的两种有毒物质即组织胺样物质及溶血蛋白质；此外，尚含酪氨酸、亮氨酸、蚁酸、脂肪油、胆甾醇等。

药理作用：

1.抑菌作用：对结核杆菌及常见致病性皮肤真菌均有制作用。

2.有抗惊厥作用。

性味功能：辛，温。有毒。镇痉，熄风，解毒。

用量及用法：1—3条；外用适量，研粉或油浸涂敷患处。孕妇忌服。

附方㊻：取蜈蚣一条。焙干，去头足，研成细末，用植物油2毫升搅拌均匀，外敷于肿大之淋巴结处，每日1次，10次为一疗程。

漆姑草

别名：羊儿草、地松、星秀草、珍珠草。

性味功能：苦，凉。散结消肿，解毒止痒。

用量：0.5—1两。

滴水珠

别名：一滴珠、一粒珠、石半夏、水半夏、制蛇子、独叶一枝花、心叶半夏、石蜘蛛、石里开、独龙珠、蛇珠、岩芋。

性味功能：辛，温。有小毒。解毒止痛，散结消肿。

适应症：颈淋巴结结核。

用量及用法：1—2分，研粉装胶囊吞服或1—3粒块茎吞服（不可嚼碎）。外用适量，鲜块茎捣烂敷患处。

魔　芋

别名：蒟蒻、花杆南星、花杆莲、麻芋子、花伞把。

化学成分：球状块茎含魔芋甘露聚糖，含量达50%，经高峰淀粉酶或魔芋粉中细菌的作用，魔芋甘露聚糖则成甘露蜜糖，为三糖类，经酸水解成甘露糖和葡萄糖。并含旦白质、淀粉、果糖、蔗糖等。茎含游离的甘露糖。叶含三甲胺。花序含多量维生素B_1。

性味功能：辛，寒。有毒。消肿散结，解毒止痛。

适应症：颈淋巴结结核。

用法及用量：3—5钱，大量可用至1两（须煎3小时后才能服用）；外用适量，捣烂敷患处。

第二节　复　方

方125④，白英一两，天葵根三钱，猪瘦肉二两，水煮服。

方126④，苦楝子，皂角树根，乌桕根、黄荆根、加桐油捣烂敷。

方127④，菝葜根茎一两，蒲公英一两，楤木根八钱，何首乌一两，天葵子四钱，夏枯草一两，小木通四钱，车前草四钱，松萝四钱。水煎服。

方128④，鲜天葵子一两半，海藻、昆布、桔梗、贝母各一两，海螵蛸五钱，共研细末，酒糊为丸，如绿豆大，日服二次，每次二钱，饭后温酒送服。

方129④，茅膏菜二粒研末；或用十粒纳入壁虎一只体腔内（去足）焙干研末，加冰片细粉二分，撒于膏药上贴患处至局部烧灼感时为止，用于瘰疬未溃。如破溃流脓，可用黄柏、炉甘石等分研末撒上，待收口后，再贴膏药。

方130，十味丸⑥：取生牡蛎十两，生黄芪四两，三棱二两，莪术二两，血竭一两，生明乳香一两，生明没药一两，龙胆草二两，玄参二两，浙贝母二两，上药共为细末，以蜜为丸，早晚各服一次，每次三钱，用海带五钱洗净切丝煎汤作药引。

方131⑥，麝香一公分，轻粉三公分，红砒三公分，铜绿三公分，枯矾三公分，蟾蜍0.5公分，没药五公分，乳香五公分，先将红砒放于瓷瓶内，用文火炼成黄色，倒于乳钵内研成极细末，装瓶密闭，再与其他药混合研为细末，密封置于干燥暗处保存备用。用时先用双氧水将破溃淋巴结核疮面洗净，再撒药末一薄层，每日换药一次。

方132⑥，生南星二两，生半夏二两，鲜猪胆汁五十个，米醋一斤，将生南星、生半夏研成细末（研末时应戴口罩，此药有毒），先将猪胆汁放入锅内，再将生南星末、生半夏末及米醋放入，以微火熬之，同时用木条在锅内搅动，以免锅底部烧焦，一般熬四小时即可，此时药已渐浓，呈深绿色稀酱状，装并置冰箱中保存待用。每日一次将药涂于伤口或淋巴腺上。

方133，结核膏⑥：银釉子八钱，防风三钱，红花三钱，山甲三钱，紫草二钱，苦参一两，米陀僧一钱，乳香二钱，没药二钱、银花二钱、川乌二钱、草乌一钱、粉丹皮三钱，赤芍二钱、归尾三钱、槐枝十寸、黄丹半斤、香油一斤，制膏涂布，分大、中、小三型局部贴敷，一般每周更换药膏一次。

方134，结核5号㊵：银珠二钱，漳丹五分、雄黄五分、蝉衣五分、僵虫五分、枯矾二两，珍珠二分、制成粉剂、分成十二包。服法：每三天服一次、每次服一包、用凉泉水服，服十二次为一疗程，服药时忌豆腐及肥肉。

方135⑥，红大戟四两，鸡蛋七个，加水2000毫升，用文火煮3—4小时（鸡蛋破壳忌服），每日空腹服煮鸡蛋一个（七日为一疗程，可服至痊愈为止）。

方136，醋胆膏⑥：陈醋一斤，猪苦胆一斤，红粉五克，以文火熬成糊状；用火针快速病灶中心穿刺后，在穿刺后的肿块面薄敷醋胆膏，有瘘管形成者可用药捻插入肉，经上法处理肉芽生长不良者，用生肌散与鱼肝油纱布外敷。药捻系猪苦胆一斤，红粉5—7克，调匀阴干捻成条状如针；生肌散由雄黄，煅石膏，煅龙骨各等量研末即成。

方137㊶，地棉根，独脚莲根各二十两，鸡脚掌全草、六角仙全草各十两，切碎洗净，入锅内加水过药面，煎取60毫升，加3%苯甲酸钠为防腐剂。成人用量每日为60—100毫升，分二次服。

方138①，猫爪草5钱，夏枯草5钱，皂角3钱，天冬、麦冬、百部各2钱，水煎服。

方139㉟，炮山甲一两五钱，蜈蚣二条，僵蚕五钱，火硝三分，守宫二只，全蝎二只，白附子一两五钱；将上药研成细末，分装"0"号或"1"号胶囊。服法：每日三次，每次2—3粒，连服11—15天为一疗程，儿童及体弱者酌减。如病灶已溃破者，亦可用上药来外敷患处，可以促使早日收口。孕妇禁忌。

方140㉟，猪胆汁3300克，青黛31.25克，黄柏末31.25克，乙醇适量，制成片剂。每日三次，成人每次服五片，儿童每次服三片。

方141⑯，玄参四两，研粉，鲜虎耳草适量，同捣烂外敷。适用于瘰疬初起。

方142⑯，夏枯草、蒲公英、牡蛎各一两，海藻、海带、玄参各五钱，煎服。

方143⑯，蜈蚣三条（焙干），雄黄二钱，冰片一钱，共研极细末，每天取少量，用麻油调涂患处。适用于淋巴结核溃破流脓。

方144⑯，制半夏、玄明粉各等分，用米醋调敷。适用于淋巴结核溃破流脓。

方145⑯，鲜夏枯草、鲜六月雪叶、鲜车前草等量，洗净，捣烂外敷。适用于瘘管形成。

方146㊷，鲜灯笼草头（或晒干的亦可）三个，冬瓜碧二片，水一碗煮存半碗，作一次服下。（小儿适当减少）。

方147⑮，瘰疬丸：牡蛎五两，玄参四两，象贝四两，穿山甲四两。研细末为丸如梧子大，每服二钱，一日二次。

方148⑮，消疬丸：蜈蚣（炙）十条，全蝎二十个，炙山甲二十片，火硝三分，胡桃十个（去壳）。上药共为细末，作丸绿豆大，每服三分，陈酒送下。破烂处以水洗净脓液，再用旱烟台内烟油搽之，能去腐收功。

第三节 淋巴结结核的中医疗法

（选辑）

一 中医治疗淋巴结结核⑮

1.麝雄药线灸疗，消散寒结。

麝雄药线的制法：

方剂：备用麝香二两，雄黄三两，蟾酥五钱，活蟾蜍８０个，麻线半斤（粗细如粗缝衣线），折成约2.5厘米长，１厘米粗，八十扎。

制法：先用粗线系蟾蜍后腿，并倒置之，将折扎好之麻线，塞入蟾蜍口内，以弯三角针自蟾蜍鼻穿入，缝住线扎之一部，自下颌软组织刺出，并结扎以避免线扎被咽下或吐出。待含２—３小时即可湿透，解散，趁湿取下麻线置入麝雄药末盘内，拌匀阴干，密封备用，

用法：每个病例均采用麝雄药线置于淋巴结周围灸疗三圈，外贴药与内服药三者并用。

2.外贴膏药：温其积寒痼冷、消坚散湿、行气活血、化毒生肌。

回阳膏处方：炒草乌三两，煨军姜三两，炒赤芍一两，白芷一两，煨生南星一两，肉桂末五钱（后下），麻油十三两。以上各药用麻油熬枯过滤，加黄丹五两二钱，再加黄醋四、五钱成膏（或将各药共为细末用凡士林调成膏，以纱布

贴之亦可）。

适应症：贴阴冷淋巴结核。

冲和膏处方：炒紫荆皮五两，炒独活三两，炒赤芍二两，石菖蒲两半，白芷一两，麻油一斤，黄丹六两四钱，制法同回阳膏。

适应症：贴冷脓肿合并感染已发热者。

金素膏处方：生白矾六钱，枯矾三钱，明雄一钱。将各药研成极细末，以凡士林调贴。

适应症：贴已、未破脓疮及溃疡瘘管。

消核膏处方：制甘遂一两，红大戟二两，白芥子八钱，麻黄四钱，生星南一两六钱，姜半夏一两六钱，僵蚕一两六钱，藤黄一两六钱，朴硝一两六钱，麻油一斤，黄丹六两五钱，熬成膏。

适应症：与冲和膏同。

内服法：开腠理、解凝结、补气活血、消除寒痰。

（1）化疽丸：大当归一两六钱，生黄芪一两，金银花一两，甘草六钱，川芎四钱，麻黄一钱二分，党参一两，桔梗四钱，白术六钱，陈皮四钱，半夏四钱，肉桂二钱，炮姜二钱，白芷四钱，研末为丸。日服3—4次，每次1—2钱，小儿减半。其病在下，加牛夕；泄泻加苍术；颌破加皂角刺作引。

适应症：初起不红，阴冷性结核。

（2）益气养营化核丸：生黄芪一两五钱，党参一两五钱，炒白术一两五钱，当归一两，川芎一两，白芍一两，生地一两，熟地一两，陈皮一两，香附一两，浙贝母一两，炒桔梗五钱，炙甘草五钱，为末，以蜜为丸。服法同上，如寒热往来加紫胡、地骨皮；胸隔痞闷加枳壳，木香；烧热加紫胡、黄芩；有痰加桔红、半夏；肋下刺痛加青皮、木香；午后有热或头痛加炒黄柏；脓水清加参、芪、当归，白术；生肌迟加白蔹，肉桂；口干加麦冬、五味子；溃后反痛加熟地、附子、沉香；虚烦不寐加党参、熟地、炒远志，炒枣仁；饮食不振加厚朴、苍术，女人郁气胸隔不利加香附、浙贝母；月经不通加丹皮，当归等药作引。

适应症：结核身体虚弱，贫血头痛失眠，日哺发热，寒热往来。

（3）内托定痛丸处方：炙黄芪一两，党参一两，当归一两，（酒洗）、川芎五钱，防风五钱，桔梗五钱，生甘草五钱，白芷五钱，厚朴五钱（姜汁炒）、薄荷五钱，乳香五钱，没药五钱，为末，以蜜为丸，服法同上。

不进饮食加砂仁，香附；疮不穿加皂角刺；咳嗽加半夏，陈皮杏仁、生姜；大便闭结加大黄，枳壳；小便涩加麦冬，车前子、灯草作引。

适应症：结核已成脓，或已溃破。

（4）小金丸处方：白贡香一两五钱，草乌一两五钱，五灵脂一两五钱，蚯蚓一两五钱，制木别一两五钱，制乳香七钱五分，制没药七钱五分，归身七钱五分，麝香一钱，陈墨一钱二分，为末，以蜜为丸，每日服2—3次，每次服5分（孕妇忌服）。

适应症：结核与流注或有疼痛者。

（5）醒消丸处方：乳香三两，没药三两，雄黄一两五钱，麝香二钱，研末为丸。日服1—2次，每次服1—2钱。

适应症：结核疼痛，或含有阴阳二毒者。

(6)阳和二陈丸处方：桔红一两五钱，半夏一两，茯苓一两，甘草五钱，白芥子一两，肉桂五钱，麻黄一钱二分，炮姜一钱五分，酒胡为丸，每服1—2钱，日服3—4次，酒送更好。

适应症：结核痰多，中下部流注风湿等。

(7)银翘介毒丸：处方略，每服1—2钱。日服3—4次，高热加倍。小儿减半。咳嗽加杏仁，桑叶；吐血、衄血加侧柏叶、生茅根；项肿加板兰根、马勃；渴甚加天花粉、麦冬；小便赤加滑石，甘草作引。如小孩发现麻疹加大青叶、玄参。

二 腐蚀疗法治疗淋巴结结核(15)

（一）药物处方及作用：

1.提核药膏主药（一号药膏）：棉花籽四十八个，大麻籽十五个，生杏仁十二个，蟾蜍一分，松香三分，红砒一分。先捣棉花籽，次捣杏仁，再捣红砒、蟾蜍、松香三味，末捣大麻籽，顺次捣成碎末为度，合起成膏，应为稠粘性膏状，有块粒不粘者无效。

2.提核药膏付药（二号药膏）：鸡蛋黄二十个，大枣炭六两，黄蜡四两，香油一斤。先将鸡蛋黄用铜勺烤成油，渗入香油，熟时下黄蜡；温时下枣炭，用竹板搅凉后成膏。（注：枣炭系用大枣烧成黑烧研碎成末，要用炭火烧，用炉火烧无效）。

3.朱红膏（三号药膏）：汉三七、西红花、虎骨、乳香、没药、冰片各五分，朱砂、儿茶、血竭各一钱，麝香一分，官粉（现多用优质化妆用香粉代替）、猪油各四两，加入香油，枯时下黄蜡，待黄蜡溶化后（全无乳末时）即下官粉，随后下汉三七、西红花、虎骨、儿茶、乳香、没药，继下朱砂，再下血竭，待至温凉时下麝香，冰片、用竹板搅凉成膏。

4.白提毒散：煅石膏八钱，红粉二钱，冰片五分，共研细末，装瓶干燥保存。

一号膏可使敷药部位组织连同干酪坏死之淋巴结一起迅速坏死，以后逐渐与周围健康组织分离脱落。经试验证明：一号药膏对结核菌及常见的化脓菌均有显著的抑菌作用。二号膏则有止血散瘀，托里定痛、提毒防腐及收敛生肌之作用，三号药膏亦有良好抑制结核菌、化脓菌的作用。

（二）治疗方法及过程：根据病灶大小，将提核药摊于消毒纱布上，再将提核药膏主膏捻制成丸（如黄豆大），对准结核突起处（或溃疡处）敷上，药丸数量根据病灶大小不同（一般约需3—4个），然后用宽幅胶布密封勿使移动或脱落(这是非常重要的关键)。当局部皮肤隆起呈灰褐色或形成黑色痂皮（表面可有水泡），触之知觉迟钝时，腐蚀即可终止。对一般病灶约需4—9日（7天者最多）；对个别深大病灶需10天左右；对皮肤浅部溃疡病灶仅3—5日即可坏死。腐蚀期间常有局部肿胀疼痛，轻度发烧，有时周身淋巴结亦可肿痛，持续时间大多2—3天，个别可达4—5天，一般在给予解热镇痛剂后均能减轻。在腐蚀终止后，局部改敷朱红膏，隔日换药一次，一般经3—4日后病灶即与周围健康组织分离，5日后坏死脱落（一般7—10日最长者20日）。继续敷用朱红膏，隔日一次，在脱核后数天内，常有大量脓液排出，以后，创面即迅速转向再生修复。如果有残存窦道瘘孔者可在用朱红膏的同时并用“白提毒散”，如窦道过大者必要时作第二次腐蚀，方法同前。一般愈合期以30—50天者最多。

三、应用中药“红药膏”治疗淋巴结核及骨关节结核㊸

红药膏处方：冰片五钱，铅粉二两，铜绿一两，漳丹一两，银珠一两半，轻粉一两，黄蜡二两，香油四两。

制法：先将香油用文火加热，热后放入黄蜡，继续加热至黄蜡溶成液状，另将银珠、漳丹、铅粉、铜绿、轻粉研成细末，混合在一起后搅拌，同时撤火降温，撤火后即对入冰片并继续不断地搅拌到均匀为止，冷却后即成膏药。

用法：按创面或瘘孔的大小，先将红药膏涂于厚白布上，贴敷患处即可。外面为防止油质浸透，可外加其他防油纸片，再加以固定。

四㉑　皂矾、明矾、白硝、食盐各五钱，水银二钱五分。取上药混。匀放入碗中，用文火烧，将药物溶化，逐渐烧干，然后将此药碗倒扣另一大碗中，以粘土封口，放在面盆里，面盆内放水离碗口五分，用武火烧3小时，待碗冷却后，除去封口的泥土，把大碗底的降丹刮下，用米饭粒研匀，做成辣椒子大小的药粒（一粒米饭可做10—30粒），晒干备用。

用法：将药粒放在膏药中间，贴在患处，5天一换，一般5—10天，病变坏死组织随膏药一同脱落，涂敷少量生肌粉（九一丹等），即迅速愈合。如颈淋巴结结核多，可用轮流取法，即第一天和第二天各贴一张，最多相继贴三张，视患者体质而定。

五㉑ 脱核丹（一打灵）：秋石，明矾、皂矾、水银、硝酸钾各３０克。将上药炼制成丹。

用法：

1.脱淋巴结结核：将药粉敷患病淋巴结中心，加少量普鲁卡因粉止痛，外敷二虎膏密封与固定，数天核脱出。然后用生肌散换药，2周左右痊愈。少部伤病人脱核后，数月内又可出现患病淋巴结。此药对治疗表浅的或单发的淋巴结结核尤为适宜。

2.脱各种瘘管：将药粉卷入凡士林纱布作为引流条插入瘘管，次日换药，瘘管壁随引流条脱出，然后配合生肌散，换药2周左右愈合。上药有强烈的腐蚀作用，靠近大血管、神经和重要脏器处慎用。

六 淋巴结结核散⑨：血竭二钱、煅龙骨五分，儿茶三钱，冰片五厘，象皮末一分，乳香一钱。

制法：乳香炒去油研粉，儿茶、煅龙骨、血竭等分别研成细粉，混合加入象皮末与冰片稍研后贮瓶备用。

用法：根据各部分肿大的淋巴结疙瘩，对未溃者把药粉撒在普通黑膏药中心一公分面积，然后把此膏药贴在疙瘩顶端，2天换药一次；已溃者疮面薄薄撒一层药粉用黑膏药盖上即可，每天换药，分泌物过多时，可于破溃疮面少撒药粉，然后外用消毒纱布块敷盖，防止新生肉芽高出皮肤（多撒则肉芽生长快，易高出皮肤；少撒则肉芽生长慢，也不能高出皮肤）。

适应症：结核性疾患不在颈部、胸壁、腋下或其他淋巴结肿均可使用。

药后反应：一般无不良反应。如有局部出现小红疙瘩或水泡等可暂仃使用。如因黑膏药引起不良反应，可改用植物油经加热清毒放凉后调药粉涂在消毒纱布块敷贴。

由于患者体质不同，外用药疗效不显著者，可同时内服"四集散"。

附：四集散：血竭、蜈蚣、全蝎、䗪虫各五分。四药分别压成粗面，然后混合，装入一些一号胶囊中，装满为止。每天两次，每次内服2胶囊。

第四节　淋巴结结核的中西医结合疗法选　录

中西医结合治疗淋巴结核合并寒性脓疡㊹：

（一）内　服　药

1.消瘰丸：软坚消核，不论新久之瘰疬、已溃者皆宜用。每服三钱，日服二次。方药：玄参八两，象贝母四两，煅牡蛎八两，猫爪草四两，柴胡二两，姜蚕二两，地龙四两，当归四两，白芍四两，共研细末，用夏枯草一斤，昆布半斤，海藻半斤，煎水浓缩炼密为丸。

2.消疬汤：清热解毒，化痰，软坚。每日一剂，煎服。方药：玄参五钱，夏枯草五钱，海藻三钱，当归三钱，煅牡蛎一两五钱，重楼三钱，青皮三钱，地龙三钱，蒲公英六钱，天花粉三钱。

3.消疬膏：消核，健脾，适用于小儿或年老体弱之瘰疬患者。每服五钱，日服二次。方药：玄参一斤、象贝母八两，锻牡蛎一斤，猪爪草八两，芋艿二斤，夏枯草二斤，昆布一斤，海藻一斤，淮山药八两，茯苓八两，白术八两，党参八两，红枣一斤，上药煎水浓缩用白糖十五斤收膏。

异烟肼１００毫克，日服三次，配合维生素B_6同服。

（二）外　用　药

1.拔瘰丹：拔核，杀菌，拔瘘管。水银五钱，火硝五钱，食盐五钱，明矾五钱，皂矾五钱，将上药烧炼成丹，研细末再加入九一丹２０％，以软饭做成小扁丸外用。

2.一号丹：杀菌，排脓。黄升四钱，红升四钱，轻粉二钱，血竭一钱，冰片一钱，尿浸煅石膏四钱，共研极细末。

3.加味一号丹：杀菌，祛腐，拔瘘管。一号丹８０％，拔瘰丹２０％，共研极细末。

4.二号丹：提脓，祛腐，止血。黄升四钱，血竭一钱，东丹二钱，九一丹五钱，共研极细末。

5.生肌散：生肌收口。水飞制甘石一两，梅片一钱，尿浸煅石膏一两，珍珠粉三分，共研极细末。

第三章　治疗其他结核病的中草药

第一节　单　　味

土　贝　母

别名：假贝母。

性味功能：苦，凉。清热解毒，散结消肿。

适应症：骨结核。

用量：0.3—1两。

大叶青木香

别名：土防已、青木香（四川）。

化学成分：据初步分析：根除含大量淀粉，纤维素、糖、鞣质、色素等外，尚含有四种生物碱及一种白色结晶。

性味功能：苦，凉，解毒排脓。

适应症：骨、关节结核。

用量：0.5—1钱。

乌　梢　蛇

别名：乌蛇、乌花蛇、剑脊蛇、黑风蛇、黄风蛇、剑脊乌梢蛇。

化学成分：主要含蛋白质及脂肪。

性味功能：甘、平。祛风通络，攻毒。

适应症：骨、关节结核。

用量：1—3钱。

核　桃　楸

别名：山核桃、胡桃楸。

化学成分：树皮及叶含甙、鞣质。果实及叶含丰富的维生素C。

性味功能：种仁：甘，温。敛肺定喘，温肾润肠。青果：辛，平。有毒。止痛。树皮：苦，辛，平。清热解毒。

适应症：树皮可治骨结核。

用量：树皮1—3钱，浸酒服；外用适量，朝品捣烂搽患处。

蟾　　蜍

别名：蛤蟆酥、蛤蟆浆、癞蛤蟆酥。

化学成分：含华蟾蜍毒素、华蟾蜍素等强心成分。此外，尚含甾醇类、5—羟基吲哚胆碱、精氨酸及辛二酸。另据文献报导含19—氧代华蟾蜍次素，19—氧代华蟾蜍素。

药理作用：蟾酥据有抗炎镇痛作用，并能升高白血球，对动物实验引起的咳嗽，有止咳作用。小剂量的蟾蜍能加强心脏收缩，大剂量则使心脏仃止于收缩期。蟾酥的毒性反应、表现为呼吸急促，肌肉痉挛，心率不齐，最后麻痹而死。阿托品对此有一定的解毒作用。蟾酥经煮沸后毒性大减。

性味功能：甘、辛，温。有毒。解毒消肿，通窃止痛，强心利尿。

适应症：骨、关节结核。

用量：0.5—1厘。

白狼毒

见前。

适应症：骨、关节结核。

蘑萝

见前。

适应症：骨、关节结核。

第二节 复方

方149，治骨、关节结核①：大叶青木香3两，青藤香1.5两，黄芪2.5钱，甲珠（穿山甲珠）2.5钱，共研末，制成水泛丸或片剂。每片0.5克，成人每晚1次，每服1钱，白酒送下，儿童可酌减。外用黄明膏（醋6斤，透明牛皮胶10两，红丹、铅粉各2两。先将麸醋煮沸，渐加牛皮胶溶化，离火稍冷，加红丹和铅粉，搅拌，文火再熬至沸，置冷水浴中即成）。用时微热溶化后，拌匀，浸纱布块敷贴在脓窦或创口上，不要塞入创口内，外用干纱布包扎。

方150，治骨、骨髓结核㉟：轻粉一两，生杏仁一两，巴豆仁一分半，没药五钱，血竭一两五钱，彰丹五钱，木鳖六个，蓖麻油五钱，松香五钱，香油半斤。配制方法：研为细末，后加彰丹，香油调成膏。涂于患处。

方１５１，治骨结核㉟：山海螺一两，一见喜五钱，鱼腥草八钱，泽漆八钱，枸骨根一两，土茯苓八钱，忍冬藤八钱，百部五钱；半枝莲一两，蒲公英一两。用二大碗清水先浸透上药，煎３０—４０分钟，煎成一饭碗药汁。第二次再放清水煎２０—２５分钟左右再取药汁。另用一见喜药粉一两与凡士林调匀，涂伤口。每日一剂，煎二次服。

方Ⅰ５２，治骨结核㉟：

Ⅰ号敷药：藤黄五钱，番木鳖五两，生天南星十两；生栀子十两，黄柏十两，麻油适量；将各药研细粉混和，用麻油（或菜油）调成胡剂。

Ⅱ号敷药：松香七斤，红信五钱，青黛二十两，铜绿二两，轻粉十两，樟脑二十两，６０度高粱酒三至四斤；将松香、轻粉、铜绿、樟脑研成细粉，用高粱酒调成胡状，边调边烧，煮沸后将青黛、红信调入，继续熬成膏药状为止。

Ⅲ号敷药：细面粉十五斤，米醋九斤，墨一两，巴豆霜适量，罂粟壳适量；细面粉加米醋炒焦，然后将墨、巴豆霜、罂粟壳均研成细粉，与面粉共同用麻油（或菜油）调成胡状使用。

黄敷散：黄升五钱，冰片三钱壁虎尾六只，研细末混和。

生肌散：煅石膏一两，黄升一钱，龙骨一钱，珠粉一钱，炒象皮粉五钱，轻粉三分，冰片五分，研细末混和。

塞鼻药：罂粟壳三钱，芫花五钱，升麻五钱，巴豆适量；研细末混和。

用法：

1.伤口外敷用Ⅰ—Ⅲ号敷药：疼痛严重有冷脓疡者用Ⅰ号，无冷脓疡者用Ⅱ号，急性期已过用Ⅲ号。有瘘管时加用黄敷散或生肌散，有助于长肉收口。

2.中毒症状严重者可同时内服大黄人参汤，好转后改服结核丸。

3.治疗期间可长期用鼻塞药，每晚塞一次，每次20分钟，至痊愈为止。鼻塞药有行气、宣肺作用。

方153，治骨结核①：马蔺子，炒干研粉，每服5—7克，每日三次，小儿酌减。外用马蔺子粉2份，凡士林5份，共搅匀成膏，涂患处。用药时间最长8个月，最短2个月。对淋巴结核亦有效。

方154，治骨结核、其它结核、骨髓炎㉑：

1.结核丹（原名小金丹）：炙马钱、煅自然铜、炒骨碎补、地龙、何首马、草乌、当归、五灵脂各一两，乳香一两五钱，没药五钱。研为细末。

2.黄芪汤：黄芪六至十钱，当归四钱，狗脊四至六钱、骨碎补、灵脂、甘草、地龙各二钱，首乌、白术各三钱，制草乌五分。水煎服。

3.结核红膏：蓖麻、松香各一两，轻粉、红粉、大枫子、漳丹、乳香、没药各四钱。捣碎成膏。蓖麻、枫子肉先捣细再入诸药。

用法：以结核丹为主，以黄芪汤、结核红膏为辅。结核丹每次服量成人四分五厘至五分；10—15岁四分；5—10岁三分；5岁以下一分五厘或二分。均每日二次。结核红膏适用于病灶较浅部位，或接近痊愈而久不收口者及皮肤结核，淋巴结核已溃者。每次用少许敷瘘孔上。

方155，治骨、关节结核㉑：乌梢蛇。去头、皮、内脏，干燥后压成粉，过120目筛，装入0号胶囊备用。用法：第一周每日早晚各二个（胶囊）；第二周早、午、晚各二个；第三周早、晚各三个，中午二个；第四周早、午、晚各三个；第五周早午晚各四个。

随症加味：

1.疼痛剧烈：乌梢蛇一斤，龙骨三两，共研细末；

2.排脓不畅：乌梢蛇一斤，鹿角霜三两，共研细末。

3.收口延迟：乌梢蛇一斤，龟扳（煅存性）三两，共研细末。以上均每服五分，每日三次，适量黄酒送服。

方156，骨、关节结核㉑：萝藦干根一两至一两五钱，加水1000毫升，文火煎6—8小时，浓缩至300毫升，去渣，服时加酒适量，一次服（能饮酒者加一两五钱至二两）。药渣同上法再煎服一次。3个月为一疗程。可连服2—3疗程。小儿酌减。

方157，治骨结核④：蕲蛇三两(用铁砂煨成黄色)，斑蝥3两（用糯米炒至米成黄色），蜈蚣、壁虎、全蝎、䗪虫、鹿角霜各一两烤干，穿山甲1两（炒珠），研末为蜜丸（药1斤；蜜1斤4两），每服1钱，一日二次。

方158，治骨结核㉟：狼毒一斤，枣二斤，用狼毒蒸枣，蒸到发黑。每日服六枚枣，连服2—3个月。

方159，治骨、关节结核⑮：结核散：由蜈蚣、全蝎、䗪虫三种中药，各为细末，按比例混合而成，此散混入鸡旦内搅匀蒸熟，即可服用。每日三次，每次十克。

加味结核散：由结核散加入适量的黄连粉而成，不混入鸡旦内，直接服用，每日三次，每次8克。

方１６０㉟，治骨、关节结核：骨疡汤：瓜子金五钱，银花五钱，重楼三钱，紫花地丁一两，赤芍三钱，川牛夕三钱，徐长卿三钱，当归三钱，土黄芪五钱，皂刺三钱，每日一剂，分二次煎服。

骨痨片：蜈蚣二两，天龙二两，地鳖虫二两，制乳没药各一两，三七粉一两，红花一两，炮甲五钱，共研细末，加辅形剂压片，每片重0.5克，用法：每日二次，每次服6片。

方１６１，治骨髓炎、骨、关节结核⑨：骨瘀灵：白毛草四钱，五月红六钱，鸡血藤三钱，臭梧桐五钱，银花四钱，三白草二钱，白鱼舸二钱，乌麻根三钱，勾儿茶四钱，苏木子三钱，白木槿二钱。

用法：成人每次半剂，每日二次，用红白酒一斤炖服（体质热者用白酒，寒者用红酒；不会饮酒者减量，无酒可免之）。连服５—６剂后，可加猪脚一只炖服。小儿按年龄酌减。对有大死骨者，先采取手术摘除死骨后服药；中等死骨者，可先服药，把死骨提拔到皮下时，切开去除；小型死骨经服药后，死骨可以从瘘口中自行排出。

注意事项：

1.在治疗期间要注意休息，病灶在腰、腿者，要卧床休息。

2.要适当地增加营养。

3.在治疗期间及治愈后一定时间内，禁食辣椒、葱、蒜等刺激食物，除猪肉外，其他牛羊鸡鸭等肉类要尽量避免，对萝卜、苋菜等亦要避免，尤其一些腥臭鱼、虾，蟹、贝类必须禁忌。

4.本方热性药物较多，在服药初期，一部分病人会有一些口干、舌燥、便泌或流鼻血等反应。轻者不必仃药，多喝些开水；重者须仃药待反应消失后再服。

5.大伏天应仃药，孕妇禁服。

6.治疗初期，局部常有轻度红肿，疼痛亦可能加剧，窦口分泌物亦会增加。不必仃止治疗。

7.治疗期间，要避免感冒发烧。

注：红酒系福建省一般酿酒，用糯米蒸的加上红曲制成。

方162，治骨结核⑥：

1.膏药：当归、乳香、没药、地榆、生地白芷、芫花、血竭、甘草、猪毛各一两半，芝麻油一斤、麝香二钱、东丹五两。除东丹、麝香外，将其余药油煎熬至药枯，滤出渣滓再加入东丹、麝香，充分搅匀成膏，用时摊布上外敷。

2.三品一条枪：白砒、雄黄、白面各等分。将白砒、雄黄研细末，用水调匀再加入白面制成药条。

3.八宝生肌散：制乳香、制没药、朱砂、寒水石、硼砂、海螵蛸、血竭、冰片各等分，共研细末，装瓶备用。

4.内服药：生黄芪一两、蒲公英五钱、远志三钱，砂仁三钱、藿香二钱、当归二钱、乳香二钱、没药二钱、白芍三钱、银花三钱、甘草二钱。

方法：先用盐水冲洗病灶，而后上“三品一条枪”，再外敷膏药，每周换药一次，一般7—9次结核窦道烂肉可以化净。烂肉化尽后，再上八宝生肌散，仍为每周换药一次，5—7次创面即可愈合。身体虚弱者可内服第4方，7—10剂，以清热解毒，化腐生新，补气开胃。

方163，治骨关节结核⑥：土青木香三两、青藤香一两半、黄芪二钱半、甲珠二钱半、沉香二钱半，共为细末压片，每片0.5克或水泛丸。

用法：成人每晚服一次，每次一钱，白酒饮；外敷黄明膏（麸醋六斤，透明牛皮胶十两、红丹二两、铅粉二两），熬制而成，及辩证用药，辅以托里消毒丸（当归、黄芪、银花、玄参各三钱，白芷、桔梗、茯苓、白芍、白术、川芎各二钱，皂刺、甘草各一钱为末，水泛为丸）。

方164，治骨、关节结核⑮：

1.黑追龙丸：无论阴虚、阳虚或阴阳俱虚的骨与关节结核均可应用。但是须在局部脓肿未破以前。

制法：斑蝥（适量）糯米团（如核桃大）一个。先将斑蝥头足和干糯米一齐放在铁锅里，加火炒热，约五分钟后，见斑蝥变黄即仃止，去糯米将斑蝥轧成粉剂，再加以如核桃大之糯米团一个与斑蝥粉剂反复和匀，以糯米团完全成为一个黑团为度，再把它搓成粟米大的颗粒即成。

服法：每日清晨空腹一粒，服后多喝开水。

2.黄追龙丸：适应症同上，但须在局部脓肿破溃以后使用。

制法：黑追龙丸制成后再加甘草粉及白芨粉为衣，丸大如粟米。

服法：每日清晨空腹一粒，服后多喝开水。

3.大龟片：适症应：同上。

成分：乌龟粉七十两、炙甲片三两、雄黄五两、胡椒三两。

制成：用铁片捆住活乌龟身之两头，用铁丝扎紧，置乌龟于圆桶形铁锅内（锅壁胡泥），一个铁锅内大约能放入乌龟五至十个，锅上盖一铁盖，并用泥土封闭，将此铁锅放置于木炭火上，使乌龟烧成黑灰为度（共约烧二小时左右），然后取出将此黑灰七十两与炙甲片粉末三两、雄黄粉末五两、胡椒粉三两和匀、再研成细粉末、压片如黄豆大。

服法：每月服三次，每次服１—３片。

4.内消片：无论阴虚、阳虚、或阴阳俱虚的骨与关节结核均可以应用。

成分：炙甲片八两、蜈蚣二两、全蝎四两。

制法：将以上诸药共研成细末，和匀，加糯米粉一斤，调成胡状烘干成粉剂，加１/１０００的骨石粉，制成片剂。

服法：每晚睡前服一片。

随症配合用药：

①阳和汤：熟地、肉桂、麻黄、鹿角霜、炮姜炭、白芥子、生甘草。

②六味地黄汤：阴虚症状甚时应用。

③十全大补汤（丸）：气血两亏时用。

④人参养营丸：气血两亏，形瘦神倦，食少心鄙不振者可用。

外用药：

1.局部脓肿未破的用砂散加阴消散：

（１）硇砂散(验方)：有消肿、软坚、行瘀破血的作用。

配方：雄黄三两六钱、硇砂二两八钱、肉桂一两二钱、冰片一钱、乳没各四钱、山茶一两、公丁香四钱、共研极细末。

（２）阴消散：有去寒利水、行瘀消肿的作用，用于阴症的初期。

配方：麝香二钱、甘遂三钱、芫花三钱、阿魏三钱、白芷三钱、轻粉三钱、丁香一钱、干姜二钱、生草乌二钱、漳丹四钱、甲片三钱、牙皂一钱、大戟三钱、肉桂钱半、炙乳没各二钱、附子二钱共研极细末即成。

（3）消疾散（验方）：作用与消阴散相同。

生南星一两、生半夏一两、白附子一两、细辛五分、白芷一两、象皮一两、甲片七钱、花椒一钱共研细末。

2.局部脓肿已破、疮口有浓汁流出者用下列三方：

（1）五虎丹：在脓汁最多时用。

成分：黄升丹一两半、轻粉一两、熟石膏六钱、冰片一钱、黄连末一两。

制法：将黄升丹、轻粉研成细末、加入熟石膏和匀，再加入冰片粉即成。

（2）五玉丹：在脓汁较少时用。

生石膏六两、红升丹一两半，和匀研细即成。

（3）生肌散：在脓汁将尽时使用。

煅石膏一斤、红升丹二钱共研细末即成。

注意事项：

（1）如有肾脏或泌尿系疾患的病人要慎用黑追龙丸或黄追龙丸。

（2）无任何兼症的患者、在服用黑追龙丸以后应多喝开水，并每周或十天检查小便一次，如发现有旦白尿及血尿，则需立即仃服黑追龙丸。

（3）除上情况，服药则不间断，直至痊愈为止。

方165，治骨、关节结核⑥：以内服结核散、治瘘丸、犀黄丸与阳和汤为主要治疗方法，局部采用间歇换药，其肿胀处贴敷马敖蟹膏，对寒性脓肿采取早期切开，隔日换药处置，整个治疗系采取动静相结合的原则进行，获得良好效果。

药物配制及用法：

1.结核散：白芨粉一两、贝母粉三钱、炒大麦粉四钱、砂糖五两五钱、雷米封100片、共研细末调匀，每六分重装一包。

2.治瘘丸：大将军一两五钱、蛇蜕六钱、白花蛇六钱、全蝎五钱（去勾）、黄连二两、地丁五两、土别一两五钱、大蜈蚣12条（去头足）共为细末，水泛成3分重的丸。

3.犀黄丸：乳香一两、没药一两、麝香七分、汉三七二钱五分、牛黄三分、黄米饭一两共研细末，以黄米饭调成五分或一钱重丸。

4.阳和汤：合用结核散，一般者每日早晚食前各服一包，中午食前服犀黄丸或治瘘丸一丸或半丸，开水送下。

5.三七散：红粉三钱、煅石膏七钱，共研细末，灭菌后撒入疮面。

6.三七条：将三七散以江米饭糊调匀，捻撮成象香样药条，干后灭菌备用、换药时插入瘘孔内1—3条，外贴膏药。

马敖蟹膏：土别四钱、胆南星五钱、血竭五钱、生马前九钱、西红花五钱、没药八钱、龙骨五钱、当归三钱、乳香一两、防风五钱、川羌三钱、菖蒲三钱、川芎四钱、升麻五钱、白芷五钱、螃蟹骨三钱共为细末，以凡士林油或蜂蜜调成膏状，涂于纱布（约一分厚）贴敷肿胀处，一般七天更换一次。

方166，治皮肤结核⑥：蒲公英、银花藤、野菊花、土茯苓、野薄荷、半边莲、夏枯草各1两，连服30剂；外用野薄荷、黄瓜香、半边莲、破铜钱、芙蓉花、白鲜皮煎水洗，并捣烂敷患处，连敷30天、服药1月后，患处红肿化脓等症状全部消失，很快结痂脱落，基本痊愈后仍续服原药方半月以巩固疗效。

方167，治副睾结核㊺：吴茱萸、山茱萸、马蔺花（以上醋浸焙干）陈皮、白蒺藜、桃仁（炒）、川楝肉（炒）、黑丑（炒）、牡蛎、肉桂、茴香（炒）、延胡（醋炒）、青皮（醋炒）各五钱、硼砂（醋炙）三钱，共研为末。

用夏枯草膏五两合成丸药，如绿豆大小，每次30粒，每日三次空腹开水送服。

方168，治睾丸结核55：茴香一钱半，桔梗三钱，肉桂一钱半，元胡三钱，海带二钱，桃仁三钱，山药一钱半，金铃子三钱，厚朴二钱，海藻三钱，昆布二钱，枳实三钱，木通二钱，银花三钱，水煎，每日一剂，煎二次服。

方169①，治结核性肛瘘：泽漆全草，水煎过滤，浓缩成流浸膏，直接涂于患处，盖上纱布，每日一次。

方170①，结核性胸膜炎：以葶苈子五钱，大枣十五枚，为基本方；对寒湿胸痛加茯苓、白术各四钱，桂枝、瓜蒌皮、薤白头、姜半夏各三钱，甘草、陈皮各一钱半。若为结核性者加用百部五钱，丹参、黄芩各三钱；热结胸痛采用柴胡、黄芩、赤白芍、半夏、枳实、郁金各三钱，生姜三片，大枣四枚；若热盛加野荞麦根、鱼腥草、葎草各一两。对恢复期患者用黄芪、白芍各三钱，桂枝、甘草各二钱，生姜三片，大枣六枚。

方171，治渗出性胸膜炎㉕：芦根汤：芦根四钱、苡仁三钱、丹皮三钱、葶苈三钱、大枣五枚、桑白皮三钱、川贝三钱、车前三钱、丝瓜络四钱。煎服。

方１７２，治结核性瘘管和溃疡⑥：将打死的赤炼蛇置于瓦片（或缸片）上，以松柴烈火烧枯，再研末过筛备用；治疗时用皮纸捻子（或纱条）粘药插入瘘管，对溃疡面可薄薄撒布。

取鲜柳条切碎加水煎煮，待柳条煮烂后去渣，取药液浓缩成膏，再加1/3的蜂蜜即成，以膏外敷患处，三日换药一次，治骨、乳腺、淋巴结核 。

方１７３，治肾结核：茅苓汤⑥：茅根一两、赤苓五钱、焦枝五钱、小蓟五钱，泽泻五钱、木通五钱、银花五钱、乳、没各四钱、淮牛夕四钱、海金沙三钱、瞿麦五钱、车前子五钱、猪苓五钱、扁蓄三钱。呈先后选用八正散、小蓟饮子、大补阴煎等方加减治疗月余，效不显而选用此方，每日1剂，服4剂后腹痛加剧，排尿困难，当随尿排出一些如绿豆大圆形血块后，诸症皆减，继服8剂后尿血亻止，症状消失，乃服六味地黄丸以善后经追踪观察数年，用来治疗肾结核。

方１７４，治肾结核①：荠菜一两，水三碗煎至一碗，打入鸡旦一个，再煎至旦熟，加食盐少许，喝汤吃旦。

方１７５，菵蔐膏㉔：取晒干之菵蔐１００克，用刀切碎，置铜锅内，用微火煅至表面成灰状为宜，然后研为细末，用桐油或蓖麻油２００克调匀呈胡状即成，装入油膏罐内备用。

用法：先常规消毒病灶周围，若瘘管较深而相通联者，可在局部麻下进行扩创（一般只把瘘管单纯切开，能使药物进入瘘管内即可）。然后将菵蔐膏直接涂于病灶上或纱布上包扎。每日换药一次，直至痊愈为止。

第 四 章

中草药对结核菌抗菌作用的研究

(文献摘录)

一 羊胆、雄黄、明矾等17种中草药在试管内抑制结核杆菌生长的实验观察

作者：中国人民解放军胸科医院

原载：中华结核病科杂志 1：51，1959.

中药制备：本实验所用之中药为羊胆、雄黄、明矾、白芨、马钱子、穿山甲、紫菀、二门冬、金银花、玄参、连翘、川黄柏、狼毒、独角莲、冬虫夏草、百部、川莲十七种。其中川黄莲、狼毒将药弄碎，加入五至七倍量的蒸馏水同置于烧杯内煮沸30分钟，滤过后，再以滤渣加五至七倍水煮沸30分钟，将两次滤液合并浓缩至每毫升含1克中药为原液。白芨、百部、紫菀、穿山甲、冬虫夏草、二门冬、独角莲七种药因煎煮后太粘，故制成10毫升含药1克为原液。马钱子作成20毫升含药1克。金银花、连翘、川黄柏、玄参四种药加五倍量水后，置于阿诺氏蒸锅内100度30分钟，过滤。再以滤渣加五倍水，同法蒸30分钟，再将两液合并蒸发至1毫升含0.5克药。羊胆系以屠宰场买的新鲜羊胆，剪破后煮沸浓

缩至原量的约3/4。明矾、雄黄研磨成粉，按每毫升含10毫克加入培养其中。

培养基：本实验采用黄豆固体培养基以中药原液按1/100，1/1000，1/10000的浓度稀释，同以不加药，黄豆培养基为对照。

菌液的制备：用生长罗氏培养基上的人型、牛型结核杆菌，转种于黄豆培基上菌令15天左右者，用直径25毫米的白金耳，取一白金耳，约3毫克重，加入无菌带有玻璃珠的烧瓶内，加生理盐水3毫升，震摇20分钟，直至菌液呈毛玻璃状的混悬液，于加药的和对照管中，每管接种0.1毫升。

结论：本实验证明羊胆对人型结核杆菌浓度在1/100，对牛型结核杆菌浓度在1/1000，有抑菌作用。雄黄、明矾在1/100时对人型、牛型结核杆菌有抑菌作用，其他药物均无抑菌作用。

本实验中百部、紫菀、二门冬三种药物，其浓度愈大，结核菌生长得快而茂盛，似有刺激生长作用。

二　侧柏、矮茶花、天青地红三种中药对结核菌作用的研究

作者：单 菊 生

原载：北京市结核病研究所学报3：29，1962。

该试验将侧柏以水浸液，水煮液，酒精浸液三种方法制备，矮茶花和天青地红是用水煮液与酒精浸液两种方法制

备，在试管中作人型结核菌的抑菌试验。

实验结果：侧柏水浸液无抑菌作用，水煮液1：100抑菌，酒精浸液的抑菌浓度1：180000；矮茶花水煮液1：100抑菌，酒精浸液1：10000抑菌；天青地红水煮液抑菌在1：100，酒精浸液抑菌浓度为1：10000。

三种中药对小白鼠实验性结核病的疗效，从肺部病变来看，与感染对照组无差异，证实无疗效。

三　中药对结核菌抗菌作用的研究

试管内291种中草药对结核菌抑菌作用的研究

作者：郭钧、单菊生、阎邦首

原载：中国防痨，5（3）：481，1964。

作者对291种（包括复方25种）中药进行了试管内筛选试验。本实验采用胆固醇及苏通培养基，中草药以水浸剂、水煎剂、提取（酒精浸剂、水溶性硷性物质）三种方法制备。其加入培养基内最终浓度为：水浸剂为1：50至1：1600，水煎剂为1：50至1：10000，酒精浸剂为1：100至1：100000，（其中侧柏为1：5000至1：200000，矮茶花和天青地红为1：5000至1：400000），水溶性碱性物质为1：50至1：1600。接种菌株为人型结核杆菌（H37RV），牛型结核杆菌、m.607菌株（非致病耐酸菌），及耐药菌株№11、№13、№14、№34、№31等。以上菌株均制成1毫克/1毫升的菌的悬液，接种0.1毫升。

结果认为90种中药中有55种对牛型结核杆菌有抑菌作用，其中芦荟、乳香、破故纸、茜草的抑菌浓度为1∶1000，大黄为1∶500。

在284种中药中有120种对人型结核杆菌有抑菌作用，其中阿魏、白降丹的抑菌浓度为1∶1600，硼砂为1∶1200乳香、芦荟为1∶1000。

31种药物酒精浸液对结核菌的抑菌能力，以侧柏抑菌浓度最高1∶180000，双花、冬虫夏草、丹参为1∶100000，破故纸、羌活为1∶50000，白芨和矮茶花等14种为1∶30000～1∶10000，厚朴、没药以及川黄连和柏子仁等八种为1∶3000～1∶300。

乳香、芦荟、羌活及五倍子4种中药的水溶性硷性物质，对人型结核菌无抑菌作用。

耐药菌株对侧柏水煎剂敏感度为1∶50～1∶100，酒精浸剂为1∶50000，低于对敏感菌株的抑菌浓度。

四 中药对结核杆菌作用的研究（Ⅳ）萱草根抗结核作用的综合研究

作者：章谷生、郑子颖

原载：中国防痨6（1）：37，1965。

摘载：上海第一医学院学报3（3）：310，1965。

萱草俗称藜芦，又名野金针菜，药用其根，作者以江苏

133

镇江产的萱草根为材料用化学方法分出萱草毒素、萱草甲素、乙素、丙素等五种成分，各组五种成分在液体培养基中，均有一定的抗结核菌作用，其中以萱Ⅲ和萱Ⅳ最为显著，最低抑菌浓度为1：320000—1：160000，其有效成分具耐热性，经加热后仍有抗菌力。

五　21种中草药抑制结核菌试验

作者：湖南省结核病防治医院

原载：临床资料汇编第61页，1971。

本实验用胆固醇液体培养基，取培养在罗氏培基上生长二周的人型结核菌和耐药（PAS100γ/ml、INH100γ/ml、SM100γ/ml）结核菌为试验用菌株。药物制备系单味药和配方药水煮制成10％水煮液。

实验结果：川心莲、百部，苦栋皮在1：200能抑制结核菌生长，金银花、洛石藤、人参草、920+大蓟的抑菌浓度为1：400，金钱吊白米为1：180，大蓟、闹羊花、鲜马齿苋抑菌浓度为1：4000。

三种抗痨药物的耐药菌株，在大煎水煮剂与蒸馏液中1：4000还能抑菌生长。

134

六　中草药对结核杆菌的抑菌试验

作者：二五四医院化验科

转载：结核病(北京市结核病研究所编)1：31,1972.

本实验用鸡蛋固体培养基为试验用培基，每管接种结核杆菌10^{-3}毫克。

中药分水煎剂、提取液和针剂三种。培基三周观察结果，量取抑菌带的高度判断结果：

10毫米以下为轻度敏感。

10—20毫米为中度敏感。

20—30毫米为高度敏感。

30毫米以上或全培基不生长细菌为极度敏感。

本试验结果证明：9%夏枯草水煎剂、9%葎草全草、葎草花球、三草合剂、狼毒注射液、侧柏叶煎剂、9%茜草煎剂，马蔺子、10%蜈蚣、40%扁蓄、50%秦九、50%款冬花、50%瓜蒌、50%苍耳子、40%梧桐皮、30%臭春子、30%黄芪、鸡爪草、防风、百部、鱼腥草、白芨、桑皮、苦楝皮、草决明、大青叶、玉竹、蛇床子、蒲公英、黄精＋宣草、黄精＋藜芦＋茜草，茜草＋藜草、结核Ⅱ号、结核Ⅲ号、681，无抑菌作用；猫爪草、百合、黄柏、丹参、苦参、甘草、连翘、黄芩、胆素轻度敏感；黄精（注）、20—30%黄精（煎）、柳皮、板兰根、枣树皮、藜芦（20—30%）、双花根藤、明矾、石榴皮、升麻、复方双花中度敏感；9%黄精（煎）、20—30%夏枯草(煎)、柳芽、9%藜芦、乌梅、诃子、牛西西、鱼连花高度敏感；红矾液、侧柏叶醇浸液、白芷、雷米封、链霉素、P.A.S、胎盘、乙醇极度敏感。

本法实验作者认为醇浸液不宜作抑菌试验，因抑菌带恐系醇的作用所致。又乌梅的抑菌作用，作者认为系酸度所致。

七、中草药在试管内对结核菌作用的研究

作者：北京市结核病研究所

原载：结核病(北京市结核病研究所编)3：1，1973.

本实验采用改良苏通氏半流体培养基，将中草药以水煎剂、酒精浸剂、提取物三种方法制备，三种制剂加入培养基内的最终浓度：水剂为1：100至1：16000，酒精浸剂为1：1000至1：16000；提取物为100r/ml至0.39r/ml。每管种入人型结核杆菌（H37RV）浓度为3×10^{-1}毫克/ml。

实验95种水煎剂中草药，其中44种有不同的抑菌作用，抑菌浓度在1：1600的有195号抗病毒，1：800的有野菊花、细叶香薷$_1$、$_2$、麻黄根，西藏61_1，狗骨寄生，1：400的有石苇、251黄硷体、九号竹叶、硬九头狮子草、龙舌黄、791黄硷体、西藏61_2。1：200的有木豆叶、黄连藤、夜关门、醉鱼草（根）、水枝子、石牌霍、桃树皮根、海南4357、4454，灰灰菜、梧州寄生草、518黄硷体、西藏，

1：100的有飞天禽螺、铁包金、山芝麻、白鹤灵芝、隔山香、醉鱼草（叶及茎）、毛冬青、苏铁、地稔、金盏根盘、若实、山海螺、方南6959、笼芽草、微芳花耳草、野百合$_1$、青藤香。

在1：100浓度中无抑菌作用的有七叶一支花、五指毛桃、甜中力根、黄胆木、旱莲草、夏无迹、洛石藤、铁灯笼、黄荆子、金钱草、石山柏、人字草、朱砂根、大小蓟、搜山虎、穿破石、黄胜叶、鸡骨草、川鸟木草、海南霍香、笼荟、穿心连、兔丝草、槌果藤、290黄硷体、海南4350、4375、4445、4492、4315、5125，扁枝斛寄生、防风草、毛叶环轮藤、一点血、518黄硷体，2426（西藏）、狗牙花、石蒜、葡萄叶、山黄皮、灯笼花、沙达木、野百合$_2$、青木香、苦豆根、苦豆根（叶及茎）、石仙桃、了哥王、救必应、苦参。

酒精浸剂有抑菌作用浓度在1：4000的有大、小蓟、苦豆根，1：2000的有大豆叶、苦参、隔山香、290黄硷体、细叶香薷$_2$、西藏61$_1$、硬九头狮子草，1：1000的有石仙桃、了哥王、救必应、洛石藤、搜山虎、地稔，山海螺、槌果螺、海南4350、195号抗病毒、灰灰菜、山黄皮、舌龙黄、野百合$_1$、青藤香、夏无迹。

提取物有抑菌作用浓度在3.1r/ml的有丹参，25r/ml丹参汾性物质、蟾酥油剂$_2$、鱼腥草素，50r/ml丹参酒精浸膏水溶物质、青木香酒精浸膏，1：1600的有野菊花未发挥部分，1：200的有野菊花挥发油$_1$野菊花沉淀物、野菊花混合（挥发与未挥发部分，按叶油）、1：10侧柏注液$_1$、野菊花注射液$_1$、蟾酥油剂$_1$、侧柏注射液$_2$、萱草注射液$_4$、野菊花$_2$。

实验证明部分同一种中草药用酒精浸剂的抑菌浓度为1：4000和1：2000，而水煎剂低于1：100，此点说明同一种药物，由于制剂方法不同，试验结果也有差异。作者为了证明酒精浸剂的抑菌作用强，是否由于酒精的作用，又按照酒精浸剂中的酒精浓度，单独用酒精作试验，证明并无抑菌作用。

试验中如黄连藤等水煎剂的抑菌作用又较酒精浸剂强，因而认为中草药的有效成分有的溶于水，有的溶于酒精的原因。

作者认为在试管内筛选时为了不使有效中草药漏掉，适当的采用酒精浸剂和水煎剂方法是必要的。

八 酒花浸膏及蛇麻酮对结核菌抗菌作用的研究

作者：北京市结核病研究所细菌免疫学研究室

原载：结核病（北京市结核病研究所编）5：3,1974。

（一）试管内抑菌试验结果：

表 I　11种样品在改苏通半流体琼质培养基内对人型结核菌的抑菌作用

样　　品	抑菌浓度	注
酒花浸膏	3.1—25微克/毫升	
母　液	3.1—50微克/毫升	
蛇麻酮 I	1.5—3.6微克/毫升	结晶
酒花醋酸提取甲	1：6400	
酒花醋酸提取丙	1：1600	
酒花2%氯化钠提取甲	1：6400	
酒花氯化钠提取丙	1：3200	
酒花醋酸水提残液	1：100	
硬树脂	25微克/毫升	
蛇麻酮	3.1微克/毫升	液体
酒花浸膏	3.1微克/毫升	液体
对氨柳酸钠盐	0.62—1.3微克/毫升	
氨硫脲	12.5—25微克/毫升	

表 II　蛇麻酮在改良苏通液体培养基内对人型结核菌抑制作用

样　　品	最小抑菌浓度（微克/毫升）	
	无血清	5%血清
蛇麻酮 II	25	200
异烟肼	<0.03	>2

（二）急性毒性试验：酒花浸膏对小白鼠半数致死量是115.8毫克/公斤。

（三）小白鼠实验结核病实验：

1.酒花浸膏和蛇麻酮结晶Ⅰ：其半数动物死亡时间与感染对照相同，酒花浸膏1毫克虽提前10日给药，但不能延长动物存活时间。

2.蛇麻酮和三合素油液：半数动物死亡时间与感染对照相同。

综合以上情况，酒花浸膏及蛇麻酮在试管内具有一定的抑菌作用，在动物实验治疗方面大部分未见疗效，从我们的实验中亦未见到酒花浸膏、蛇麻酮及三合素油液对小白鼠实验结核病的疗效。

九　试管内侧柏酒精提取物对结核菌的抑菌作用

作者：山东省侧柏研究协作组

原载：结核病防治工作资料（山东省结核病防治院）
5：31，1975。

作者自1972年8月以来先后做了七次试管内侧柏酒精提取物对结核菌的抑菌观察、并以单用酒精进行抑菌作用对照。结果如下：

侧柏酒精提取物对结核菌的抑菌试验

试验日期	药物浓度（微克）							
	10000	1000	100	10	1	0.1	0.01	对照
1972年8月	－	－	－	－	－	＋	＋	＋
1973年1月	－	－	－	－	－	＋	＋	＋
1973年2月	－	－	－	－	＋	＋	＋	＋
1973年5月	－	－	－	－	－	＋	＋	＋
1973年6月	－	－	－	－	＋	＋	＋	＋
1975年4月	－	－	－	－	－	＋	＋	＋
1975年7月	－	－	－	－	＋	＋	＋	＋

以上七次试验，其中药物抑菌浓度达1微克/毫升的四次，10微克/毫升的三次。

苏通培养基内单加酒精而不加侧柏的抑菌试验共做两次，结果相同，即含酒精浓度10％、1％的第一管，第二管有抑菌作用，从含酒精浓度0.1％的第三管起以下均见结核菌生长，说明酒精浓度为0.1％或更低时，不具有抑菌作用。

作者认为，侧柏酒精提取物有抑制结核菌生长作用，其抑菌浓度为1～10微克/毫升。该同样药物送请北京结核病研究所复核，进行抑菌试验，抑菌范围报告为6.25～12.5微克/毫升。这些结果表明，侧柏叶之具有抑菌作用可能是获得临床效果原因之一。

侧柏酒精提取物呈膏状，试验时需用酒精稀释，试验结果是否受酒精影响，确是应注意的问题。经上述单用酒精作对照，其抑菌作用只达第二管，内含1％酒精，而药物培养管所表现的抑菌作用均在第四、五管，其中的酒精浓度已无抑菌作用。因此，作者认为，药物培养管内的抑菌实系侧柏所致。1964年北京结核病研究所报告侧柏酒精浸剂的抑菌试验时，亦曾单用酒精作对照，证明0.5%酒精无抑菌作用，因而认为“酒精浸剂的作用强，并非酒精本身的杀菌作用”。

十　中草药对结核杆菌的抑菌试验

作者：解放军第254医院化验科、结核科

原载：结核病参考资料（北京结核病研究所），（2）：38，1975。

方法：主要采取固体培基，利用药物的扩散作用，观察抑菌带。

（一）培基的选择：所用培基为鸡蛋固体培基。为：

基础液：

磷酸二氢钾　1克

谷氨酸钠　1克或味精1.5克

甘油　5毫升

蒸馏水　100毫升

以上成分高压灭菌，调节PH至6.5～6.8，冷后加入2%孔雀绿水溶液5毫升，新鲜鸡蛋200毫升，捣匀，用双层纱布过滤，分装160×10毫米的中型试管中（或特制弯形管中），每管6毫升、立成大斜面，置血清凝固器90℃，60分钟灭菌。

（二）菌液的制备：用上述培基分离培养的结核杆菌，以5毫米直径的白金铒取新分离的菌落一白金铒，大约相当于8毫克，放入无菌带玻璃珠管内，振摇三分钟，将菌落完全打碎。然后加入2%吐温80（0.5毫升）再振摇半分钟，最后再加入无菌盐水7.5毫升，即成每毫升含菌量相当于1毫克的菌液。将已制得的原菌液进行稀释至10^{-2}，以此接种培基内，每管0.1毫升（即10^{-3}，相当于千分之一毫克）并使菌液均匀散布于培基表面，放37℃孵箱，过夜待菌液至干。

（三）中草药分煎剂、醇浸剂和针剂三种。

（四）操作方法：将各种中草药1毫升从培基对侧管壁注入，每种中草药做两管，以资对照。置37℃孵箱，三周后观察结果，用米达尺自液面向上量取抑菌带的高度。

从下表看出，其中37种中草药有不同程度抑菌的作用，有的（如三草合剂、鱼连花注射液、白芷、黄精等）有较强的抑菌作用，同时黄精注射液及三草合剂在临床应用中也取得一定的疗效。有的中草药（如侧柏叶）煎剂无抑菌作用，而醇浸液则抑菌作用很强。据试验，不同浓度的醇均有很强的抑菌作用，醇浸液的高度抑菌作用可能为醇的作用，故醇浸液不宜做抑菌试验。

中草药对结核菌抑菌作用

类别	品名（数字为最高一次抑菌带高度）							
极度敏感	黄精	25	侧柏叶酒	90	乌梅	25	升麻	20
	柳茅	26	红矾	95	白芷	40	萱草	30
	板兰根	20	三草合剂	90	连翘	30	复方柴胡汤	20
（20毫米以上）	藜芦	24	鱼连花片	34	牛西西片	30		
	双花	24	呵子	35	夏枯草	25	复方双花片	34
中度敏感	枣树皮	14	胆素	10	松塔片	15	黄精片	17
	柳树皮	16	黄柏	10	明矾	15	藜芦片	12
（10毫米以上）	柳叶	18	丹参	10	石榴皮	13		
	柳黄藜合剂	13	黄藜合剂	10	黄芩	10		
轻度敏感	猫爪草	5	苦参	5	甘草	5	百合	7
（5毫米以上）	异菸肼	80	10%酒精	88	60%酒精	80		
西药类	链霉素	55	30%酒精	90	75%酒精	80		
	对氨柳酸	95	40%酒精	92				
	5% 酒精	90	50%酒精	80				
不敏感类	结核Ⅱ号		蜈蚣		秦艽		黄芪	啤酒花汁
	结核Ⅲ号		偏蓄		款冬花		防风	萱、黄合剂
	啤酒花球		蒲公英		681		百部	萱、黄藜合
	葎草花球		大青叶		712		鱼腥草	剂，柳、黄合
	葎草全草		蛇床子		马蔺子		白芨	剂，柳、黄藜
	狼毒		玉竹		瓜蒌		桑枝	合剂，三、黄
（无抑菌带）	侧柏叶		猫眼草		梧桐皮		苦楝皮	柳甘合剂，
	鸡爪草		苍耳子		臭椿皮		狼毒片	柳芽、黄、
	槐叶		补骨脂		草决明		茜草	藜合剂
注	1.黄一黄精、藜一藜芦、柳一柳叶，甘一甘草、三一三草合剂（夏枯草、猫爪草及葎草）。 2.除侧柏叶酒及西药外，余均为9%—100%煎剂。 3.不同浓度酒精及西药抑菌带高度不一，是因培基高度不一造成非抑菌力之差别。							

十一 初筛六种中草药在试管内抑菌情况

作者：河南省结核病医院

来源：内部交流资料，１９７５.４。

结果摘要：实验证明，1%浓度的黄芩水溶液对H37ＲＶ菌种有一定程度抑制生长的作用，同浓度的黄连、黄柏对H３７RV菌的生长也可能有所影响。当浓度提高到10～20%后，黄芩、百部的抑菌作用更明显；苦参、黄连也见一定程度的制菌。

十二 广西草药对结核菌作用的研究

作者：广西结核病防治科研协作组

来源：内部交流资料，１５７５.１０。

摘要：(一)研究结果：见下表

药物名称及科别		化学成分预试结果（有以下反应）	抑菌结果			
药物名称	科别		提取物名称	抑菌浓度		
				1/1000	1/5000	1/10000
斗莲草	罂粟	生物硷	结晶	—	+	+
黄根	茜草	黄酮蒽醌	乙醇提取物 水煮膏	+ +	+ +	+ +
银桦	山龙眼	黄酮香豆精 挥发油	乙醚提取物 乙醇提取物 水煮膏	+ + +	+ + +	+ + +
铺地蜈蚣	石松	生物硷有机酸	乙醇提取物 水煮膏	+ +	+ +	+ +
天明精	兰	黄酮香豆精 挥发油	乙醚提取物 乙醇提取物 水煮膏	— + +	+ + +	+ + +
小蓟	兰	生物硷鞣质	乙醇提取物 水煮膏	+ +	+ +	+ +
麻婆菜	唇形	黄酮、蒽醌 挥发油	乙醚提取物 乙醇提取物 水煮膏	+ + +	+ + +	+ + +
伤寒头	唇形	蒽醌、香豆精	乙醇提取物 水煮膏	+ +	+ +	+ +
红莎药	唇形	黄酮 皂甙	乙醇提取物	+	+	+
风轮菜	唇形	黄酮 挥发油	乙醇提取物	+	+	+
石油菜	荨麻	皂甙 酚类	乙醇提取物 水煮膏	+ +	+ +	+ +
粟米草	粟米草	酚类	结晶 乙醇提取物 水煮膏	+ + +	+ + +	+ + +

146

药物名称及科别		化学成分预试结果（有以下反应）	抑菌结果			
药物名称	科别		提取物名称	抑菌浓度 1/1000	1/5000	1/10000
胡椒草		黄酮、皂甙挥发油	乙醚乙酯提取物 乙醇提取物 水煮膏	± − −	± + −	+ + +
朱砂莲	马兜铃	黄酮、蒽醌、挥发油、内酯香豆精	结晶 乙醚提取物 乙醚乙酯提取物 乙酸乙酯折出物 醇提冷水不溶物 醇提冷水溶解物 水煮膏	+ + + − − + +	+ + + + + + +	+ + + + + + +
万丈冇	马兜铃	生物硷、黄酮 蒽醌挥发油	乙醚提取物 乙醇提取物 水煮膏	+ − +	+ + +	+ + +
大叶马兜铃	马兜铃	蒽醌、挥发油	乙醇提取物	+	+	+
耳叶马兜铃	马兜铃	蒽醌、挥发油	乙醚提取物 乙醇提取物	+ +	+ +	+ +
通城虎	马兜铃	黄酮、蒽醌挥发油	乙醚提取物 乙醇提取物	+ +	+ +	+ +
酸冇杲	紫金牛	黄酮、蒽醌香豆精	乙醇提取物 槵贝素 结晶母液	+ + +	+ + +	+ + +
少年红	紫金牛	黄酮皂甙香豆精	皂　甙	+	+	+
不出林	紫金牛	香豆精黄酮蒽醌	岩白菜素	+	+	+
石狮子	紫金牛	皂甙香豆精	乙醇提取物 水煮膏	+ +	+ +	+ +
落新妇	虎耳草	香豆精	岩白菜素	+	+	+

药物名称及科别		化学成分预试结果（有以下反应）	抑菌结果			
				抑菌浓度		
药物名称	科别		提取物名称	1/1000	1/5000	1/10000
土冬虫		黄酮皂甙 有机酸酚类	乙醚提取物 乙醇提取物 水煮膏	+ + +	+ + +	+ + +
铁包金	鼠李	蒽醌 香豆精	乙醇提取物 水煮膏	+ +	+ +	+ +
细叶铁包金	鼠李	蒽醌 香豆精	乙醇提取物 水煮膏	+ +	+ +	+ +
苦里根	鼠李	蒽醌 皂甙 鞣质	乙醇提取物 水煮膏	+ +	+ +	+ +
一颗金丹	茅膏草	蒽醌 鞣质	氯仿提取物 乙醇提取物	– –	+ +	+ +
猫爪草	毛茛		乙醇提取物 水煮膏	+ +	+ +	+ +
光叶海桐	海桐花	黄酮皂甙 酚类	乙醇提取物 水煮膏	+ +	+ +	+ +
龙眼叶	无患子	黄酮有机酸鞣质	乙醇提取物 水煮膏	+ +	+ +	+ +
香白芷	伞形	蒽醌内醌 挥发油	乙醚提取物 乙醇提取物 水煮膏	+ + +	+ + +	+ + +
东风菜		黄酮 挥发油	乙醇提取物 水煮膏	+ +	+ +	+ +
黎头草	黄菜	黄酮 酚类	乙醇提取物 水煮膏	+ +	+ +	+ +
落地杨梅	蔷薇	丙酸有机酸鞣质	乙醇提取物 水煮膏	+ +	+ +	+ +

药物名称及科别		化学成分预试结果（有以下反应）	抑菌结果			
药物名称	科别		提取物名称	抑菌浓度		
				1/1000	1/5000	1/10000
牛耳朵	苦苣苔	蒽醌有机酸酚类	乙醇提取物 水煮膏	+ +	+ +	+ +
仙茅	仙茅	有机酸鞣	乙醇提取物	+	+	+
黄花白芨	兰	挥发油	乙醚提取物 乙醇提取物	+ +	+ +	+ +
百芯草	檀香	生物碱黄酮香豆精挥发油	乙醚提取物 乙酸酯提取物 乙醇提取物	+ + +	+ + +	+ + +
大叶独脚金	玄参	黄酮皂甙	乙醇提取物 水煮膏	+ +	+ +	+ +
无娘藤	樟	黄酮 挥发油	乙醚提取物 乙醇提取物	+ −	+ +	+ +
白蔹	萝藦	生物碱	乙醇提取物 水煮膏	+ +	+ +	+ +
天花粉	葫芦	皂甙酚类	乙醇提取物 水煮膏	+ +	+ +	+ +
水槟榔	白花菜	蒽醌鞣质	乙醇提取物	+	+	+
了哥王		黄酮挥发油鞣质	乙醚提取物 乙醇提取物	+ +	+ +	+ +
荠菜	十字	生物碱黄酮皂甙有机酸	乙醇提取物 水煮膏	+ +	+ +	+ +
白饭树	大戟	生物碱黄酮蒽醌皂甙香豆精有机酸	乙醇提取物 水煮膏	+ +	+ +	+ +
叶里含珠	大戟	黄酮	乙醇提取物 水煮膏	+ +	+ +	+ +

药物名称及科别		化学成分预试结果（有以下反应）	抑菌结果			
药物名称	科别		提取物名称	抑菌浓度		
				1/1000	1/5000	1/10000
马尾松嫩牙	松	黄酮有机酸 挥发油	乙醇提取物 水煮膏	+ +	+ +	+ +
苦草		黄酮皂甙 香豆精	乙醇提取物 水煮膏	+ +	+ +	+ +
水兰青	石竹	黄酮	乙醇提取物 水煮膏	+ +	+ +	+ +
华南龙胆	龙胆	黄酮皂甙 鞣质	乙酸乙酯提取物 乙酸提取物 水煮膏	+ + +	+ + +	+ + +
苦参	蝶形	生物硷黄酮蒽醌鞣质	乙醇提取物	+	+	+
乌不落	五加	黄酮 挥发油	乙醚提取物 乙醇提取物	+ +	+ +	+ +
百解芹	防已	生物硷黄酮有机酸内酯	乙醇提取物 水煮膏	+ +	+ +	+ +
竹节蜈蚣	百合	皂甙香豆精	乙醇提取物 水煮膏	+ +	+ +	+ +
喘咳草	百合	留体戴三萜酚类	乙醇提取物 水煮膏	+ +	+ +	+ +
五菱果		生物硷内酯有机酸	乙醇提取物 水煮膏	+ +	+ +	+ +
红丝线		蒽醌	氯仿提取物 乙醇提取物	+ +	+ +	+ +
水蕹菜	蓼	蒽醌 酚类	乙醇提取物 水煮膏	+ +	+ +	+ +

注：（－）表示抑制生长（＋）表示生长

（二）小结：

1.在６０种草药中，发现一个苗头，即胡椒草水煮膏其浓度在１/５０００时仍有较好的抑菌效果。其次硃砂莲、万丈蔸、无娘蔸、一颗金丹，斗莲草、水瓮菜，天明精等在1/1000浓度时也有一定的抑菌作用。

2.我们的目的是筛选出有较好的抗菌效能的草药供进一步的研究和用于临床。所以供筛选的药物浓度以１/１０００开始，这样一来，大多数的药物就落选了，而留下了少数的种类。但被筛掉的，不一定就没有抗菌作用，定这样的浓度进行筛选，是不恰当的，请同志们指教。

3.我们采用罗氏培养基做实验，可靠性虽好，但其敏感度较低，抗菌实验结果可能偏低。

十三 （附表）部分中草药对结核杆菌等细菌的抑菌作用

药物	结核杆菌	其它细菌							
		肺炎双球菌	金黄色葡萄球菌	甲型溶血性链球菌	肺炎杆菌	流行性感冒杆菌	百日咳杆菌	绿脓杆菌	变形杆菌
丁香	+		+						+
大蒜	+	+	+						
大黄	+	+	+	+				+	+
大蓟	+								
千里光	+								
小蓟	+	+	+	+				+	+
小檗	+	+	+	+		+	+		
川椒	+	+	+	+				+	+
丹参	+								
木香	+		+					+	
五灵脂	+		+						
天青地红	+								
甘草	+								
乌梅	+	+			+			+	+
石榴皮	+							+	+
石见穿	+								
冬花	+		+						
白芨	+								
白芷	+							+	+
白果	+	+	+	+					
白芍	+	+	+	+			+	+	+
冬虫夏草	+	+	+	+					

注：表中“+”符号代表有抑菌作用。

药物	结核杆菌	其它细菌							
		肺炎双球菌	金黄色葡萄球菌	甲型溶血性链球菌	肺炎杆菌	流行性感冒杆菌	百日咳杆菌	绿脓杆菌	变形杆菌
玉竹	+								
百部	+	+	+	+				+	+
地耳草	+	+	+	+					
地榆	+		+		+			+	+
全蝎	+								
远志	+								
连翘	+	+	+	+			+	+	+
乳香	+								
芫花	+								
苍术	+								
伸筋草	+								
金银花	+	+	+	+			+	+	+
侧柏	+		+						
泽泻	+								
青黛	+		+		+				
陈皮	+								
松萝	+	+	+	+					
柴胡	+								
鸭嘴花	+								
啤酒花	+		+						
菊花	+		+					+	+
狼毒	+		+	+				+	+
厚朴	+	+	+	+	+		+	+	
茵陈	+	+		+				+	+
荆芥	+								

药物	结核杆菌	其它细菌							
		肺炎双球菌	金黄色葡萄球菌	甲型溶血性链球菌	肺炎杆菌	流行性感冒杆菌	百日咳杆菌	绿脓杆菌	变形杆菌
桃仁	+								
胆汁	+								
枳实	+								
高良姜	+	+	+	+					
破故纸	+								
射干	+								
决明子	+								
紫花地丁	+	+	+	+				+	+
紫金牛	+	+	+						
黄芩	+	+	+	+			+	+	+
黄连	+	+	+	+			+	+	+
黄柏	+	+	+	+					
菖蒲	+								
野菊花	+		+	+				+	+
萱草	+								
蜈蚣	+								
侧耳根	+		+						
蛇床子	+								
雄黄	+	+							
葎草	+	+							
鹅不食草	+								
紫菀	+	+	+					+	+
薄荷									

注：此表根据各地的报导综合而成。因实验方法、标准不一，故实验结果也可能有不同。

附录：主要参考资料

①《全国中草药汇编》编写组：全国中 草 药 汇编（上册），人民卫生出版社，第一版，１９７５年9月。

②刘子兴：马齿苋治疗肺结核病１２例报告，上海中医药，（１２）１３０，１９５９。

③安徽省职业病、结核病防治所：结核病防治 资 料 汇编，（1），１９７６。

④江西药科学校[illegible]编：草药手册，内部出版，1970年元月。

⑤丹东市结核病防治所：应用侧柏叶治疗肺结核临床疗效观察，沂蒙医药，（1）：３１，１９７３。

⑥湖南省结核病防治院：医学文摘（中医药治疗结核病选编），１９７４，３。

⑦北京市结核病研究所：结核病。

⑧《全国部分省、市、自治区结核病防治工作座谈会》资料，１９７３年于烟台。

⑨北京市结核病研究所：结核病参考资料。

⑩陈新谦主编：新编药物学，大民卫生出 版 社，第 十版，第１５６页，１９７５年。

⑪武汉市结核病防治院葎草研究小组：葎草治疗肺结核病８０例疗效初步观察，武汉防痨通讯，第８页、1973.８。

⑫邵长荣等：肺结核２３例近期疗效观察，上海中医药杂志（４）：１，１９６４。

⑬山东省济宁地区结核病防治院：百部、地榆治疗肺结

核病疗效的初步观察，结核病防治工作资料（山东省结核病防治院）（1）：62，1973。

⑭沈阳市第二结核病防治院：七一丸治疗复治肺结核33例总结，结核病防治资料汇编（沈阳市第二结核病防治院）、第40页，1973.10。

⑮中医杂志编辑委员会：中医杂志。

⑯《上海常用中草药》编写组：上海常用中草药，上海出版组，第一版，1970年。

⑰江西省结核病防治所：防痨资料汇编，（1），1972。

⑱四川省卫生局：四川省1975年结核病防治工作资料汇编，第90页、1975、11。

⑲广州市结核病医院：结核病防治工作资料汇编，（1）1973。

⑳镇江市人民医院平律虎科研小组：平律虎注射液治疗肺结核50例疗效分析，镇江卫生（1）：8，1975。

㉑甘肃省卫生局：全国中草药新医疗法展览会资料选编（技术资料部分），1972年1月。

㉒中华医学会结核病科学会：中华结核病杂志。

㉓李继祖：用白芨、牡蛎等药治疗肺结核的经验介绍，广东中医，3（4）：2，1958。

㉔广州中山医学院：新医学，（3）：52，1972。

㉕中国防痨协会、中华医学会结核病科学会：中国防痨杂志。

㉖江苏海门县卫生防疫站：常见病中医药治疗资料选编，1975、7。

㉗汕头市商业职工诊疗所：宁肺补金丹治疗肺结核的疗

效观察，广东中医，5（1）：36，1960。

㉘吴颂康等：羊胆丸治疗肺结核的临床初步观察，浙江中医杂志，（6）：31，1959。

㉙新会县人民医院：大叶野芋头治疗肺结核30例初步观察，广东中医，4（10）：405，1959。

㉚汕头市商业局职工诊疗所：野芋汤治疗浸润型肺结核21例疗效报导，广东中医，4(10)：407，1959。

㉛蔡鸿恩：山羊麻根及山葡萄根合剂治疗肺结核，福建中医药，6（4）：5，1961。

㉜徐飞：抗痨丸治疗40例浸润型肺结核疗效分析，江苏中医，（12）：13，1964。

㉝济南市结核病防治所：抗痨Ⅰ号治疗肺结核46例疗效观察，医药卫生（济南市卫生局）（2）：12，1973。

㉞济南市结核病防治所：结核2、4号治疗肺结核81例初步疗效观察，同㉝：26，1973。

㉟上海医药工业研究院：中草药临床方剂选编，上海人民出版社，第一版，1972年。

㊱江西省结核病防治所：防痨资料汇编，（1），1972。

㊲郭则明：白芨合剂治疗肺结核咯血一百例，福建中医药，5（3）：12，1960。

㊳刘家壁：治疗肺结核咯血72例的初步观察，同㊲，5（3）：13，1960。

㊴黄腓力等：十灰散治疗肺结核咯血27例，同㊲，5（3）：13，1960。

㊵济南市结核病防治院：结核5号治疗颈淋巴结结核初步疗效观察，医药卫生（济南市卫生局），（2）：13,1973。

㊶王习卢等：草药治疗瘰疬15例，福建中医药，（64）：43，1961。

㊷章湘平：灯笼草头治疗颈淋巴结核，广东中医，（5）：509，1960。

㊸黑龙江省结核病防治院：应用中药红药膏治疗淋巴结结核及骨关节结核100例取得满意结果，防痨工作简讯（黑龙江省结核病防治院）（2）：27，1972。

㊹南京市钟山区医院：中西医结合治疗淋巴结核合并寒性脓疡，江苏中西医学术活动文选，第183页，江苏人民出版社，1975。

㊺南京市钟山区医院：骨痨汤及骨痨片治疗骨与关节结核59例疗效观察，江苏医药，（2）：40，1975。

㊻张占元：茱萸内消丸治愈睾丸付睾结核3例，广东中医，6（4）：145，1961。